국·공립병원 간호사 면접

국·공립병원
간호사 면접

| 개정판 1쇄 발행 | 2024년 05월 10일 |
| 개정 2판 | 2025년 06월 20일 |

편 저 자 | 간호시험연구소
발 행 처 | (주)서원각
등록번호 | 1999-1A-107호
주　　소 | 경기도 고양시 일산서구 덕산로 88-45(가좌동)
대표번호 | 031-923-2051
팩　　스 | 031-923-3815
교재문의 | 카카오톡 플러스 친구 [서원각]
홈페이지 | goseowon.com

▷ 이 책은 저작권법에 따라 보호받는 저작물로 무단 전재, 복제, 전송 행위를 금지합니다.
▷ 내용의 전부 또는 일부를 사용하려면 저작권자와 (주)서원각의 서면 동의를 반드시 받아야 합니다.
▷ ISBN과 가격은 표지 뒷면에 있습니다.
▷ 파본은 구입하신 곳에서 교환해드립니다.

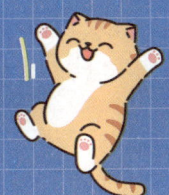

PREFACE

간호사는 '지식과 기술' 위에 '사람과 마음'을 더하는 직업으로, 환자 곁에서 가장 가까이 그리고 오래 머무는 전문가입니다. 그 시작점인 자기소개서와 면접은 단순히 지원자들의 스펙을 확인하는 절차가 아니라, 지원자의 간호 철학과 준비성을 확인하는 자리입니다. 특히 상급종합병원은 환자의 안전, 다학제 협업, 전문성과 책임감을 중요하게 여기며 면접에서는 지원자의 전문 지식과 태도, 조직 적응력 등을 종합적으로 평가합니다. 그만큼 질문의 깊이와 현장성 및 실무 기반의 사고력을 요구하는 수준도 높습니다.

> **간호사 채용에 필요한 정보 수록**
> 01 자기소개서 작성법과 작성 Tip
> 02 AI 면접, 대면 면접 안내
> 03 면접 기출문제 및 모범 답안 수록
> 04 현직 간호사가 전하는 답변 핵심 Tip 및 실무 조언
> 05 임상술기·의학용어·의료계 이슈 수록

처음 면접을 준비할 때 겪는 막막한 심정을 누구보다 이해하기에 본서는 간호사 취업 준비생들이 필요로 하는 자기소개서 작성법, 병원 정보, 면접 기출문제 및 모범 답안, 예비 간호사를 위한 현직자의 조언 등을 수록하여 단 한 권으로 완벽한 준비를 할 수 있도록 구성하였습니다.

본서가 여러분의 여정을 함께하는 든든한 안내서가 되기를 바랍니다. 환자를 위하는 간호사, 동료와 협력하는 간호사, 그리고 매 순간 성장하는 간호사로의 출발을 서원각이 응원합니다.

STRUCTURE

01 | 자기소개서와 면접

자기소개서와 면접에 대한 가장 기본적인 부분부터 알아두면 좋은 팁들을 정리해 두었습니다. 또한 자기소개서 작성 후 올바르게 수정할 수 있도록 점검표를 수록하였습니다.

02 | 작성해보기

나에 대해 알아보기를 통하여 자기소개서 작성 전 어떠한 내용을 어떻게 넣어 작성할 것인지 고민해볼 수 있습니다. 블라인드 채용 유의사항을 확인하며 적어봅니다.

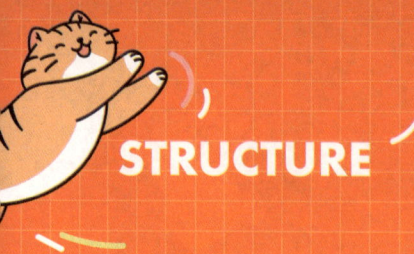

05 | 쉽게 보는 임상술기

그림으로 핵심기본간호술을 확인하고 면접에 철저하게 대비할 수 있도록 자세하게 수록하였습니다.

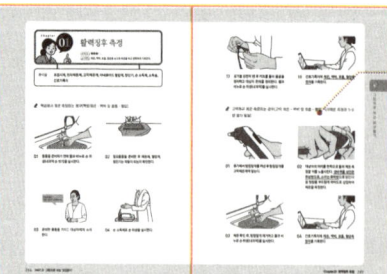

03 | 면접 개념 다지기

면접의 기본, 면접의 준비과정 및 1분 자기소개 에 도움이 되는 다양한 면접 정보 등을 정리하였습니다. AI면접과 대면 면접의 차이를 알아보고 실전에 어떻게 적용하는지 확인할 수 있습니다.

04 | 면접 기출

평정요소별 기출문제는 자세한 답변이 함께 수록되어 있습니다. 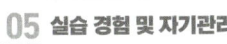 에서는 답변에 대한 상세한 정보를 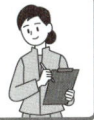 에서는 현직 선생님들이 들려주는 임상·면접 꿀팁을 확인할 수 있습니다.

06 | 꽉 찬 부록

인성검사, 빈출 의학용어, 의료계 이슈 등 상세한 정보를 담았습니다.

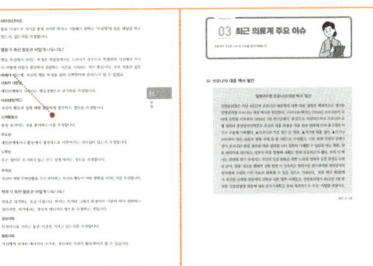

HOW TO USE

들어가기 전에…

- 탄탄한 자기소개서와 준비된 면접 지원자가 되기 위한 정보들을 모았습니다.
- 조금 더 자세하게 알고 싶다면 `더 알아보기` 와 `선배들의 TIP` 을 확인해 주세요!
- 철저한 준비를 위한 자료는 부록을 참고하시기 바랍니다.

STEP.01 | 자기소개서와 면접 준비

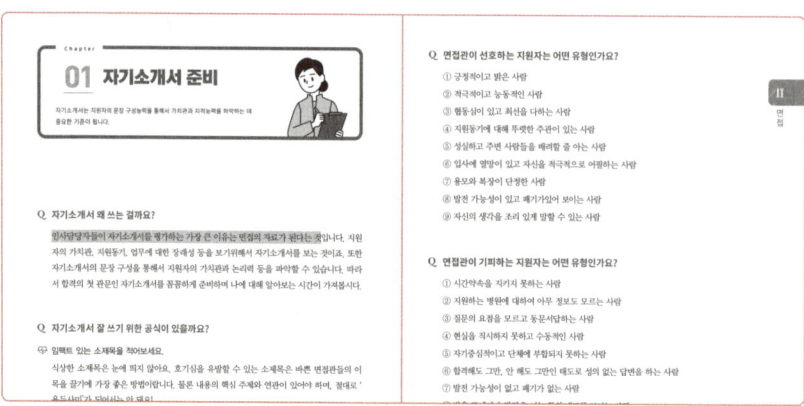

면접의 시작은 서류부터!

자기소개서 작성 전, 지원병원에 대한 정보를 수집하고 알아보지 않나요? 마찬가지로 자기 자신에 대한 정보를 수집하고 정리하는 것이 필요합니다. 잠깐 쉬어간다는 생각으로 온전히 나에게 집중해 나를 알아 볼 수 있는 키워드를 수집해보세요. 단, 블라인드 채용 주의사항을 꼭 기억해야 한다는 점! 꼭 기억해주세요.

면접에 대해서 얼마나 알고 계신가요?

현재 면접은 어떻게 진행되고 있는지, 질문의 유형, 면접장의 분위기 등 평소에 궁금했던 사항들을 책에서 확인한다면 면접 준비가 더 수월하겠죠? 주의사항에 대한 부분은 면접 전에 다시 한 번 훑어보기를 추천합니다.

STEP.02 | 기출문제와 자세한 답변

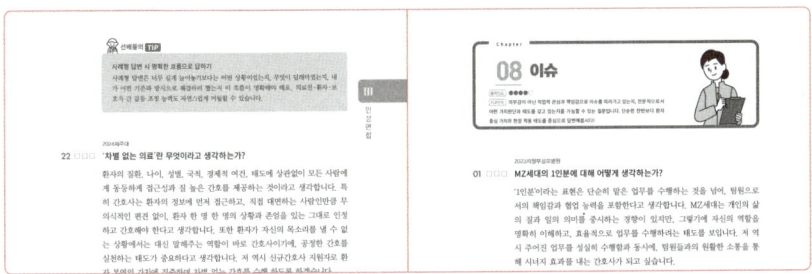

평정요소별 기출문제 확인하기!

중요하다고 생각하는 부분이 자주 출제되겠죠? 문항마다 출제연도, 출제병원이 표시되어 있으니 참고해주세요. 평정요소 중 직무관련 문제는 과목별로 분류하였습니다. 자세한 답변과 함께 현직 선생님들이 정말로 들려주고 싶은, 선생님들의 경험이 더해진 면접에 플러스가 되는 팁을 확인해주세요.

STEP.03 | 임상술기와 부록

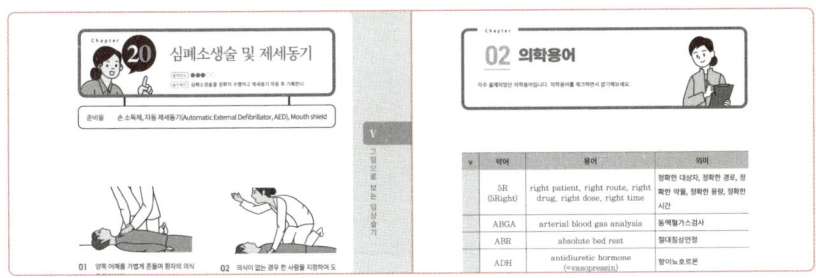

목적과 준비물, 자세한 설명까지!

그림으로 핵심기본간호술을 확인해보세요. 면접에서 자주 물어보는 술기술을 쉽게 확인하고 준비할 수 있습니다. 꽉 찬 부록에는 면접의 모든 준비를 위한 인성검사, 빈출 의학용어, 의료계 이슈 등이 있으므로 꼭 짚고 넘어가세요.

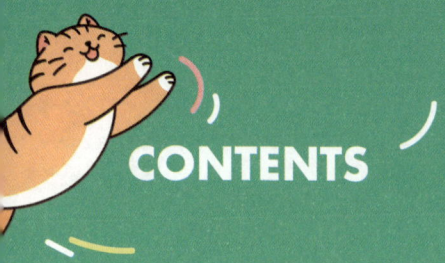

CONTENTS

PART. I | 자기소개서

01 자기소개서 준비 012
02 자기소개서 작성법 017
03 자기소개서 List 작성 024
04 자기소개서 작성하기 033
05 자가점검표 038

PART. II | 면접

01 면접의 정의 042
02 면접의 준비 048
03 1분 자기소개 052
04 AI 면접 054
05 블라인드 면접 059
06 면접의 실전 061
07 면접 합격 TIP 063
08 알아두면 유용한 TIP 066

PART. III | 인성면접

01 근무상황 70
02 보호자 및 환자대응 79
03 자기소개서 관련 질문 84
04 직무 및 직업가치관 99
05 실습 경험 및 자기관리 117
06 사회생활 및 인간관계 126
07 병원관련질문 132
08 이슈 144
09 기출더보기 148

PART.IV | 직무면접

01 기본간호학 160
02 성인간호학 221

PART.V | 그림으로 보는 임상술기

01 활력징후 측정 294
02 경구투약 298
03 근육주사 301
04 피하주사 306
05 피내주사 311
06 정맥 수액 주입 315
07 수혈 319
08 간헐적 위관영양 323
09 단순도뇨 326
10 유치도뇨 330
11 배출관장 335
12 수술 전 간호 339
13 수술 후 간호 342
14 입원관리하기 345
15 보호장구 착용 및 폐기물 관리 348
16 산소포화도 측정과 심전도 모니터 351
17 비강캐뉼라 산소요법 354
18 기관 내 흡인 357
19 기관절개관 관리 360
20 심폐소생술 및 제세동기 363

PART.VI | 부록

01 인성검사 368
02 의학용어 370
03 최근 의료계 주요 이슈 376

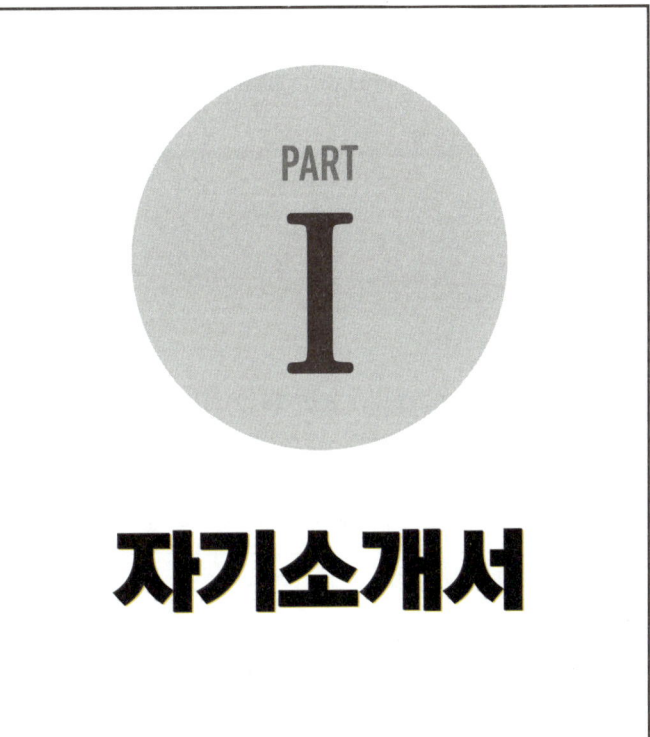

PART I
자기소개서

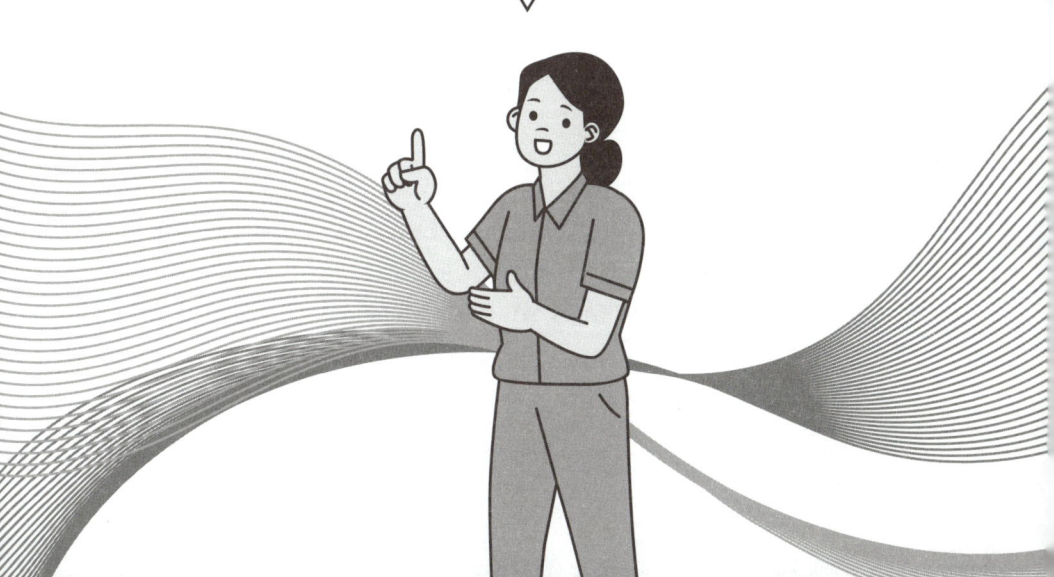

Chapter

01 자기소개서 준비

자기소개서는 지원자의 문장 구성능력을 통해서 가치관과 지적능력을 파악하는 데 중요한 기준이 됩니다.

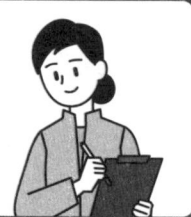

Q 자기소개서 왜 쓰는 걸까요?

인사담당자들이 자기소개서를 평가하는 가장 큰 이유는 면접의 자료가 된다는 것입니다. 지원자의 가치관, 지원동기, 업무에 대한 장래성 등을 보기위해서 자기소개서를 보는 것이죠. 또한 자기소개서의 문장 구성을 통해서 지원자의 가치관과 논리력 등을 파악할 수 있습니다. 따라서 합격의 첫 관문인 자기소개서를 꼼꼼하게 준비하며 나에 대해 알아보는 시간이 가져봅시다.

Q 자기소개서 잘 쓰기 위한 공식이 있을까요?

❦ 임팩트 있는 소제목을 적어보세요.

식상한 소제목은 눈에 띄지 않아요. 호기심을 유발할 수 있는 소제목은 바쁜 면접관들의 이목을 끌기에 가장 좋은 방법이랍니다. 물론 내용의 핵심 주제와 연관이 있어야 하며, 절대로 '용두사미'가 되어서는 안 돼요!

❦ 두괄식으로 작성하세요.

소제목이 만들어졌다면, 하고 싶은 말을 앞에 서술하세요. 기승전결로 설명하는 자기소개서는 자칫 지루하게 느껴질 수 있기 때문입니다.

❦ 자신의 경험 과정을 구체적으로 서술하세요.

자신의 경험을 구체적으로 서술한다면 재미있는 스토리텔링이 될 것입니다. '봉사활동에서 여러 가지 감정을 느꼈습니다'가 아니라 봉사활동을 할 때 기억나는 일이 무엇인지, 감정의 울림을 느꼈던 때는 언제인지, 나의 가치관에 어떤 변화를 주었는지, 성과가 어땠는지 등 구체적으로 서술하세요. 업무적인 내용은 수치화하여 숫자를 강조하며 작성한다면 신뢰도는 더욱 높아지겠죠!

❤ 근거를 작성하세요.

'저는 무슨 일이든 쉽게 포기하지 않습니다' 이렇게만 적어두면 확인이 어렵습니다. 이 말을 뒷받침해주는 근거를 함께 작성해주세요. 면접관은 아무것도 알지 못합니다. 면접관은 자기소개서를 통하여 지원자를 만날 뿐이니까요. 따라서 위의 질문에 대하여 '공부와 아르바이트를 병행했으며 휴학하지 않고 졸업했다'와 같이 ==자신이 주장한 내용에 확실한 근거를 작성하세요.==

❤ 인재상과 직무와 연관하여 서술하세요.

지원 병원에 대하여 얼마나 알고 있나요? ==자기소개서 작성 전, 지원하는 병원정보 숙지는 필수입니다.== 항목별 자기소개서를 서술을 할 때, 경험이나 활동 등도 직무와 최대한 연결 짓는 것이 중요해요. 연관이 없는 활동도 어느 하나에는 들어갈 수 있을 거예요. 다만, 병원의 인재상과 동떨어진 내용을 적지 않도록 주의하세요. 병원이 원하는 인재상이 되어 작성하세요.

❤ 하나의 항목은 하나의 메시지만 전달하세요.

글자 수에 맞춰서 자기소개서를 작성하다 보면 하나의 질문에 많은 말을 하게 됩니다. 하고 싶은 말이 무엇인지, 질문에 답은 무엇인지 길을 잃는 상황이 오곤 해요. 이를 방지하려면 항목별 키워드만 정리해보세요. 그 다음, ==정리한 키워드와 관련된 내용을 써내려가는 것이== 중요합니다.

❤ 부지런히 작성하고 퇴고하세요.

자기소개서 작성에는 왕도가 없습니다. 미리미리 작성해보고 나에 대해서 알아보는 것이 중요하답니다. 마감에 임박해서 작성하고 제출하다 보면 실수가 나오기 마련입니다. ==자주 글을 써보면서 퇴고를 하는 것이 완성도 높은 자기소개서 작성의 기본!== 가독성 좋은 글은 초고에 나오지 않으니까요.

Q 자기소개서 작성 시 주의할 점은 무엇인가요?

❤ 맞춤법을 확인해보세요.

맞춤법이나 띄어쓰기 실수는 자기소개서에 마이너스 요소가 됩니다. 기본적으로 단어와 어휘는 사전을 검색해보고 사용하세요. 특히, 한자어나 외래어는 문장을 고급스럽게 꾸며줄 수 있지만 잘못 사용하면 신뢰도를 떨어뜨립니다.

💙 자주 본 것 같은 진부한 표현은 자제하세요.

인사담당자는 하루에 수십, 많으면 수백 개의 자기소개서를 봅니다. 인터넷이나 도서에 작성된 자기소개서는 이미 인사담당자가 봤을 확률이 높아요. 참고는 하되 자신만의 색을 담은 표현으로 신선하게 작성해야 합니다. '행복했다', '뿌듯했다' 등의 감상적인 표현이나 '다들 긍정적으로 평가했다', '병세가 호전되었다' 등 추상적인 단어를 사용하는 것은 신뢰도를 낮춥니다.

💙 일관성 있는 표현으로 작성하세요.

1번 문항에서는 '본원에 지원한 이유는…' 작성했다가 2번 문항에서 'ㅇㅇ병원에 들어간다면…' 이런 식으로 혼용하여 사용한다면 자기소개서를 중복하여 사용한다고 생각할 수 있어요. 또한 종결형 어미, 존칭어의 표현도 하나로 통일한다면 일관성 있는 자기소개서 느낌을 전달할 수 있습니다.

💙 문장은 최대한 간결하게 작성하세요.

만연체는 내용을 헷갈리게 합니다. 한 문장에 한 가지 내용만 담도록 하세요. '그리고, 그래서' 등의 접속사나 부사어가 많이 사용된다면 문장 구성이 깔끔하지 않습니다. 불필요한 내용을 빼는 작업을 자주 하는 것이 중요합니다.

💙 퇴고를 최대한 많이 하세요.

자기소개서 작성할 때 제일 중요한 것은 초고 작성 후 퇴고를 하는 것입니다. 확인없이 시간에 쫓겨서 글자 수만 맞춘 자기소개서로 지원한다면 어색한 자기소개서가 될 수 있어요. 뛰어난 작가들도 초고 수정에 많은 시간을 할애한답니다.

Q 주의해야 하는 맞춤법이 있을까요?

맞춤법! 아무리 강조해도 부족하지 않습니다. 자기소개서 작성을 다하고 나면 반드시 출력 후에 자기소개서에 작성한 맞춤법을 확인해보세요. 그중에서도 주의해야 하는 맞춤법은 다음과 같습니다.

💙 맞춤법 이렇게 써도 '돼'나요?

'되었다', '돼었다' 많이 헷갈리고 많이 틀리는데요. 이를 쉽게 확인하기 위해서는 '돼'를 '되어'로 바꿔보세요. 바꿨을 경우 부자연스럽다면 '되'를 쓰면 됩니다. 저처럼요. 또 한 가지 더 쉬운 방법! '됐다'와 '됬다', '돼다'와 '되다' 많이 헷갈리는데, 이는 '도'를 'ㅎ'으로 살짝 바꿔주세요. 문법적으로 말이 되면 그대로 사용하면 됩니다.

📌 문제가 됐다 → 문제가 했다(O) → 문제가 되었다(O)
　　문제가 됬다 → 문제가 핬다(X)

💠 이렇게 쓰면 '않됀'다.

'안 된다, 않 된다, 안된다, 않된다, 안 다' 아주 많이 틀리는 맞춤법이기도 합니다. 우선, '않된다'는 '않'은 '아니하-'의 준말입니다. 적용했을 경우, 문법적으로 아예 없는 구성이 됩니다. 따라서 '춥지 않다', '기쁘지 않다', '하지 않았다' 등으로 사용합니다. '안 된다'의 '안'은 '아니'의 준말로 사용하며 띄어쓰기 사용을 잊지 마세요.

- 📌 말도 안 되는 문제야 → 말도 아니 되는 문제야(O)

    말도 않 되는 문제야 → 말도 아니하는 문제야(X)

    춥지 않다 → 춥지 아니하다(O)

    춥지 안다 → 춥지 아니다(X)

💠 그렇다면 '어떡해' 쓸까요?

먼저 '어떻게' = '어떠하게' / '어떠하게 해 = 어떻게 해 = 어떡해' 이 공식은 꼭 기억해둡시다. '어떻게'는 부사형으로 사용되므로 꾸며주는 역할을 합니다. 반면, '어떡해'는 준말로 곧 구어를 말합니다. 대부분 문장의 끝에 사용하게 되죠. 그리고 앞의 받침 자음과 그 다음에 오는 자음은 똑같이 올 수 없습니다. ㄱ+ㄱ 와 ㅎ+ㅎ 따라서, '어떡게, 어떻해'라는 말은 없다는 사실!

- 📌 통과하지 못하면 어떻게?(X)

    통과하지 못하면 어떡해?(O)

💠 간호사'로써'…? 간호사'로서'…?

'~로서'는 신분, 지위, 자격, 어떤 동작이 시작되는 것 등을 나타내는 말이에요. '~로써'는 어떤 일의 수단과 도구를 나타내거나 시간의 기준점으로 사용해요. 이 둘을 구분할 수 있는 방법 중에 하나는 '~로써' 자리에 '~를 이용하여'가 대신 올 수 있다는 점이에요. 그렇다면 '~로서'의 자리에는 어울리지 않겠죠?

- 📌 친구로서 충고해주는 거야 → 친구의 자격으로(O) 충고해주는 거야

    말로써 문제를 해결하였다 → 말을 이용하여(O) 문제를 해결하였다

💠 간호사로서 어떤 '역활'을 하고 싶은가요?

표준어는 역할! 역활은 없는 단어! 꼭 기억합시다. 자기소개서에서 가장 많이 틀리는 단어 중 하나라고 합니다. 역할은 자신의 직책 또는 계급에 따라 하는 일을 말해요.

- 📌 리더의 역할은 중요하다(O)

❤ 그 지원자와 나는 '틀리다'?

'틀리다'는 셈 또는 사실이 맞지 않거나 어긋난 것을 말해요. 비교가 아니라 그 자체만으로 평가할 수 있죠. '다르다'는 비교할 수 있는 두 가지 대상이 있어야 해요. 따라서 두 가지 대상이 서로 같지 않다는 것을 말합니다.

> 예 저 꽃은 다른 꽃과 색이 틀리다(X) → 저 꽃은 다른 꽃과 색이 다르다(O)

❤ '몇 일' 과 '며칠'

'몇일'은 '몇 일'은 없습니다. 몇과 일의 합성어가 아닌 한 단어로 '며칠'만 사용하고 있어요. 이는 소리대로 사용이 굳어졌기 때문이라고 합니다.

> 예 며칠 동안 잠을 자지 못했어요

❤ '든지' 와 '던지'

'~든지'는 선택을 해야 하는 순간, 문장에서 사용합니다. 차이가 없는 둘 이상의 것을 나열하여 표현해요. '~던지'는 경험과 관련하여 쓰여요. 뒤에 오는 문장의 사실과 판단에 대한 추측을 나타낼 경우 사용한답니다. 또는 회상과 관련하여 지나간 일을 표현하기도 해요. 너무 어렵다면 '거나(건)'을 넣어서 확인해봅시다. 말이 된다면 '~든지'가 올 수 있다는 사실!

> 예 어찌나 춥거나 발이 꽁꽁 얼었어(X) → 어찌나 춥던지 발이 꽁꽁 얼었어(O)
> 　사과거나 딸기거나 하나만 골라봐(O) → 사과든지 딸기든지 하나만 골라봐(O)

❤ 맞겨와 맡겨…맏겨…?

우선 맡겨의 기본형 맡다는 '책임을 가지고 담당하다, 보관하다, 차지하다' 등의 뜻입니다. 그리고 '맞겨, 만겨'는 전혀 없는 말입니다. 없는 단어인 '맞겨'의 기본형 '맞다'는 '답이 틀리지 않다, 옷의 크기·맛·온도 등이 적당하다'는 뜻이에요. '맏겨', '맏다'는 둘 다 없는 말입니다.

> 예 동아리 회계장부를 나에게 맡겼다(O)
> 　그 옷은 작년에 나에게 딱 맞았다(O)

Chapter

02 자기소개서 작성법

출제 유형에 따른 작성법입니다. 자기소개서 작성 시 확인해보세요.

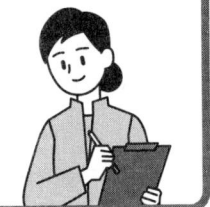

Q 합격 자기소개서를 참고해도 될까요?

합격자의 자기소개서와 비슷하게 쓴다고 해서 면접까지 붙을 수 있을까요? 실체가 없는 그림자만 될 뿐이에요. 그들의 경험을 지원자가 겪어보지 못했기 때문에 아무리 비슷하게 쓰려고 해도 잘 써지지 않죠. <mark>문체와 문단의 구성, 지원자의 경험에 담을 수 있는 부분적인 것들만 참고하여서 자기소개서에 녹여내 보도록 해요.</mark>

Q 지원 병원에 대해서 얼마나 알아야 하나요?

'적은 것보다 넘치는 것, 먹다가 모자란 것보다 남기는 것이 낫다' 다들 이런 말 들어 보았나요? 이 말처럼 조금 아는 것보다 많이, 넘치게 알아봅시다. <mark>각 병원 홈페이지에 들어가서 제일 먼저 병원장의 한마디를 읽어보세요.</mark> 병원이 원하는 포부와 자랑을 한 눈에 볼 수 있답니다. 이를 잘 흡수하면 자기소개서는 물론, 면접에서도 잘 활용할 수 있습니다.

Q 경험, 도대체 뭘 써야하나요?

'항목에 맞는 에피소드들을 찾아서 적어보세요. 에피소드들을 키워드로 나열하고, 살을 붙여서 작성합니다. 모든 자기소개서 항목은 면접과 연결되어 있어요. 지원 병원과 관련된 경험(인재상, 가치, 비전, 업무)으로 작성하되, 면접에서 막힘 없이 대답할 수 있는 자신만의 경험들로 자기소개서를 채워보아요.

Q 성장과정에는 무엇이 들어가야 하나요?

❤️ **출제항목 예시**
① 간호를 선택하게 된 성장과정을 서술해보시오.
② 성장과정에서 기억에 남는 일화를 서술해보시오.
③ 성장과정을 작성하시오.

❤️ **질문 의도**
성장과정을 통해서 면접에서는 알 수 없는 지원자의 배경을 알아보기 위한 질문입니다. 이를 통하여 지원자가 직무를 선택하게 된 과정 및 가치관을 확인할 수 있기 때문이죠.

❤️ **작성방법**
성장과정을 통해 간호사를 지원하게 된 이유를 설명하는 것이 좋아요. 몇 남 몇 녀, 몇 째로 태어났다는 내용이 아닌 <mark>성장과정에서 직무와 관련된 경험과 사건으로 형성된 가치관을 표현하면 됩니다.</mark> 부모님의 말씀, 학창시절 경험으로 생겨난 가치관이 간호사를 선택하는 데 큰 기여를 했음을 표현하는 것처럼 여러 에피소드를 더할 경우, 면접관은 지원자의 성장과정을 충분히 볼 수 있을 것입니다.

(키워드 수집하기)

\#_____ \#_____ \#_____

_____
_____
_____
_____
_____
_____
_____

Q 성격에는 무엇이 들어가야 하나요?

출제항목 예시
① 본인 성격 장점과 단점을 서술해보시오.
② 본인 성격의 장점과 직무와 연관성을 서술해보시오.
③ 스트레스를 어떻게 해결하는 편인가?

질문 의도
이 질문의 가장 중요한 의도는 '자신에 대하여 얼마나 알고 있는가' 입니다. 따라서 자신을 잘 이해하고 부족한 부분을 해결해 나아가는 점을 적는 것이 좋습니다. 또한, 업무강도가 높은 간호업무를 잘 견뎌낼 수 있는지, 함께 일을 할 수 있는 사람인지도 파악하기 위한 의도를 가지고 있어요.

작성방법
물론 성격에 대한 정답은 없지만, 직무와 연관된 성격의 장점을 적는 것이 중요하겠죠. ==힘든 간호 직무를 잘 견딜 수 있는 인내력과 참을성 있는 성격 등을 표현하는 것도 좋습니다.== 단점을 도드라지게 나타낼 필요는 없어요. 단점을 작성해야 할 경우, 보완책과 이를 극복하여 장점으로 승화한 사례를 서술해야 합니다. 단, '심한 술버릇' 등의 너무 솔직하게 작성한 단점은 되려 마이너스 요소가 될 수 있으니 주의해주세요!.

(키워드 수집하기)

\# _____ \# _____ \# _____

Q 경험에는 무엇이 들어가야 하나요?

❤ **출제항목 예시**

① 직무와 관련된 경험에 대해 서술해보시오.
② 대내외 주요 활동사항에 대하여 기술해보시오.
③ 협력을 통하여 팀의 성과를 창출했던 경험을 구체적으로 작성해보시오.

❤ **질문 의도**

지금까지 살아오면서 여러 가지 경험을 가지고 있을 거예요. 대학 및 사회생활에 대한 경험을 통해 직무의 역량을 알기 위한 질문, 팀워크와 협력을 통한 경험으로 대인관계를 파악하기 위한 질문, 지원자가 목표 성취를 위하여 얼만큼의 열정을 가지고 있는지 알아보기 위한 의도로 성취나 성공에 대한 경험 등의 다양한 경험관련 질문이 있어요.

❤ **작성방법**

경험관련 질문은 에피소드를 자기소개서에 어떻게 잘 녹여내는가가 중요합니다. 먼저 항목에서 말하는 경험, 에피소드를 주제별로 3~4문장 정리해 보세요. 그런 다음 지원하는 병원의 가치관과 맞는 에피소드를 추려낸 후 살을 붙여서 작성한다면 좋은 글이 될 수 있어요. 처음부터 길게 정리하려고 생각하다가 중심을 놓칠 수 있기 때문이에요.

(키워드 수집하기)

_____ # _____ # _____

Q 지원동기·포부에는 무엇이 들어가야 하나요?

❧ 출제항목 예시

① 우리 병원에 지원하는 이유를 기술해보시오.
② 입사 이후 자신의 발전계획을 기재해보시오.
③ 입사 후 실천하고자 하는 차별화된 목표와 계획을 기술하시오.

❧ 질문 의도

지원한 병원에 진심인 것인지 명확하게 확인하기 위한 질문입니다. 사실 이곳, 저곳에 지원해 보잖아요. 병원은 이렇게 그냥 넣어보는 지원자를 거르기 위함이 가장 크죠. 따라서 지원동기와 입사 후 포부에 대한 질문은 어느 병원에서나 등장하는 항목입니다.

❧ 작성방법

병원을 지원한 이유에 대해 설득력 있게 표현해봅시다. 모든 글에는 근거를 제시하여 설득력 있게 답합니다. 그러기 위해서는 병원에 대한 기본적인 정보는 필수로 알아야 하겠죠? 가장 큰 핵심은 <u>병원의 가치관에 맞춰서 지원자가 어떻게 성장해 나아갈 것인지, 자신의 입사 후 포부를 계획적으로 보여줄 수 있어야 해요.</u> 계획을 세우기 어렵다면 마인드맵을 통해서 직무 관점의 내 성장 경로를 먼저 그려보는 것도 좋은 방법이 될 수 있어요.

(키워드 수집하기)

#_____ #_____ #_____

_____
_____
_____
_____
_____
_____

Q 가치관 질문는 무엇이 들어가야 하나요?

♡ 가치관 출제항목 예시

① 직무와 관련하여 어떤 준비가 돼있으며 어떤 노력을 했는지 서술해보시오.
② 본원의 핵심가치 중 자신과 부합하다고 생각하는 가치가 무엇이라고 생각하는가?
③ 간호사로서 중요하다고 생각하는 덕목을 적어보시오.

♡ 질문 의도

성장과정의 연장선이라 할 수 있습니다. 지원자가 어떤 가치관을 가지며 중요하게 생각하는 가치란 무엇인지 파악하기 위한 의도의 질문입니다. 이때, 병원의 가치관을 한번 더 들춰봐야 합니다. 직무능력이 뛰어난 사람이어도 병원의 구성원으로서 가치관이 맞지 않는다면 함께 일하기 힘들기 때문이에요.

♡ 작성방법

병원이 추구하는 비전, 인재상 등에 자연스러운 연결고리가 될 수 있는 구체적인 내용을 찾아서 적어보세요. 급하게 생각해낸 가치관은 면접 시 질문을 받을 경우 꿀 먹은 벙어리가 될 수 있어요.

(키워드 수집하기)

#_____ #_____ #_____

_____
_____
_____
_____
_____
_____

Q 취미·특기에는 무엇이 들어가야 하나요?

출제항목 예시
① 취미나 특기에 대해 기술해보시오.
② 스트레스 해소를 하기 위해 하는 취미활동은?
③ 여가시간에 즐기는 취미는 무엇인가?

질문 의도
지원자의 진짜 취미와 특기를 파악하기 위해서 질문하기보다는 업무와 연관하여 자기개발에 도움이 되는 활동을 하고 있는가를 묻기 위한 질문입니다. 다양한 상황에서 받는 스트레스를 적절하게 해소하는 것을 제일 중요하게 여기는 만큼 업무상황에 적절한 정신건강을 유지하는 것에 도움이 되는 취미나 특기를 가지고 있는지 알아보기 위한 질문입니다.

작성방법
취미를 나의 모든 취미를 전부 알려주겠다는 마음으로 구구절절하게 나열하는 것은 마이너스 요소가 될 수 있습니다. 취미나 특기를 통해 업무능력에 반영할 수 있는 것을 보여주는 것이 좋습니다. 간호사 면접에서는 지나치게 활동적인 취미로 익스트림 스포츠를 적는 것은 업무능력에 영향을 미칠 수 있다고 생각하므로 피하는 것이 좋습니다.

(키워드 수집하기)

\#_____ \#_____ \#_____

_____
_____
_____
_____
_____
_____
_____

I 자기소개서

Chapter.02 자기소개서 작성법

Chapter

03 자기소개서 List 작성

자기소개서를 작성하기 전에 문장 구성을 명확하게 하기 위해서 항목별로 간략하게 리스트를 작성해보면 유용합니다.

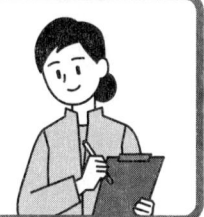

블라인드 채용 주의사항에 유의하며 적어봅니다. p.59

나의 가치관 알아보기

구분	내용
취미 및 특기	
존경하는 인물	• 존경하는 인물 : • 존경하는 이유 :
좌우명	
목표	
직업 가치관	

❤️ 나의 성격 알아보기

구분	상세내용
장점	[나의 성격의 장점 키워드] [이유]
단점	[나의 성격의 단점 키워드] [이유]
단점 극복 경험	

❤️ 나의 성격 장점 예시

긍정적인	사교적인	열정적인	도전적인	논리적인
참을성	호기심	강한의지	높은 공감력	주의깊은
융통성	자제력	실행력	끈기 있는	통찰력
성실한	깔끔한	세심한	신중한	단호한
학구적인	헌신적인	혁신적인	합리적인	이타적
체계적인	주도적인	진취적인	미래지향적	안정적

❤ 나의 성장과정 알아보기

구분	내용
인생 터닝 포인트	[인생의 터닝 포인트 순간]
소중한 추억	[성장과정에서 기억나는 에피소드와 감정]

❤ 나의 학창시절 톺아보기

학교	기억나는 일화
초등학교	
중학교	
고등학교	

❤ 나의 대학교 활동 알아보기

학년	내용
1학년	• 활동 [경험과 당시 느낀점]
2학년	• 활동 [경험과 당시 느낀점]
3학년	• 활동 [경험과 당시 느낀점]
4학년	• 활동 [경험과 당시 느낀점]

💗 나의 간호실습 경험담

실습 때 배운 것과 느꼈던 점을 기억나는대로 모두 상세하게 적어보세요.

일자	배운 것	느낀점

💗 간호실습 기억에 남는 케이스

진단명	진단사항	느낀점

❤ 나의 동아리 활동 알아보기

동아리 명	동아리 활동

❤ 나의 대외활동 알아보기

활동명	활동기간	느낀점

참가 공모전	활동기간	수상경험 및 느낀점

Chapter.03 자기소개서 List 작성

❤ 나의 봉사활동 알아보기

봉사 기관	활동기간	활동내용 및 느낀점
		• 지원동기 : • 담당업무 : • 활동 당시 느낀점 :
		• 지원동기 : • 담당업무 : • 활동 당시 느낀점 :
		• 지원동기 : • 담당업무 : • 활동 당시 느낀점 :

❤ 나의 자격증 알아보기

자격증 이름	취득한 날	취득한 이유

❤ 나의 경력 알아보기

근무지	근무기간	업무내용
		• 담당업무 : • 활동당시 배운 것 :
		• 담당업무 : • 활동당시 배운 것 :
		• 담당업무 : • 활동당시 배운 것 :

❤ 구체적으로 그려보는 5년·10년 후의 나의 모습

[5년 후 나의 모습]

[10년 후 나의 모습]

Chapter

04 자기소개서 작성하기

'나'에 대해 알아봤으니, 이제 자기소개서를 작성해볼까요? 작년 자기소개서 항목으로 연습해보세요.

💙 2025년도 입사 은평성모병원 항목

- 본인을 음악 장르에 빗대어 창의적으로 소개하고 이유를 구체적으로 기재하세요. (350자 이내)

- 귀하가 가장 중요하게 생각하는 가치관은 무엇이며, 이를 지키기 위해 귀하가 했던 행동을 기술하여 주십시오. (500자 이내)

- 조직 내에서 다양한 사람의 의견을 조율하는 본인만의 의사소통 방법이나 갈등을 해결했던 경험을 기술하여 주십시오. (500자 이내)

- 지원한 직무와 관련된 경력 및 경험 활동의 주요 내용과 귀하가 어떤 역할을 수행하였는지 기술하여 주십시오. (500자 이내)

2025년도 입사 국민건강보험공단 항목

- 지금까지 '자신보다는 타인을 위해 행동했다'라고 자부할 만한 행동은 무엇이며, 당시 그렇게 행동한 이유와 결과를 포함하여 구체적으로 기술해 주시기 바랍니다. (1,000자 이내)

- 공직자가 꼭 지켜야 할 윤리의식은 무엇인지 설명하고, 해당 윤리의식을 지키기 위해 평소 본인이 실천하고 있는 행동과 생각을 구체적으로 기술해 주시기 바랍니다. (1,000자 이내)

- 역할분담이 정해지지 않은 집단 과제를 먼저 시도하여 해결해 본 경험에 대해, 시도할 수 있었던 이유와 해결 과정을 포함하여 구체적으로 기술해 주시기 바랍니다. (1,000자 이내)

- 본인이 지원한 분야에 해당하는 전문성은 구체적으로 무엇이며, 그 전문성을 얻기 위해서 이론적인 학습 이외에 어떤 현장 경험을 했고, 그 결과로 얻은 것을 포함하여 구체적으로 기술해 주시기 바랍니다. (1,000자 이내)

2025년도 입사 국립암센터 항목

※ 지원분야와 관련하여 경력 및 경험 활동에 대하여 아래 기준에 따라 상세히 기술해 주시기 바랍니다.

- 2-1. 입사지원서에 기입한 지원 직무와 관련한 경력 및 경험 활동의 주요 내용과 본인의 역할에 대하여 구체적으로 기술해 주십시오. (최대 700자 이내)

- 2-2. 위 경력 및 활동이 국립암센터 입사 후 지원 분야의 직무수행에 어떻게 도움이 될지 구체적으로 기술해 주십시오. (최대 700자 이내)

- 활동 혹은 업무 수행 중 예상치 못한 문제나 어려움에 직면하였을 때, 원인을 파악하고 극복했던 경험을 기술해 주십시오. (최대 700자 이내)

- 활동 혹은 업무를 수행함에 있어 접촉하게 되는 사람들과 문제가 발생한 경우가 있다면 이를 원만하게 해결해본 경험을 자세하게 기술해 주십시오. (최대 700자 이내)

❤ 2025년도 입사 강남 차병원 항목

- 성장과정 (100자 이상 999자 이내)

- 지원 동기 및 입사 후 각오 (100자 이상 999자 이내)

- 업무상 강점 (100자 이상)

- 리더(주도) 경험 (999자 이내)

    ※ 학교·학과 임원, 프로젝트 수행 책임자, 직장 보직 경험 등·동아리활동 및 사회봉사활동 등·기타 자기 홍보 기재

❤ 2025년도 입사 안동병원 항목

- 자신의 성장과정과 성격의 장·단점 기술 (700 ~ 800자 이내)

- 학창시절의 활동과 자격 및 특기사항 기술 (700 ~ 800자 이내)

- 안동병원 지원 동기 및 장래계획 기술 (700 ~ 800자 이내)

- 기타 사항 기술 (700 ~ 800자 이내)

Chapter 05 자가점검표

좋은 글은 수정을 거쳐야만 나온답니다. 작성한 자기소개서를 확인해주세요.

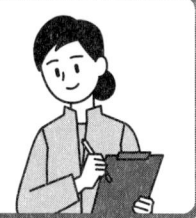

잊지 말아야 할 것! 퇴고를 많이 할수록 좋은 글이 만들어집니다. 자기소개서 작성을 마무리한 후 자가점검표를 활용해봅시다. 주관적으로 써내려가던 글을 제3자의 입장에서 확인할 수 있어요. 수정했을지라도 다시 자가점검표를 활용하여 놓친 부분을 바로잡아 봅시다.

No.	질문	Y	N
1	질문에 명료하게 답을 하였는가?		
2	명칭이 정확하게 들어갔는가?		
3	지원하는 병원명이 정확하게 들어갔는가?		
4	맞춤법, 어법, 띄어쓰기가 정확하게 들어갔는가?		
5	문장 구성을 장황하지 않고 요점만 간결하게 작성하였는가?		
6	두괄식 구성으로 빠르게 내용을 파악할 수 있도록 작성하였는가?		
7	경험의 동기와 과정을 구체적으로 일관성 있게 작성하였는가?		
8	미사어구를 과하게 사용하여 문장을 꾸미지는 않았는가?		
9	작성한 내용이 일관성 있게 한 가지 메시지를 표현하는가?		

No.	질문	Y	N
10	중복되는 문장이 2개 이상 들어가지 않는가?		
11	정해진 분량에 맞춰 내용을 작성하였는가?		
12	문장이 매끄럽게 잘 읽히는가?		
13	나의 장점이 부각되는 글을 작성하였는가?		
14	작성한 경험이 지원하는 직무와 연관있는가?		
15	합격생의 자기소개서와 내용이 유사한 점은 없는가?		
16	소제목이 내용의 요점만 잘 들어갔는가?		
17	주장하는 내용의 근거를 작성하였는가?		
18	'행복하다, 뿌듯했다' 등 내용 없이 감정만 작성하지는 않았는가?		
19	타인에게 자기소개서 검수를 받았는가?		
20	자기소개서 퇴고를 하였는가?		

I 자기소개서

YES 15개 이상 😊
자기소개서에 수정이 거의 없네요. 선택되지 않은 항목 위주로 다시 확인한 후 접수하세요.

YES 08개 이상 😐
완벽하다고 생각이 들었을 때 더 꼼꼼히 확인해야 하는 법! 퇴고가 더 필요해요.

YES 05개 이상 😞
수정이 많이 필요해요. 자기소개서 수정 후 다시 점검표로 확인해주세요.

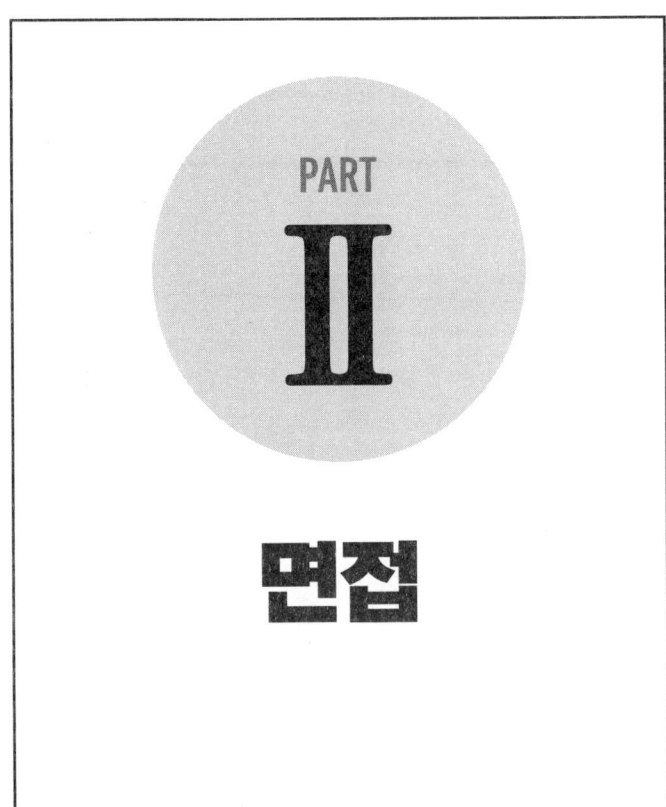

PART II

면접

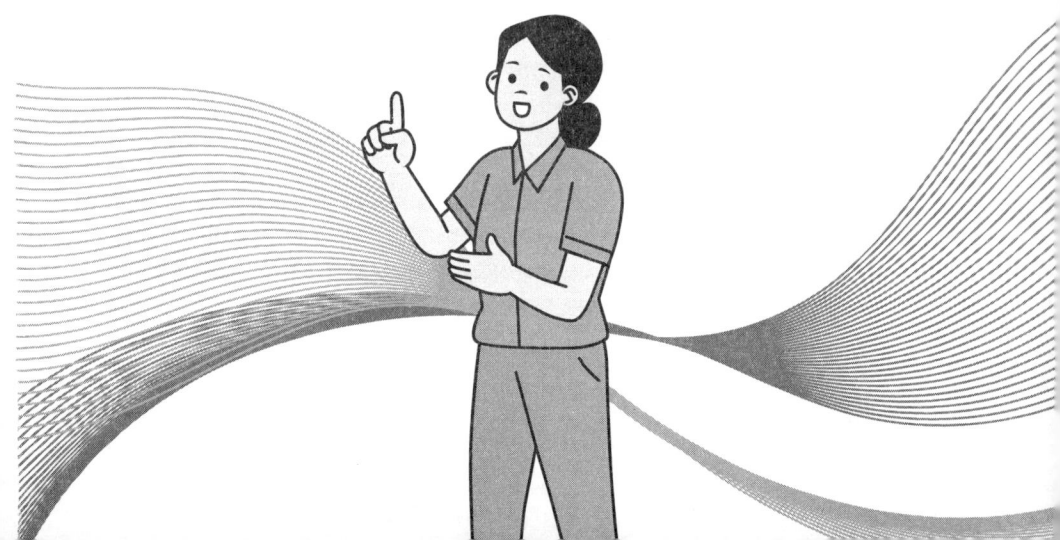

Chapter 01 면접의 정의

지원자를 파악하기 위한 목적의 만남이라고 할 수 있는 면접은 자신의 능력을 최대한 보여줄 수 있습니다. 따라서 철저한 준비가 필요합니다.

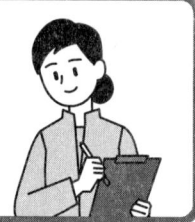

Q 면접, 왜 보는 것일까요?

면접이란 지원자의 잠재적인 능력이나 창의력 또는 업무수행력, 사고력 등을 알기 위한 것으로 지원자의 인품, 언행, 지식의 정도를 알아볼 수 있는 최종 구술시험입니다. 면접시험에서 답변은 구체적이고 솔직하며 경험을 바탕으로 대답하는 것이 좋습니다.

Q 면접의 종류는 무엇이 있나요?

병원별로 다르지만 면접의 종류는 아주 다양합니다. 단독면접, 개인면접, 집단면접과 집단토론 면접과 비대면 면접인 화상면접, AI 면접이 있습니다.

단독면접(1 : 1)

지원자와 면접관이 1 : 1로 마주하는 형식으로 평소 1 : 1로 대화하는 연습이 필요합니다.

개인면접(1 : 多)

개인면접은 지원자 한 명에게 여러 면접관이 질문하는 형식입니다. 질문을 건넨 면접관에게만 응시하며 답을 하는 태도는 좋지 않습니다. 면접관 전체를 향해 대답한다는 생각으로 모두를 번갈아 보며 답변하세요. 또한 개인면접에서는 다방면에 걸친 의외의 질문이 나올 수도 있기 때문에 당황하지 않고 답하는 연습도 필요합니다.

집단면접(多 : 多)

복수의 지원자들과 복수의 면접관들이 대면하는 방식으로 다른 지원자들과 비교가 가능하여 공정한 평가를 할 수 있는 방식입니다. 집단면접에서 본인보다 앞서 대답한 지원자와 동일한 대답을 했다고 하여 감점이 이루어지는 것이 아니므로 동일한 대답을 한다고 하여 걱정할 필요는 없습니다. 하지만 표현하는 방법을 다르게 하는 연습이 필요합니다. 또한 면접관은 말에 경청하는 태도까지 평가한다는 사실을 잊지 말아야 합니다.

집단토론

지원자 다수가 한 가지 주제에 대하여 서로 토론하는 모습을 면접관이 관찰하는 방식입니다. 지도성·표현력·순발력·분석력·조직력·협동심 등에 대해서 평가합니다. 사회이슈에 대한 주제로, 평소 뉴스기사를 자주 접하는 것이 좋습니다. 부여된 주제에 대해 적당한 발언을 끝까지 성의있게 대답해야 합니다. 지나친 적극성은 좋지 못한 평가가 될 수 있으므로 필요 이상의 적극성과 소극성은 금물! 본인만 튀려고 하는 태도는 옳지 못하며 발언 횟수가 점수에 적용되는 것은 아니므로 토론의 주제를 잘 생각한 후 발언해야 합니다. 다른 지원자의 의견을 존중하며 경청하는 자세 또한 중요합니다.

화상면접

화상면접은 개인, 집단, 토론 어느 형태든 다 가능합니다. 팬데믹 이후 비대면으로 면접을 진행하는 방식이 늘어났어요. 화상면접은 면접 전에 준비가 철저해야 합니다. 인터넷 연결 상태, 화면의 비치는 모습과 마이크 준비 등이 필요합니다. 대면면접보다 긴장이 덜 된다는 장점이 있지만 그만큼 실수할 수도 있으니 주의하도록 합니다.

AI 면접

비대면 사회로 AI 면접의 중요성이 커졌습니다. 면접의 보조 도구로써 실제 면접 전에 지원자의 역량을 파악하기 위해 사용됩니다. AI 면접은 시간과 장소의 제약이 없어서 원거리의 지원자들까지 수용할 수 있으며 기본면접, 성향분석, 상황 대처 등 여러 항목에 대한 평가가 가능합니다. 따라서 지원자의 음성과 영상정보로 인재상에 맞는 호감도·매력도·감정 전달 능력·의사 표현능력 등을 AI가 평가합니다.

Q 면접에서 질문 유형은 어떻게 되나요?

대부분 인성질문과 직무 관련 질문, 상황 대처에 관한 질문이 있습니다. 인성질문에서 가장 중요한 것은 작성한 자기소개서를 완벽히 숙지하는 것입니다. 거짓으로 지어낸 경험은 면접관이 쉽게 파악합니다. 직무 관련 질문과 상황 대처에 관한 질문에 설득력을 가지기 위해서는 다양한 경험과 사례를 바탕으로 대답하는 준비가 필요합니다.

Q 면접에서 대표적인 질문들은 무엇이 있나요?

자기소개와 지원동기

지원자의 열정과 각오를 나타낼 수 있어야 합니다.

❧ 자신의 장단점

병원은 지원자의 장단점을 자세히 알고 싶어 합니다. 병원이라는 조직에서 적응할 때 지원자의 성격을 아는 것은 중요한 부분이기 때문입니다. 본인 단점에 대한 것을 솔직하고 꾸밈없이 이야기하는 것은 중요합니다. 하지만 단점에 긍정적인 요소와 극복 방법까지 제시하며 의욕을 표현해주세요.

❧ 지원자를 뽑아야 하는 이유

면접의 단골 질문으로 기업 입장에서 던지는 가장 중요한 질문 중 하나입니다. 지원자의 강점, 실제 경험이나 활동 경력 등을 지원하는 직무와 연관지어 답변하는 것이 좋습니다. 여기에 끈기와 열정을 녹여내면 더 좋은 답변이 될 것입니다.

❧ 병원 관련 정보·관련 기사

지원하는 병원에 대한 관심과 열정을 확인하기 위한 질문입니다. 병원에 대해 자신이 알고 있는 것과 기억나는 기사들을 답변하면 됩니다. 너무 많은 내용을 전달하려 하기보다는 요점만 정리하여 모르는 부분은 솔직하게 답변하는 것이 좋습니다.

❧ 간호학과 선택 이유

간호학과 지원동기와 직업에 대한 지원자의 의견을 알아보기 위한 질문입니다. 자신이 생각하는 간호사라는 직업의 가치관, 간호사라는 직업의 매력과 봉사정신 등을 이야기합니다.

❧ 가고 싶은 부서와 이유

단순히 어떤 부서를 말하기보다는 희망 부서와 이유를 구체적으로 답변하세요. 희망 업무를 밝히면서 해당 업무에 대한 자신감을 표현할 수 있고 왜 자신이 그 업무를 해야 하는지 당위성을 밝힐 수 있습니다. 관련 부서에 대해 실습 경험을 살려 답변하는 것이 포인트랍니다.

❧ 원하지 않는 부서에서 일하게 된다면?

지원자의 인내심을 간접적으로 알아보는 동시에 목표의식을 가지고 있는지 알아보기 위한 질문입니다. 만약 원하는 부서에 가지 못하더라도 다른 부서의 일을 배우는 것 또한 도움이 될 것이라는 답변을 해보세요.

❧ 실습 중 가장 기억에 남았던 점

실습으로 지원자가 어떠한 마음가짐으로 임했는지, 지원자의 직무상의 강점과 태도를 알 수 있는 질문인 동시에 취업 후 근태를 예상할 수 있는 질문입니다. 실습에서 겪은 사건과 경험을 자신의 지식과 역량 등으로 엮어서 답하는 것이 좋습니다.

❣ 간호사의 중요한 덕목

간호사는 환자를 돌보며 인내심과 봉사심이 필요한 직업으로, 열정을 가지고 수행할 의지가 있는가 알아보기 위한 질문입니다. 자신의 간호 가치관을 생각해보고, 지원하려는 병원의 비전과 가치관이 합치한다면 좋은 평가를 남길 것입니다.

❣ 5년 후, 10년 후 자신의 모습

지원자의 비전과 인생목표를 알아보고자 하는 질문입니다. 자신이 개인적으로 이루고 싶은 목표를 말하고 스스로 동기부여를 하여 앞으로 나아가는 사람이라는 것을 어필해보세요!

Q 최근 면접 경향은 어떤가요?

대부분 多:多 면접이 이뤄지고 있습니다. 화상면접은 면접자 1 : 多로 진행 하는 곳도 있습니다. 면접 방식은 다양하게 진행하고 있으므로 병원별 확인이 필요합니다.

Q 면접 전에는 어떤 준비를 해야 할까요?

❣ 자기소개서 숙지

작은 경험이어도 하나하나 정리해 보는 것이 중요합니다. 어떤 상황에서 어떠한 역할로 행동을 하였는지, 그 결과는 어떻게 되었는지에 대한 경험을 순서대로 작성해보시기 바랍니다. 그리고 가장 중요한 것은 작성한 자기소개서를 완벽히 숙지하는 것입니다. 면접 시 질문에 대한 대답이 자기소개서와 다르면 안 되겠지요?

❣ 1분 자기소개 연습하기

핵심만 간단하게 하여 나를 알리는 것입니다. 길고 장황한 설명은 오히려 감점이 될 수 있습니다. 또한 자기소개서 내용을 다 알고 있어도 자연스럽게 이어서 설명하기 어려운 경우가 있습니다. 이를 극복하기 위해서는 자기소개서를 소리내어 읽고 발음연습을 합니다. 면접 때 말이 꼬이지 않도록 철저히 준비합니다.

❣ 카메라로 내 모습 파악하기

면접에 있어 평가의 시작점은 첫인상입니다. 카메라로 촬영하며 자신의 모습을 파악해보세요. 단정한 옷을 입고 머리를 정돈하고 액세서리를 하지 않고, 타투를 가리는 등 이 모든 것은 의료인으로서 신뢰감을 주기 위한 방법입니다. 촬영된 자신의 모습을 확인하면서 잘못된 행동을 고치고 웃음 띤 얼굴과 공손하고 예의바른 태도를 갖춘다면 좋은 첫인상을 남길 수 있습니다.

💠 시선처리&발성연습

시선처리 연습도 해야 합니다. 눈동자의 움직임은 생각보다 큽니다. 당황할 경우 눈동자가 흔들릴 수 있는데 이러한 모습이 상대에게 어떻게 보이는지 사전에 점검해보도록 합니다. 목소리 역시 첫인상을 결정하는 중요한 요소인데요. 목소리가 자신감 있고 또렷하면 긍정적인 첫인상을 주고, 명확한 발음과 적절한 속도는 의사 전달력을 높입니다. 또한 차분하고 안정적인 목소리는 면접관에게 신뢰를 줄 수 있어요. 면접관이 편하게 들을 수 있는 적당한 볼륨을 유지하고, 빠르거나 느리지 않은 적당한 속도가 중요합니다. 너무 빠르면 전달력이 떨어지고 또 너무 느리면 지루하게 느껴질 수 있어요. 단조로운 목소리는 지루하고 지나치게 높은 목소리는 부자연스러우므로 자연스러운 억양과 중요한 부분에는 약간의 강세를 섞도록 합니다. 답변 시 복식 호흡을 사용하면 목소리가 더 안정적이고 단단해지므로 깊이 호흡하고 배에서 목소리를 내는 연습을 해보세요. 녹음 후 피드백을 통해 말하는 속도, 톤, 발음 등을 객관적으로 점검해보세요.

Q 면접 복장은 어떻게 입어야 하나요?

대부분의 병원은 자율복장으로 하고 있으며, 지원하는 병원마다 다릅니다. 너무 격식을 차린 정장차림을 보다는, 비즈니스 캐쥬얼을 선호하는 병원도 있습니다. ==무엇보다 중요한 것은 깔끔하고 단정한 복장==입니다. 아무리 자율복장이어도 무엇을 입느냐에 따라 자신의 첫인상이 결정될 수 있기 때문입니다.

Q 헤어나 메이크업은 어떻게 하나요?

💠 남성

장발이어도 청결함과 깔끔함을 강조할 수 있는 머리스타일로, 눈과 이마가 드러나도록 앞머리를 왁스나 스프레이 등을 활용하여 정리합니다. 염색은 자연스러운 갈색 외에는 피하는 것이 좋습니다. 면도는 필수입니다. 눈썹을 정돈하는 것도 아주 좋습니다.

💠 여성

헤어스타일은 자연스러우면서 단정한 모양이 좋습니다. 심한 웨이브나 밝은 계열의 염색은 피하는 것이 좋습니다. 긴머리는 묶는 것이 좋으며, 짧은 머리도 흘러내리지 않도록 묶어 깔끔하게 준비합니다. 너무 크거나 화려한 액세서리는 오히려 불쾌감을 초래하므로 주의하도록 합니다. 화장은 자연스럽고 밝은 이미지의 연출을 한다면 좋은 인상을 줄 수 있으나 그 반대로 진한 화장을 한 경우에는 인상이 강해 보일 수 있으므로 피하도록 합니다.

Q 면접 스피치 어떻게 연습하면 좋을까요?

스터디 공부

대면과 비대면으로 나눠서 진행할 수 있습니다. 오픈채팅으로 스터디 원을 모집하여 매일매일 질문과 답변하는 형식으로 연습을 하기도 하며 화상 스터디를 통해 실제 면접관에게 면접을 보듯이 진행하기도 합니다. 화상 스터디는 당황하면 나오는 버릇, 표정, 억양 등 부족한 부분을 즉각적으로 보완해주기 힘들다는 단점이 있습니다. 반면, 대면 스터디는 즉각적인 피드백이 가능하며 다른 사람들이 답변할 때의 반응을 살펴볼 수 있습니다. 많은 인원이 싫다면 간호사를 준비하는 친구와 1 : 1 스터디를 진행하는 것도 좋은 방법입니다. 각자 면접관과 지원자가 되어 역할을 번갈아 가면서 대답해보며 예상 꼬리 질문에 대한 답변도 준비해봅시다.

혼자 면접을 준비할 경우

동영상을 찍어 자신의 모습을 직접 모니터링하는 것입니다. 면접장과 같은 분위기를 위해 복장 준비부터 입실과 퇴실까지 실전처럼 연습해보는 것도 좋은 방법입니다. 표정과 목소리를 함께 조절할 수 있어요. 또는 거울 앞에서 자신의 모습을 보면서 연습하거나, 가족들 앞에서 연습하는 방법도 있으니 자신에게 맞는 방법으로 준비해보세요!

Chapter 02 면접의 준비

면접 준비 과정에 대해서 하나부터 열까지 차근차근 알아봅시다.

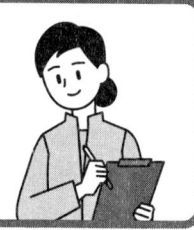

Q **면접을 준비할 때 무엇을 공부해야 하나요?**

직무와 관련된 기출은 꼭 많이 보고 내것으로 정리해두시기 바랍니다. 인성 관련 기출 공부는 키워드를 중심으로 준비하는 것이 좋습니다. 생각보다 기출 외의 질문이 많기 때문입니다. 많이 보는 것도 중요하지만 어떻게 준비하는가가 포인트입니다. 면접의 기본은 나를 아는 것에서부터 시작합니다. 나 자신에 대해서 잘 생각해보고 의견을 정리한다면 보다 수월하게 답변할 수 있을 것입니다. 당해 시사 이슈를 파악하도록 합니다. 특히 간호계 관련 이슈를 물어보기도 하니 이슈에 대한 나의 의견이나 생각도 정리해두세요. 간호에 대한 관심과 가치관이 드러나는 질문이니 반드시 준비하세요.

Q **자기소개 관련 질문은 무엇인가요?**

간호사 취업 합격을 위해 가장 중요한 부분은 면접입니다. 취미, 특기 등 자신의 역량에 관한 질문들은 병원 인재상에 적합한 사람인지 알아볼 수 있으며, 대외활동에 대한 질문을 통하여 특정분야에 대한 열정과 조직적응력 등을 확인할 수 있습니다. 지원자의 성향과 인간관계 등을 파악할 수 있기 때문에 자주 출제됩니다.

① 자기소개는 보통 30초 ~ 1분가량 진행되며 자기소개 외의 것을 물어보기도 합니다.
② 직접적인 자기소개 대신 자신을 표현할 수 있는 단어, 별명, 좌우명 등을 대신 물어 볼 수 있습니다.
③ 자기소개서 내용을 숙지합니다. 자기소개서와 다른 답변을 할 경우 심층 질문을 받을 수 있으며 감점의 요인이 됩니다.
④ 자기발전에 대한 중장기적 계획을 세우고, 자기 역량을 파악합니다. 부족한 부분은 어떻게 보완할 것인지 해결방안을 제시하는 것도 중요한 포인트입니다.
⑤ 대외활동 중 봉사활동 경험을 통해 나눔과 배려, 희생정신 등의 간호사가 지니는 성품과 인성을 드러낼 수 있습니다.
⑥ 나의 인간관계를 나타낼 수 있는 경험을 말합니다. 자신의 리더십을 통해 어려움을 이겨낸 경험, 친구들과 있을 때 솔선수범했던 경험을 살려보는 것도 좋습니다.

Q 학업과 관련된 질문은 어떻게 준비하나요?

면접관들은 지원자들에게 간호학과 지원 이유에 대한 질문으로 간호업무에 대한 관심도와 업무수행 의지를 확인합니다. 또한 실습관련 질문을 통해 실제 현장에서 일을 어떻게 수행할 것인지 가늠할 것입니다.

> ① 간호사를 꿈꾸던 첫 순간을 기억합니다.
> ② 직업에 대한 자신의 신념과 가치관을 정해둡니다.
> ③ 실습 중 자신이 조직의 일원으로 어떠한 역할을 하였고, 어떤 성과를 냈는지 자신의 장점을 꼽아서 실습에서 겪은 경험을 이야기합니다.
> ④ 지원하는 병원의 핵심가치, 비전, 언론 보도자료를 확인하고 자신이 인재상에 적합함을 어필하도록 합니다.
> ⑤ 단순히 실습 업무를 나열하는 것보다는 업무수행 중 힘들었던 일과 이를 극복하기 위해 했던 일을 예로 들어 간호사로서의 역량을 갖춘 지원자임을 적극적으로 표현합니다.

Q 직무 관련 질문은 어떻게 준비하나요?

간호사가 가지는 신념과 가치관, 업무수행 의지를 확인하기 위한 질문으로 도덕적 태도, 기본 윤리에 관한 질문이 자주 출제됩니다. 또한 근무 상황과 관련한 질문을 통하여 업무의 책임감과 지원자의 대처 능력을 확인할 수 있습니다. 전공지식도 빠질 수 없죠. 전공지식 질문은 정의→목적→적응증→종류→준비물→순서→주의점→기타 등의 순으로 한 명씩 물어볼 수 있기 때문에 철저히 준비합시다. 기본간호학 전 범위는 필수사항이에요. 성인간호학은 주로 심혈관계, 호흡기계, 신경계 등에서 많이 출제되고 있습니다. 최근 10년간 기출을 바탕으로 기본간호학 문제가 성인간호학 문제보다 더 높은 비율로 출제되고 있습니다. 가끔 Full Term이나 약물계산식을 묻는 질문도 나오니 염두에 두세요.

> ① 현장에서 겪을 수 있는 상황에 대한 질문을 통해 윤리의식을 확인할 수 있습니다. 따라서 간호 윤리 및 철학을 공부합니다.
> ② 뚜렷한 자신만의 간호 가치관을 확립하여 지원하는 병원의 가치관과 연결하여 답변하는 것이 좋습니다.
> ③ 자신의 역량이 병원의 발전에 어떻게 기여할 것인지 병원정보를 통해 준비하도록 합니다.
> ④ 곤란한 상황을 질문함으로써 지원자가 근무환경에 얼마나 적응할 수 있는지 알아볼 수 있습니다. 병원 일에 치우치는 답변보다는 합리적인 답변을 준비합니다.

Q 병원 관련 질문은 어떻게 준비하나요?

지원자는 자신이 지원하는 병원에 대하여 이해하고 파악하고 있어야 합니다. 지원하는 병원의 방향성과 나의 목표가 일치하는지, 시간이 흐른 후의 나의 역량은 얼마만큼 성장할 수 있으며 어떻게 병원에 기여할 수 있는지를 생각해보고 정리하는 시간을 갖습니다.

① 병원에 대한 관심을 갖고 있으며 자신의 목표와 병원의 목표가 일치하다는 것을 적극적으로 표현하여 지원 병원에 대한 열정을 보여줍니다.
② 10년 후 모습에 대한 질문이 자주 등장하므로 단계별 자신의 목표를 세워두는 것이 좋습니다. 병원 안에서 자신의 모습을 구체적으로 설계해보는 것이 좋습니다.
③ 지원하는 병원에 대한 정확한 정보 숙지는 필수입니다. 최신 보도자료, 병원의 비전, 미션 인재상을 꼭 기억하도록 합니다.
④ 지원하는 병원에서 시행하는 사업도 알아두면 좋아요. 자신의 직무와 사업에 맞는 역할을 제시할 수 있고 병원의 도전 과제에 대한 이해뿐만 아니라 업계 트렌드도 파악하고 있다는 인상을 줄 수 있어요.
⑤ 간혹 '우리 병원의 개선사항'에 대해 물어보는데, 대체로 무난한 복지를 이야기 하는 것이 좋습니다.

Q 화상면접이 있는데 어떻게 준비해야 할까요?

복장, 화면, 음성, 인터넷 연결 등 사전 체크가 필요합니다.

① 환한 인상을 위해 밝은 조명을 켜두는 것이 좋습니다.
② 지원자 뒤의 배경도 중요하므로 깔끔한 벽 앞에서 진행하도록 합니다.
③ 촬영 각도도 신경 써야 할 부분 중 하나입니다. 배꼽 위 상반신만 나오게 하고, 촬영 각도는 카메라가 정면보다 조금 위에 올 수 있도록 하며 지원자는 카메라 렌즈를 바라볼 수 있어야 합니다.
④ AI와는 다르게 상대방의 목소리까지 잘 들을 수 있도록 사전음질을 체크해야 합니다.
⑤ 답변할 때 평소보다 크게 말하는 것이 좋으며, 오디오가 겹치지 않도록 2초 후 차분하게 답변하는 것이 중요합니다.

Q 어떤 마음가짐으로 면접을 준비해야 할까요?

면접은 자신의 평가를 위한 것이지만, 혼자 이야기하는 일방적인 상황은 아닙니다. 면접관의 질문을 받으면 그에 대한 답을 하고, 다시 면접관은 질문합니다. 이를 면접이 아닌 대화라고 생각하고 임해보는 것은 어떨까요? 한결 마음이 편해질 거예요. 긴장을 많이 하다보면 머릿속이 하얘지고 실수를 할 수 있지만, 너무 차분한 상태로 면접장에 입장하게 되면 의욕이 없어 보일 수 있다는 점을 기억해야 합니다. 따라서 적당한 긴장감을 가지고 임해야 합니다. 또한 실수했을 경우 대처할 수 있는 자신만의 호흡이 필요하므로 염두에 둡시다.

Q 면접 준비 시 알아두면 좋은 팁이 있나요?

❦ **장소 확인**
면접 장소 위치를 한 번 더 확인하고, 이동 경로와 방법, 시간을 꼼꼼하게 체크합니다. 면접 전 차분한 마음을 유지하기 위해 이동시간은 넉넉히 잡고 움직이는 것이 좋으며, 필수 서류 및 준비물과 간단한 소지품은 미리 준비해 둡니다. 혹시 모를 경우를 대비하여 지원 병원의 전화번호를 알아두는 것도 하나의 tip입니다.

❦ **탈의실**
지원하는 병원마다 탈의실을 사용할 수 있는 곳도 있습니다. 이를 확인한다면 면접 복장을 입고 면접장까지 가는 불편함을 해소할 수 있습니다. 탈의실이 없더라도 화장실에서 미리 손질, 복장점검을 할 수 있으니 화장실 위치도 확인하면 좋습니다.

❦ **대기시간 활용**
생각보다 대기시간이 길어질 수 있으므로 마음을 차분히 가지고 준비하는 것이 중요합니다. 핸드폰을 수거하므로 단어장과 같은 면접 노트, 면접 질문을 적어둔 카드 등을 준비하는 것도 좋습니다.

❦ **마인드 컨트롤**
면접 준비를 아무리 많이 해도 면접장에 들어가면 잊어버릴 수 있습니다. 조급해하지 말고, 욕심내지 말고 준비한 것은 다 보여주자는 마음으로 답변합니다.

Chapter

03 1분 자기소개

지원자를 파악할 수 있는 가장 기본적인 자기소개형식입니다. 1분 내로 나를 표현할 수 있는 방법을 찾아보세요.

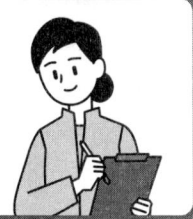

Q 1분 자기소개 준비하는 방법?

1분 동안 나를 설명해야 한다고? 처음에는 길다고 생각할 수 있지만, 하나하나 얘기를 하다 보면 정말 짧은 시간이라는 것을 느낄 수 있어요. 면접관은 그 짧은 1분 안에 첫인상을 파악하는 것이죠.

❤ **자기소개는 자기소개서가 아니다**

구체적인 경험을 장황하게 늘어놓고 본인의 역량을 증명했다가는 낭패를 본답니다. 그야말로 나 자신을 소개하며 인사하는 거예요. 따라서 귀에 쏙쏙 들어올 수 있도록 깔끔하게 정리된 대답을 준비해야 합니다.

❤ **시간 정하기**

1분 자기소개지만 30초를 기준으로 준비해보세요. 준비를 했어도 말을 더하거나 긴장해서 호흡이 느려져서 시간이 늘어날 수 있기 때문입니다.

❤ **자기소개에 질문 하나를 줄여보자**

1분 자기소개에 지원동기 또는 입사포부 등을 함께 넣어 대답한다면 질문 하나는 덜어낼 수 있습니다.

❤ **참신한 키워드로 자기소개하기**

사실 키워드가 가장 중요합니다. 키워드를 중심으로 소개하되, 면접관이 한 번 더 고개를 들게 만드는 참신한 키워드를 넣어서 대답해보세요. 자신의 이름을 풀어서 설명하는 것도 한 가지 방법입니다.

Q 1분 자기소개에서 제일 중점을 둬야하는 부분은 뭘까요?

대부분의 병원에서는 1분 자기소개를 진행합니다. 면접관은 이미 자기소개서로 만난 지원자의 첫 인상을 결정할 수 있는 부분이니까요. 따라서 면접 준비의 가장 기본! 자기소개서 숙지입니다. 1분 자기소개에 중점을 두어야 할 부분도 자기소개서에 있습니다. 자기소개서에서 자기를 소개할 수 있을만한 짧고 임팩트있는 키워드를 뽑아내야 합니다. 자기소개 후 뒤에 올 수 있는 꼬리 질문에 대한 예상 답변도 항상 생각해 두어야 한다는 사실을 기억해둡시다.

Q 면접 답변 연결 전략!

자기소개는 독립된 발표가 아니라, 뒤에 이어질 면접 답변(지원동기, 강점 질문 등)의 포문이에요. 자기소개에서 던진 키워드를 면접관이 잡으면 바로 이어서 질문할 수 있어야 합니다. 자기소개 키워드(2 ~ 3개)를 미리 잡고(**예** 팀워크, 침착성, 환자중심) 이어지는 답변은 그 키워드를 자연스럽게 풀어가는 식으로 준비해보세요. 완전 새로운 이야기 꺼내지 말고, 자기소개에서 던진 내용을 살려 연결하는 것이 포인트입니다!

> A. 안녕하십니까. ○○병원 지원자 ○○○입니다. 저는 환자 중심 간호를 실천하고, 다양한 전문과와 협력하여 성장할 수 있는 ○○병원에 지원하게 되었습니다. 실습 기간 동안 저는 팀워크와 신속한 상황 판단 능력을 바탕으로, 환자의 안전을 최우선으로 고려하며 실습에 임해왔습니다. 앞으로도 성실성과 책임감을 바탕으로 환자분과 동료 모두에게 신뢰받는 간호사가 되겠습니다. 감사합니다.
>
> Q. 지원동기에 대해 조금 더 자세히 말해보세요.
>
> A. 네, 저는 실습 중 다양한 과를 경험하면서 환자의 상태에 따라 빠르게 협력하고 대처하는 의료진의 모습을 가까이에서 보았습니다. 특히 ○○병원은 환자 안전을 최우선 가치로 삼고, 각 부서 간 협력이 체계적으로 이루어지는 점이 인상 깊었습니다. 저 역시 팀워크를 기반으로 환자 중심 간호를 실천하고 싶어 지원하게 되었습니다. 성장 가능성과 동시에 높은 책임감을 요구하는 ○○병원에서 저의 역량을 더 발전시키고자 합니다.

Chapter

04 AI 면접

AI 면접이 점점 늘어나는 추세입니다. AI로 면접의 준비사항을 들여다봅시다.

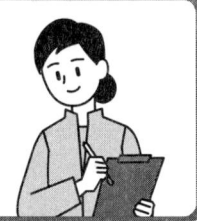

Q AI면접은 어떻게 준비해야 할까요?

❤ 복장

깔끔하게 준비하세요. 가장 무난한 면접 복장으로 흰 셔츠를 추천하며, 하의는 편안한 복장이어도 상관없습니다. 머리카락이 움직이면 부정적으로 인식을 할 수 있기 때문에 머리는 하나로 깔끔하게 묶는 것이 좋습니다. 잔머리가 없도록 앞머리에 핀으로 고정하는 방법도 추천합니다. 인상이 또렷해 보일 수 있도록 화장을 하는 편이 좋습니다. 남성의 경우에도 깔끔한 복장과 함께 정돈된 눈썹, 머리를 준비합니다.

❤ 인터넷 연결 상태 체크

매우 중요합니다. 유선의 환경에서 진행하는 것이 좋으며, 무선연결 시 미리 연결을 확인해야 합니다. 무선으로 이용 시 다른 전자기기의 와이파이 연결을 해제하고 인터넷창도 면접창만 띄워두는 것을 추천합니다.

❤ 마이크 테스트

영상통화로 유선이어폰, 무선이어폰, 노트북 마이크 테스트를 해보고 나에게 맞는 마이크를 사용합니다. 동영상 촬영 후 확인하는 것이 효과적입니다. 외부 출력 스피커를 사용할 경우 하울링(소리증폭현상)이 발생할 수 있습니다.

❤ 면접 지원 시간

사람이 많이 몰릴 시간은 피해야 합니다. 서버에 사람이 몰리면 끊길 확률이 크기 때문입니다. AI면접에 응시할 경우, 가족 또는 옆집의 소음이 없는 시간을 택합니다. 또한, 충분히 준비하고 마감 전날 또는 전전날 새벽에 응시하세요. 마감일에는 사람들이 몰려서 많이 끊길 수 있기 때문입니다. 기한이 넘어가면 끝이기 때문에 미리 보는 것을 추천합니다.

💚 **녹음**

AI면접 답변의 녹음을 추천합니다. 심층대화와 공통질문 부분은 대본처럼 말을 인식한 것을 대면면접 때 면접관분들이 보고 질문할 수 있으므로 녹음을 해서 한번 답변을 정리해보고 오프라인 면접을 준비하세요.

Q Q AI 면접 신유형, 무엇을 물어보나요?

💚 **역량게임**

역량 게임은 '가위바위보', '도형 회전하기', '약속 정하기', '길 만들기', '마법 약 만들기', '숫자 누르기', '도형 순서 기억하기', '고양이 술래잡기', '개수 비교하기' 9가지로 이루어집니다. 다소 생소하기도 한 이 역량게임은 의사결정 패턴과 집중력 변화 패턴을 보기 위함이라는데요. 게임을 잘하지 못하더라도 주눅들 필요가 없습니다. 게임의 결과가 긍정적인 영향을 미치는 것이 아니에요. 성의를 다해 진행할 때, 긍정적인 영향을 미칩니다. '가위바위보'는 나의 관점, 상대 관점, 랜덤으로 진행되는데 '나'가 이기는 게임입니다. 그러니까, 나의 관점에서는 내가 이기면 되고 상대 관점에서는 져야겠죠! '도형 회전하기'는 주어진 글자나 도형의 비포&애프터를 확인하고 회전 또는 반전버튼을 눌러 애프터로 만드는 것입니다. 클릭 횟수는 제한되어 있으니까 침착 또 침착해야 됩니다. '약속 정하기'는 단순 암기력을 요하는 게임으로 요일, 장소, 메뉴, 버스 번호가 순서대로 나옵니다. '길 만들기'는 정답 울타리 수 안에서 최소한의 경로로 가는 방법을 선택하는 것입니다. 내가 택시에 탔고, 어떤 경로로 이동할 것인가를 상상하며 임해보세요! '마법 약 만들기'는 선택지 결과를 보고 알고리즘을 파악하여 예측하는 게임인데, 역량게임에서 제외되기도 합니다. '숫자 누르기'는 순발력을 요하는 게임으로 제시된 숫자를 빠르게 누르면 됩니다. 키패드가 랜덤으로 제시되니 주의하세요! '도형 순서 기억하기'는 도형이 랜덤으로 나오면서 n번째 전 도형과 같은 도형인지를 묻습니다. 도형의 앞머리 글자를 따서 빠르게 외우는 게 팁입니다. '네모 – 동그라미 – 세모 – 마름모' 순으로 나왔다면, '네동세마' 이렇게요! 아니면 도형의 모양보다는 도형을 숫자나 암호로 기억해서 단순화시키는 것도 추천합니다. '고양이 술래잡기'도 암기력을 보는 게임인데, '마법 약 만들기'처럼 역량게임에서 제외되기도 합니다. '개수 비교하기'는 화면의 왼쪽과 오른쪽 중 더 많은 단어가 있었던 쪽을 선택하면 됩니다. 단어 개수를 생각하면 됩니다.

💚 **성향파악**

인성검사와 비슷하게 생각하면 됩니다. 성향파악에는 '나 알아보기', '타인 관점에서 나 알아보기', '하나만 선택하기', '여러 개 선택하기' 유형이 있는데 가장 중요한 것은 일관성입니다. 먼저, '나 알아보기'와 '타인 관점에서 나 알아보기'는 문항에 대한 답으로 '매우 그렇다 – 전혀 그렇지 않다'까지 6점 척도 중 자신에게 맞는 답을 솔직하게 선택하는 것입니다. 계속 강조하는 것이 바로 일관성이죠?

나의 관점과 타인의 관점을 일치시키는 것이 중요합니다. 가령, 내 관점에서는 '공감을 잘하는 편이다'라고 했는데 타인의 관점에서는 '공감을 잘하는 편이 아니다'를 선택하면 일관성이 없는 선택이 되겠죠?

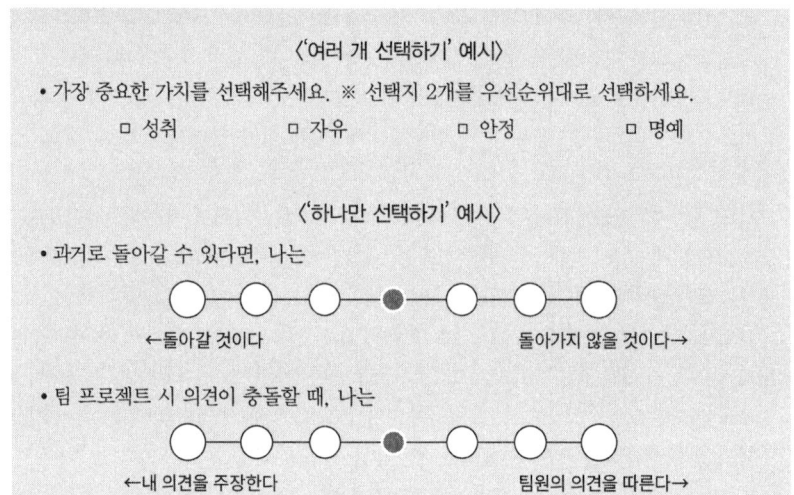

또한 '여러 개 선택하기'에서는 제시된 선택지를 우선순위대로 고르는 문제가 나올 거예요. 이때 차분하게 질문을 파악해야 합니다. 가령, '선호하는'을 '선호하지 않는'으로 착각하면 큰일나겠죠?

영상면접

영상면접은 대체로 '자기소개', '질문 선택 면접', '경험기반 면접', '상황 면접', '가치관 면접'으로 진행됩니다. '자기소개'는 준비 시간 10~30초가 지나면 답변 시간 60초 동안 자기소개를 하면 되는데, 생략하는 곳들도 많습니다. '질문 선택 면접'은 여러 면접 질문 중 하나를 선택해서 질문에 답변하는 것입니다. 생각하는 시간 30초, 답변 시간은 90초 내외로 제한하기 때문에 빠르고 간결하게 답변하는 것이 중요합니다.

〈'질문 선택 면접' 예시〉

Q. 어려운 문제를 해결했던 경험을 말해주세요.
Q. 협업 업무에서 갈등이 발생했을 때 어떻게 대처했는지 말해주세요.
Q. 본인의 약점을 극복하기 위해 어떤 노력을 했는지 말해주세요.

AI면접 구유형과 다른 점은 바로 꼬리질문이 추가되었다는 점인데요. '경험기반 면접'에서 꼬리질문이 이어집니다.

〈'경험기반 면접' 예시〉

Q. 주변인의 말에 귀 기울이는 편인가요?
- 진로 고민 중 내가 생각하는 방향과 완전히 다른 방향으로 조언하는 사람이 있으면 어떻게 할 건가요?
- 지원 부서를 정할 때 내가 생각했던 부서와 다른 부서를 경력자가 추천한다면 어떻게 할건가요?

Q. 주변상황이나 분위기에 맞춰주는 편인가요?
- 상대방이 기분이 좋지 않을 때 어떻게 행동하나요?
- 나의 기분은 고려하지 않고 행동하는 상대방에게 어떻게 할 건가요?

'상황 면접'은 직무관련 하여 업무 수행 시 발생할 수 있는 상황을 제시하고 지원자의 대처 방법을 묻습니다.

〈'상황 면접' 예시〉

Q. 친구와 함께 여행갈 도시를 정했으나 서로 가고 싶은 목적지가 다른 경우 어떻게 친구를 설득할 것인지 말해주세요.
Q. 프로젝트 중 부서 내 예상치 못한 변수가 생겨서 급히 프로젝트의 방향을 바꿔야 하는 상황입니다. 다른 팀원들은 이에 항의하고 있을 때 지원자는 이를 어떻게 해결할 것인지 말해주세요.

'가치관 면접'을 통해 지원자의 신념과 윤리관, 조직적합성 등을 파악할 수 있습니다. 병원별 미션, 비전, 인재상에 따라 질문이 상이하지만 대체로 개인의 신념, 윤리적 딜레마, 직업관 등 도덕적 판단 능력과 책임감이 있는지 판단할 수 있는 질문이 나옵니다.

〈'가치관 면접' 예시〉

Q. 성과를 위해 윤리적인 기준을 타협해야 하는 상황이 온다면 어떻게 할 것인가요?
Q. 지원자가 생각하는 '성공'의 기준은 무엇인가요?

Q Q AI면접 주의사항은 무엇인가요?

❤ 태도

AI는 답변 내용을 인식하지는 못하지만 표정, 어투, 빠르기를 일정하게 유지하는 것이 중요합니다. 또한, AI영상을 면접관들이 확인하는 경우도 있습니다. AI면접 질문을 대면면접에서 질문할 수 있으므로 자신의 답변, 자기소개와 장단점, 지원동기는 외워두어야 합니다.

❤ 시선 집중

답변 시에는 활짝 웃으면서 시선을 한 곳에 집중합니다. 카메라에서 눈을 떼거나 흔들리지 않는 것이 포인트입니다.

❤ 욕설 주의

AI면접 시 게임문제는 녹화되지 않지만 녹음이 된다고 하니, 마음처럼 되지 않아도 욕설에 주의해야 합니다. 게임문제를 통해 반영되는 가장 중요한 사항은 의사결정 유형과 그리고 집중력 패턴입니다.

Chapter 05 블라인드 면접

편견 없이 지원자를 파악하기 위한 면접형식입니다.

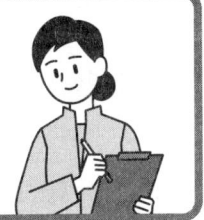

II 면접

Q 블라인드 채용이란 무엇인가요?

서류지원 시 신체조건·학력·가족사항 등 기재하지 않음으로써 인사담당자가 가질 수 있는 차별적 요소와 선입견을 배제할 수 있는 채용 형식입니다. 공기관을 시작으로 사기업까지 블라인드 채용이 확대되었으며, 병원 또한 블라인드 채용을 시행합니다.

Q 블라인드 채용의 특징은 무엇인가요?

채용의 모든 과정에서 면접관의 편견이 개입되면 안 됩니다. 출신지·가족관계·학력 등의 항목은 편견과 차별을 야기할 수 있기 때문에 직무능력평가만으로 인재를 채용합니다. 면접에서도 지원자의 스펙보다는 마음가짐을 중요한 기준으로 삼습니다. 지원자가 병원에 어떻게 기여할 수 있는지를 보여주는 것이 가장 중요한 부분이겠죠?

Q 그럼 어떻게 평가하나요?

병원마다 그 기준은 다르지만 소통·공감, 헌신·열정, 창의·혁신, 윤리·책임 등의 기준으로 평가합니다.

❤ **지원동기와 입사 후 목표**
자기소개서와 면접에서 가장 기본이 되는 문항입니다. 병원에 지원하기 위하여 무엇을 준비하였고, 입사 후 자신의 역량으로 어떻게 실천할 것인지 구체적으로 대답합니다.

❤ **예상치 못한 문제나 어려움에 직면하였을 경우**
지원자의 문제해결능력을 평가하기 위함이라고 할 수 있습니다. 적절한 대안을 제시하고 문제해결을 위한 구체적인 노력과 행동에 대한 답을 해야 합니다.

❤️ 스트레스 관리 방법

대인관계에서 받은 스트레스를 통제할 수 있는지 의지력과 발전가능성을 알아보기 위한 질문입니다. 평상시 스트레스 관리법으로 현실가능한 수준의 대답을 하는 것이 좋습니다.

Q 블라인드 채용의 준비사항은 어떤 것이 있나요?

병원마다 블라인드 기준이 다릅니다. '유추가 가능한 상황을 빼고 설명하시오'와 같이 애매하다고 느껴질 수 있는 부분이 있어요. 어느 범위까지 가능한 것인지 모를 때에는 채용공고에 있는 번호로 직접 확인해보세요. 예의바르게 질문한다면 다들 친절하게 대답해주실 거예요. 그래도 정말 모르겠다 싶을 경우! 위험한 내용은 과감히 삭제하는 것을 추천합니다.

Q 블라인드 면접 주의사항!

① 출신지나 학교 등 학력사항을 언급하지 말 것!
② 가족관계, 나이를 언급하지 말 것!
③ 자격증, 토익 성적 등의 스펙을 언급하지 말 것!

Chapter

06 면접의 실전

실전을 위한 면접 노하우들을 확인하고 면접에 들어갑니다.

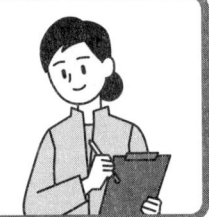

Q 면접장에 입장할 때 유의해야 할 사항이 있나요?

본인 순서가 호명되면 대답을 또렷하게 하고 입실하도록 합니다. 문을 여닫을 때에는 소리가 나지 않게 조용히 하며 공손한 자세로 인사를 한 후 면접관의 지시에 따라 본인의 자리에 착석합니다. 착석할 때에는 의자의 끝에 걸터앉지 말고 안쪽으로 깊숙이 앉아 무릎 위에 양손을 가지런히 올리는 것이 좋습니다.

Q 면접장을 주도하기 위해서 어떻게 하는 것이 좋을까요?

면접관의 질문이 나를 향하도록 이끌어냅니다. 즉, 호기심을 끌 수 있도록 나를 소개하는 것 입니다. 하지만 허무맹랑한 대답이 아닌 명확한 대답을 할 수 있도록 하는 것들을 자기소개에 녹여서 표현하도록 합니다. 토의면접을 진행하는 곳도 있습니다. 순서 없이 대답하는 경우, 양보의 미덕을 보여줄 수도 있지만 그러다 자칫 자신의 질문 기회를 놓칠 수 있으므로 기회를 잘 보고 대답해야 합니다.

Q 옆 사람을 쳐다본다거나 제스처를 사용하는 것도 괜찮을까요?

앉아서 보는 면접에서는 되도록 사용하지 않는 것이 좋습니다. 면접관은 대답을 듣고 지원자를 판단해야 합니다. 지원자가 제스처를 하게 되면 면접관의 시선이 분산될 수 있기 때문입니다. 또한, 다른 지원자가 대답할 경우 시선은 앞을 향하는 것이 좋습니다. 언제 면접관의 질문을 받을지 모르기 때문입니다. 다른 지원자의 답변을 경청하되, 면접관의 눈을 바라보면서 다음 질문을 기다리고 있다는 모습을 보여주는 것이 바람직합니다.

Q 돌발성 질문에 대해서 어떻게 대처해야 할까요?

어렵다고 느껴질 수 있는 질문 중 하나입니다. 하지만 너무 깊게 생각하지 말고 평소 생각을 솔직하게 표현해보세요. 면접에는 정답이 없어요. 나의 생각을 인사담당자에게 보여주는 것이니까요! 어떤 곳은 면접관이 분위기를 풀어 주기 위해서 가벼운 질문을 하시기도 합니다. 하지만 전혀 생각지도 못한 질문이어서 깜짝 놀랄 수도 있습니다. 예를 들면, '지역의 특산품을 소개해보시오'와 같은 질문들입니다. 당황하지 말고 편안하게 대답해보세요.

Q 면접장에서 실수할 것 같아요. 면접울렁증 어떻게 극복하나요?

실수를 방지하기 위해서는 면접 전날 충분한 준비가 필요합니다. 단, 단기간에 하는 준비가 아니라 '나는 잘 할 수 있다'라는 마인드 컨트롤을 말합니다. 이를 위해서는 당일에 집중할 수 있도록 충분한 수면으로 컨디션을 유지가 필요합니다. 면접 전날 가벼운 스트레칭, 따뜻한 차를 마시는 등의 방법을 통하여 숙면을 취합니다. 정답을 궁금해하지 말아야 합니다. 인성질문의 답은 자신의 이야기가 정답입니다. 좋은 평가를 받기 위해서 과장하거나 허위로 지어내는 것은 그 긴장감을 더할 수 있으므로 이것은 실수로 이어질 것입니다. 지어낸 답변은 꼬리를 무는 질문에 대처하기 힘들기 때문에 스스로 불리한 상황을 만들지 않아야 합니다.

Q 면접 마무리는 어떻게 하나요?

모든 일은 마무리가 중요함을 잊지 말아야 합니다. 면접관이 '이제 마치겠습니다. 수고하셨습니다'라고 면접을 끝내면 '감사합니다'라는 정중한 인사를 한 후 자리에서 일어나 면접관을 향해 다시 한 번 인사합니다.

Q 면접장에서 퇴장할 때 유의해야 할 사항이 있나요?

퇴실할 때에는 문을 열 때까지 조용히 행동하며 비록 면접에서 만족스럽지 못한 것에 문을 확 열거나 화를 내며 나가는 일이 없도록 주의하여야 합니다. 퇴실 후 복도에서 대기 중인 다른 지원자들과 면접에 대해 이야기하거나 질문을 알려주는 일도 삼가야 합니다.

Chapter

07 면접 합격 TIP

면접 시 유의사항과 면접관이 중점적으로 보는 부분을 확인해 봅시다.

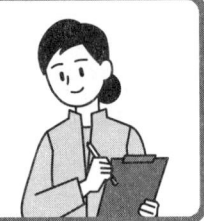

Ⅱ 면접

Q 면접관이 중점적으로 체크하는 것은 무엇인가요?

❖ 진실성과 신뢰성
면접에서 면접관은 서류를 진실하게 쓴 사람인지 확인하며, 지원자의 진실을 바탕에 둔 경험과 설득력을 중점적으로 볼 것입니다.

❖ 긍정적인 이미지
같이 일을 하고 싶은 인상을 주는 사람인지 확인합니다. 어딘가 그늘이 있고 어두운 사람보다는 밝고 명랑한 사람이 발전적이라는 평가를 받습니다. 항상 밝을 수는 없지만, 매사에 부정적이거나 의지가 약해 힘이 없어 보이는 경우에는 모든 원하지 않을 것이기 때문입니다.

❖ 성실성·진실성·협조성
말하는 태도나 표정을 보면 그가 얼마나 진지하고 성실한가를 파악할 수 있습니다. 지원자가 아무리 임기응변이 뛰어나고 언어표현력이 좋아도 면접관은 그가 진실을 담아 자기의 의지를 표현하는가를 알 수 있습니다.

❖ 조직적응력
특이한 성격과 습관으로 인해 조직적응력이 약한 사람이 있습니다. 그래서 더욱 복잡한 질문을 던져 정확한 답을 요구하고 좀 더 어려운 상황을 만들어 해결방안을 이끌어 내고자 합니다. 간호사는 팀워크가 필수인 직업입니다. 혼자 일하는 것이 아니라 동료 간호사, 의사, 행정직원 등과 긴밀하게 협력해야 하는데, 조직적응력이 부족하면 업무 효율은 물론, 의료서비스 질도 낮아질 수 있습니다. 그렇기 때문에 새로운 환경에서도 능숙하게 적응할 수 있는지, 원활한 협업이 가능한지를 파악할 것입니다.

❤ 스트레스 관리 능력

간호사는 교대 근무와 감정적으로 힘든 순간을 자주 경험하면서 스트레스가 저절로 쌓이게 되죠. 이를 어떻게 잘 해소하고 관리하는지 매우 중요합니다. 스트레스를 제대로 관리하지 못하면 업무 실수, 번아웃, 감정적 대응 등으로 이어지기 때문에 면접관들은 스트레스에 관련된 질문을 거의 필수로 물어보곤 합니다.

❤ 상황대처 능력

환자의 급격한 상태변화, 응급 상황 등 예기치 못한 상황에 자주 직면하게 됩니다. 환자의 생면과 직결된 상황도 겪게 되죠. 이때 빠른 대처 능력이 생명을 살릴 수 있으며, 잘못된 대응은 심각한 의료 사고를 야기하기도 합니다. 즉각적인 대응뿐만 아니라 냉정하게 문제를 분석하고 적절한 조치를 취하는 능력이 필요하기 때문에 면접관들은 정확한 답을 요구하고 좀 더 어려운 상황을 만들어 해결방안을 이끌어 내고자 합니다.

Q 면접관은 어떤 답변을 싫어할까요?

❤ 기계적인 답변

자기소개, 지원동기 등 국어책 읽듯이 영혼 없이 외운 대답, 불필요한 설명을 장황하게 늘어놓는 경우를 싫어합니다. 모두 핵심을 앞에 두고 지원자의 경험과 관련하여 준비하세요.

❤ 현실성 없는 답변

유추할 수 있는 대답과 병원 인재상에 지원자를 끼워 맞춘 것 같은 대답, '언제까지 다닐 것인가'라는 질문에 뼈를 묻을 것이라는 현실성없는 아부발언은 오히려 독이 됩니다. 따라서 구체적으로 자신의 열정을 보여주는 대답이 필요합니다.

❤ 불필요한 추임새

'아... 음... 그게...' 추임새로 시간을 끌지 말아야 합니다. 답변할 시간이 줄어들 뿐만 아니라 준비되지 않은 지원자로 낙인찍힐 수 있습니다.

Q 면접관이 판단을 보류하는 유형은 어떤 유형인가요?

① 괜찮은 답변을 했지만 진정성을 못 느낄 때
② 자기 표현이 부족해서 실제 업무 적합성이 모호할 때

Q 면접관이 선호하는 지원자는 어떤 유형인가요?

① 긍정적이고 밝은 사람
② 적극적이고 능동적인 사람
③ 협동심이 있고 최선을 다하는 사람
④ 지원동기에 대해 뚜렷한 주관이 있는 사람
⑤ 성실하고 주변 사람들을 배려할 줄 아는 사람
⑥ 입사에 열망이 있고 자신을 적극적으로 어필하는 사람
⑦ 용모와 복장이 단정한 사람
⑧ 발전 가능성이 있고 패기가있어 보이는 사람
⑨ 자신의 생각을 조리 있게 말할 수 있는 사람

Q 면접관이 기피하는 지원자는 어떤 유형인가요?

① 시간약속을 지키지 못하는 사람
② 지원하는 병원에 대하여 아무 정보도 모르는 사람
③ 질문의 요점을 모르고 동문서답하는 사람
④ 현실을 직시하지 못하고 수동적인 사람
⑤ 자기중심적이고 단체에 부합되지 못하는 사람
⑥ 합격해도 그만, 안 해도 그만인 태도로 성의 없는 답변을 하는 사람
⑦ 발전 가능성이 없고 패기가 없는 사람
⑧ 발을 포개거나 팔짱을 끼는 등의 태도를 보이는 사람
⑨ 자신의 생각이 아닌 모범답안을 외워서 말하는 사람

Q 면접관의 기억에 남는 지원자는 어떤 유형인가요?

① 답변은 무난했지만 단정한 태도로 면접에 임한 사람
② 자기를 꾸며내기보다 자기 언어로 진심이 느껴지는 답변을 하는 사람
③ 깊이 있는 시선으로 스스로 생각해서 답변하는 사람

Chapter 08 알아두면 유용한 TIP

아무도 알려주지 않았던 정보들을 확인해보세요.

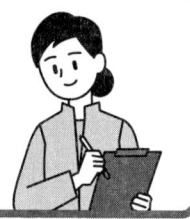

Q 병원마다 면접장 분위기가 다르다고 하는데, 너무 떨려요.

병원마다 다르기도 하고, 면접장에 들어가서 어떤 면접관을 만나는가에 따라서도 그 분위기가 천차만별일 것입니다. 지원자들 모두 똑같이 느끼고 있을 것이라는 생각으로 임해봅시다. '나만 떨고 있는 것이 아니다, 다 나와 똑같다' 한결 편안해지지 않을까요?

Q 원티드 부서 솔직하게 말하는 것이 좋을까요?

'원하는 부서가 어디인가' 이 질문은 면접관이 지원자가 간호사로서 목표를 가지고 있는가 생각해 볼 수 있는 질문입니다. 원하는 부서를 솔직하게 말하되, 그 이유를 뚜렷이 제시해야 합니다. 이때, 자신의 실습 경험과 연결하여 말하는 것도 하나의 방법입니다. 원하는 부서를 제시할 경우, 그에 맞는 직무 관련 질문을 받을 수 있습니다. 따라서 자신이 지원하고 싶은 부서에 대한 충분한 공부가 필요합니다.

Q 면접 진행시간은 몇 분인가요?

대부분 짧으면 10분, 평균 20 ~ 30분 정도입니다.

Q 인성질문이랑 전공질문 비중이 얼마나 될까요?

병원별로 출제 비율이 다르기 때문에 가능한 많은 기출문제를 보고 가시길 바랍니다. 병원에 따라서 1차 직무, 2차 인성질문을 하는 경우도 있으며 평균적으로 인성문제가 직무보다 출제 비율이 높습니다.

Q 면접 스크립트 준비해야 하나요?

'외우려고 하면 더 면접을 망칠 것 같아요. 면접 스크립트 써야 할까요?' 그럼요. 스크립트가 없는 상태에서 자신 있게 면접장에서 들어가게 될 경우를 생각해 보셨나요? 긴장해서 말이 길어지거나 할 말이 생각나지 않거나. 이 두 가지 경우 중 하나로 면접의 쓴 맛을 보게 될 것입니다. 나를 믿더라도, 무조건 스크립트는 써봐야 합니다.

> ① 수집한 면접 키워드로 스크립트를 작성해봅니다.
> ② 핵심이 될 수 있는 키워드를 중심으로 스크립트의 구조에 맞게 간추려봅니다.
> ③ 스크립트는 없다고 생각하고, 키워드만 머릿속에 남겨놓고 말해봅니다. 녹음은 필수!
> ④ 대답에서 문어체를 사용할 수 있으므로 녹음한 내용을 꼭 들어보고 자연스럽게 수정해봅니다.

Q 남자 지원자들이 받는 질문이 따로 있나요?

있습니다. 첫째는, 군복무와 관련된 질문으로 어느 부대와 어떤 보직을 맡았으며 그에 대한 경험을 물어봅니다. 둘째는 간호학과 재학 중 남자라서 힘들었던 경험에 대한 질문입니다. 근무환경에 잘 적응할 수 있는가, 조직 적응력을 알아봅니다. 간호사는 대부분 여자 간호사가 많고, 남자 간호사가 적은 직업이므로 이러한 근무환경에 잘 적응할 수 있는지, 문제의 상황일 경우 어떻게 대처할 것인지에 대한 질문을 많이 받을 수 있습니다.

Q 선배님, 혹시 저희에게 해주고 싶은 이야기가 있나요?

가장 중요한 것은 자신감과 겸손함! 그리고 지원자의 역량을 마음껏 펼칠 수 있는 준비성, 미처 준비하지 못한 상황에도 대처할 수 있는 순발력 등을 가지고 면접장에 들어갑시다. 막상 들어가면 하얗게 잊을 수도 있습니다. 앞서 얘기한 모든 것들을 마음에 담아두고 면접에 임해주세요. 조바심 내지 말고, 차근차근 생각해내어 면접에 꼭 합격하시기를 바랍니다.

면접 분석 리포트

최근 국공립병원 면접은 직무면접보다 인성면접의 비중이 높아지는 추세입니다. 절대 빠지지 않는 자기소개, 지원동기와 더불어 소통·공감능력을 알기 위한 대인관계, 조직친화력과 관련된 질문, 그리고 헌신·열정능력을 알기 위한 직무에 대한 이해, 간호사로서의 자질과 관련된 질문은 매년 출제되고 있습니다.

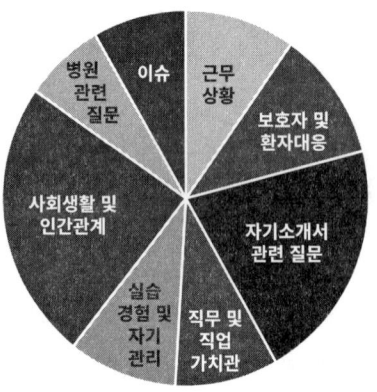

선배가 전하는 인성면접 Tip

직무면접은 아예 안보고 인성면접만 보는 병원들도 많습니다. 대부분 자기소개서 기반의 질문을 하는데, 면접 질문 수는 적으나 면접관들이 자기소개서를 읽고 궁금증이 생기면 꼬리질문으로 묻습니다. 생각을 많이 하고 답변을 해야 하는 어려운 질문들도 간간이 나옵니다. 면접관들이 선호하는 교과서적인 답변들이 있습니다. 하지만 거주지와 거리가 멀다거나, 암병원·신생병원·보훈병원 등에 지원한다면 병원의 특성을 고려한 답변도 필요합니다. 가령 타 지역으로 지원하는 경우 왜 이 지역으로 지원하는지 묻기도 하는데, "병원의 가치관이 저의 가치관이 합치해서 지원하였습니다"도 좋지만, 이 부분에 대해선 자신의 경험을 덧대어 준비한다면 더할나위 없이 좋은 답변이 될 것입니다. 또, 신생병원인 경우 아무래도 업무체계나 인력 부족 등으로 퇴사율이 높은 편입니다. 그렇기 때문에 안정적인 조직 운영을 위해 이전 병원의 퇴직 사유(경력자일 때)와 출·퇴근 계획에 대해서 질문할 수 있으니 이에 대한 답변도 미리 준비해두는 것이 좋습니다.

PART III

인성면접

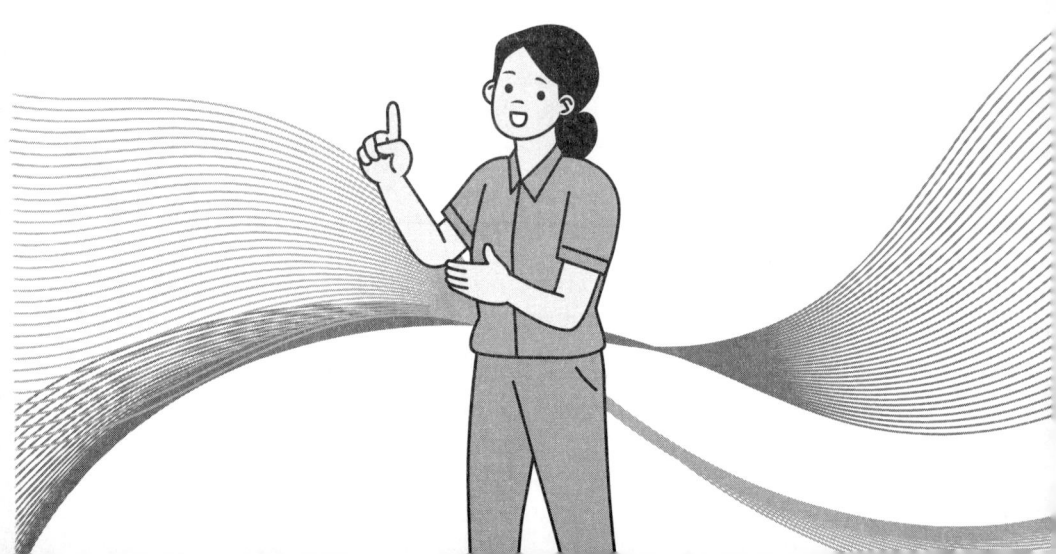

Chapter

01 근무상황

출제빈도 ●●●●○

키포인트 환자 중심의 책임감 있는 행동과 상황 판단력, 협업 태도, 보고 체계를 따르는 실무 감각이 드러나야 합니다. 환자 안전과 업무 완수에 대한 책임의식, 동료와의 협력 및 갈등 조율 능력, 우선순위 판단, 윤리의식을 고려하여 답변해봅시다!

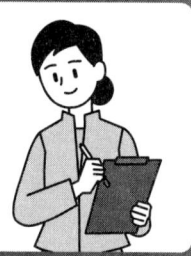

2023보라매병원 2021의정부성모병원 2014광주보훈병원

01 □□□ 상급자가 갑자기 부당한 지시했을 경우 어떻게 대처할 것인가?

선배가 지시한 내용이 부당하다고 느껴질 수 있지만 신입인 제가 일을 정확하게 파악하지 못하여 생긴 오해일 수도 있다고 생각합니다. 따라서 먼저 선배의 지시를 따르고 저의 의견을 검토할 것입니다. 그 후에도 부당하다는 생각이 든다면 생각을 정리한 후 편안한 분위기에서 말씀드리겠습니다.

2024안양샘병원 2024창원파티마 2024전주예수병원 2023구미순천향대 2023국민건강보험공단 2021서울적십자병원 2021의정부을지대 2014중앙보훈병원

02 □□□ 상급자와의 의견충돌이 있을 경우 어떻게 대처할 것인가?

사적인 자리를 마련하여 대화를 나누고 싶습니다. 대화를 통해 오해를 풀어 문제를 해결해보도록 하겠습니다. 상사의 생각과 의견을 들어보고 어디에서 오해가 생겼는지 파악하고 해결하겠습니다. 실무에 있어서 저보다 경험이 많은 상급자의 의견을 받아들이고, 조율하겠습니다.

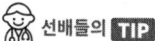 선배들의 **TIP**

상사와 잘 안 맞아요!
상사와의 의견 충돌은 어느 곳에서나 존재하는 문제입니다. 면접관들은 이 질문을 통하여 지원자들의 상황 대처능력을 평가할 수 있습니다. 상대방의 입장을 배려하고 대화를 통해 풀어가겠다는 자세를 보이는 것이 좋습니다.

2013중앙보훈병원

03 □□□ 간호사로서 들어줄 수 없는 요구를 할 경우 어떻게 대처할 것인가?

정해진 지침과 규정에 따라 요구사항을 들어줄 수 없음을 정중하게 말씀드릴 것입니다. 만약 환자가 지속적으로 들어줄 수 없는 사항을 요구할 경우 간호 상급 관리자에게 보고하여 도움을 요청합니다.

2023의정부성모병원 2020근로복지공단

04 □□□ **다른 의료진과의 갈등이 생길 경우 어떻게 해결할 것인가?**

갈등의 이유가 환자에게 문제가 생겼을 경우라면 정확한 상태 파악이 되었는지, 그에 적절한 사정은 취해졌는지, 필요한 조치는 이뤄졌는지 등 서로 탓하거나 비난하지 않고, 믿음과 존중, 배려로 문제를 해결합니다.

 선배들의 **TIP**

의료진 사이의 신뢰와 믿음
가장 중요한 것은 정확한 환자상태 파악 후 정보 교환입니다. '정보 교환'은 의료진 사이에서 가장 많이 이뤄집니다. 24시간 환자를 옆에서 확인할 수 없기 때문에 서로 인계하고 보고하는 것입니다. 이를 위해서는 서로에 대한 신뢰와 믿음이 필요합니다.

2012광주보훈병원

05 □□□ **간병인들이 간호를 제대로 시행하지 않고 있을 경우 어떻게 할 것인가?**

환자상태를 관찰하지 못하거나 적절한 간호가 이뤄지지 못한 경우 발생한 간호과실의 책임은 간호사에게 있습니다. 간호사와 간병인은 환자건강과 환자안전을 위해 서로 협력해야 하는 관계입니다. 간병인이 간호를 제대로 시행하지 않을 경우에는 적절한 감독과 조언을 통해 간호를 수행할 수 있도록 도와야 합니다.

2018서울시의료원

06 □□□ **선배 간호사 두 명이 알려준 간호지식이 다른 경우 어떻게 대처할 것인가?**

우선 두 간호지식을 모두 기억하고 있을 것입니다. 어느 한 명은 잘못되었을 수도 있으므로 환자의 안전을 위해 관련된 병원 내 지침을 찾아볼 것입니다. 또한, 부서 내 동료 간호사 모두가 정확한 지침을 준수하여 동일한 간호를 제공할 수 있도록 함께 학습할 수 있는 기회를 마련할 것입니다. 예를 들면, 지침 출력하여 중요부분을 전체 인계 시간에 공유하기입니다.

2016국립암센터

07 □□□ 암 환자가 외출 신청을 하였다. 어떻게 대처할 것인가?

외출을 하고자 하는 이유를 물어보고 외출 시간과 장소를 확인합니다. 담당 의사와 상의 후 외출이 가능할 경우 외출 후 주의사항에 대해 알려주고 예정된 시간에 복귀해야 함을 설명합니다. 외출이 불가능하다면 환자의 현 상태와 치료 및 검사 계획에 대해 설명하고 외출할 경우 적절한 치료와 검사가 이루어질 수 없으므로 외출이 불가능함을 설명합니다.

2018인천보훈병원

08 □□□ 타 병원에서 수액에 벌레가 나온 사건이 있었다. 이러한 상황에서 기자가 본인에게 인터뷰를 요청했을 경우, 병원입장과 환자입장 중 어떤 입장을 선택하여 대처할 것인가?

병원 입장에서 "우리 병원은 식약처의 주사제 안전사용 가이드 라인에 따라 수액백 주사제에 이물질 여부와 혼탁 여부를 확인 후 투약하며 원내 지침에 따라 수액백 및 수액세트를 안전하게 관리하고 있습니다."라고 답할 것입니다.

2018서울시의료원

09 □□□ 환자가 없어졌을 경우 어떻게 대처할 것인가?

병동 내 확인을 한 후에도 부재일 경우, 개인 전화로 연락을 시도해봅니다. 연락되지 않으면 마지막으로 보았던 시점 등을 상급자에게 보고하고 원무과, 담당 의사 및 가족에게 연락합니다.

2018서울시의료원

10 □□□ 선배 간호사가 자기도 모르게 오염시킨 드레싱 세트를 사용하려고 한다. 어떻게 대처할 것인가?

멸균된 드레싱 세트를 새로 준비하여 선배 간호사에게 가져다주고 조용히 오염되었음을 알려 무균적 수행이 가능하도록 도와야 합니다. 선배 간호사여도 환자안전을 위해서는 지침에 따라야 하기 때문입니다.

2018 서울시의료원

11 □□□ 선배 간호사가 병원의 지침과 다르게 행동할 경우 어떻게 대처할 것인가?

선배 간호사라 할지라도 병원지침과 다르게 행동할 경우 잘못되었음을 알리고 지침에 따라 원칙과 절차를 준수할 수 있도록 도와야 합니다. 간호사는 윤리강령에 따라 환자의 건강과 안전이 위협받는 상황에서 적절한 조치를 취해야 하기 때문입니다.

2024 창원파티마병원 2023 국민건강보험공단 2023 · 2021 의정부성모병원 2021 · 2018 서울시의료원

12 □□□ 투약오류와 같은 윤리적 문제가 발생했을 경우 어떻게 대처할 것인가?

투약 중이면 바로 투약을 중지합니다. 환자상태 사정 후 상급자 및 담당 의사에게 보고합니다. 이후 병원 내규에 따라 진행합니다.

 선배들의 **TIP**

투약오류, 환자에게도 알릴거야?
이 질문은 너무 간단하네요. 같은 환자, 같은 약인데 포장지에 아침 약, 저녁 약이라고 적혀 있는 것을 바꿔서 주기만 해도 투약오류입니다. 간호사의 덕목은 정직함입니다. 이것에는 이의가 없습니다. 하지만 변수가 너무나 많은 곳이 병원입니다. 또한, 플라시보 효과라고 하지요? 긁어 부스럼을 만들 수도 있으므로 알리지 않습니다. 다만, 제가 윤리 또는 가치관에 대한 질문에 진심으로 드리고 싶은 이야기가 있어요. 여러분은 면접 또는 실제 임상에서 최소한의 확고한 자신의 주관과 신념을 갖고 늘 상기해야 합니다. 왜 최소한이냐구요? 신규로 일하다가 많이 혼나고, 일 저지르고, 주눅 들고, 기계적으로 일하기에 벅차서 급급하면 그런 건 쉽게 희미해질 수 있겠지요. 하지만 아닌 건 아닌 겁니다. 선임 말에 억울해도 '죄송합니다'라고 말할 것이 있고 아니라고 단호하게 말할 것이 있어요. 의사처방에 의문이 나면 확인하고 각 부서에 확인을 하고 또 확인해야 합니다. 사건이 일어나면 병원 말에 따를 것이 있고 따르지 않을 것이 있습니다. 그에 따른 가치의 기준은 개개인이 다르니 잘 생각해봐야 합니다. 정말로 기준이 없다면 저의 경우에는 나의 부모님이라면? 나의 가족이라면? 이라는 생각을 하고 판단합니다. 만약 자세한 상황이 예시로 주어진다면 여러분 신념에 맞춰서 이야기하세요. 그 대답으로 인해 떨어진다면 (여러모로) 오히려 다행인 일입니다.

2019 국민건강보험공단

13 □□□ 오프 날 콘서트 표를 예매해 둔 상태이다. 동기가 스케줄 변경을 요청하였을 경우 어떻게 대처할 것인가?

서로 어려울 때 도움을 주고받을 수 있는 것이 동기라고 생각합니다. 동기의 사정을 들어본 후, 긴급한 상황이라면 대신 일을 할 것입니다.

2017대전보훈병원

14 ☐☐☐ 의사가 구두지시를 할 경우 어떻게 대처할 것인가?

수술이나 시술, 응급상황으로 의사가 처방을 할 수 없을 경우 의사에게 정확한 환자정보를 확인한 후 지시 내용을 받아 적고 되읽으며 처방한 의사와 지시 내용이 정확한지 확인한 후 수행해야 합니다. 지시 내용은 24시간 이내 전산처방을 해야 하고 지시받은 직원은 지시 내용, 수행내용, 처방 의사명, 수행 직원명을 기록으로 남깁니다. 만약 수술, 시술, 응급상황이 아니라면 구두 처방이 불가하므로 전산처방을 하도록 의사에게 요청합니다.

2017서울시의료원

15 ☐☐☐ 의사가 자신이 수행하지 않은 사항을 기록해두라고 한다. 어떻게 대처할 것인가?

수행하지 않은 사항을 기록하는 것은 원칙에 어긋나는 행동입니다. 의사에게 기록할 수 없음을 말합니다. 이후 간호 상급 관리자에게 보고하여 병원 규정에 맞게 해결할 것입니다.

2018서울시의료원 2015중앙보훈병원

16 ☐☐☐ 의사 처방이 잘못되었을 경우 어떻게 대처할 것인가?

본인이 잘못 생각했을 수 있으므로 동료 간호사와 확인하겠습니다. 동료 간호사 역시 처방이 잘못되었다고 생각할 경우 의사에게 확인을 요청합니다. 한국간호사 윤리강령에 따라 간호사는 환자의 위험을 최소화하는 조치를 취해야 하기 때문입니다. 만약 의사가 재확인을 하지 않는다면 환자 안전을 위해 간호 상급 관리자에게 보고하여 조치가 취해지도록 할 것입니다.

 선배들의 **TIP**

> **할 수 있는 것이 없어요.**
> 네, 신입은 할 수 있는 선에서 마무리 지어야 합니다. 신규가 무엇을 알겠어요. 섣부르게 판단하는 것이 더 큰 문제로 이어질 수 있어요. 해결이 안 될 때에는 무조건 상급 관리자에게 보고하기!

2023서울순천향대

17 □□□ **만일 병원에 입사해서 유튜브 영상을 제작한다고 했을 때, 지원자가 만들고 싶은 영상과 제목을 지어보세요.**

국공립병원은 지역사회 건강을 지키는 공공의료기관인 만큼, 병원 유튜브 채널도 신뢰할 수 있는 건강 정보 제공과 지역사회 소통 창구로서 역할을 해야 한다고 생각합니다. 제가 제작하고 싶은 영상은 '진료실 밖 건강이야기'라는 주제로, 의료진과 간호사들이 쉽게 설명하는 생활 속 건강관리 콘텐츠입니다. 요즘 젊은 당뇨 환자가 늘고 있는데, 병원을 어렵게 느끼는 사람도 많습니다. 그래서 저는 '간호사가 알려주는 생활 속 당 조절 팁' 같은 주제로 쉽게 풀어보면 좋겠다고 생각했습니다. 아니면 현장에서 자주 보는 사례를 토대로, 자주 묻는 건강 정보나 응급처치 방법을 짧게 알려주는 것도 좋을 것 같습니다. 영상 제목은 "○○병원 간호사와 함께하는 건강백서"처럼 병원명을 넣어 신뢰도를 높이면 좋을 것 같습니다.

 선배들의 **TIP**

갑자기 유튜브요?
요즘 병원에서도 홍보나 교육 목적으로 유튜브를 많이 활용하고 있어요. 이런 질문은 부담스럽게 느껴지겠지만, 꼭 전문가처럼 대답하지 않아도 됩니다. 병원의 역할을 이해하고, 내가 어떤 콘텐츠에 어떻게 기여할 수 있는지를 보는 거죠. 병원 이미지와 잘 어울리는 주제를 선택했는지, 간호사의 전문성을 녹여냈는지, 환자 또는 지역 주민에게 도움이 되는 영상인지가 중요합니다. '공익성', '전문성' 기억하세요!

2024전주예수병원

18 □□□ **근무 중 자신의 실수나 잘못된 정보 전달로 문제가 발생했을 때, 그 상황을 어떻게 개선할 것인가?**

실수에 대해서는 즉각적으로 책임을 지고, 투명한 소통을 통해 문제를 해결해 나가겠습니다. 문제의 원인을 철저히 파악하고, 실수나 오해가 발생한 부분을 명확히 한 후, 팀원들과 함께 실수를 방지할 수 있는 시스템을 구축하고, 정확한 정보 전달 체계를 강화하여 비슷한 상황이 재발하지 않도록 할 것입니다.

예상질문

19 ☐☐☐ **선배 간호사의 결정이 환자의 안전을 위협한다고 판단된다면, 어떻게 대응할 것인가?**

> 환자의 안전이 최우선이라고 생각하기 때문에, 먼저 상급자와 충분히 대화를 나누며 그들의 결정을 존중하는 한편, 제 생각을 근거를 들어 차분하게 설명하고, 환자의 안전을 보장할 수 있는 대안을 제시하려 합니다. 환자의 생명과 안전에 직결되는 문제일 경우, 언제든지 상급자에게 상황을 재차 알리고 다른 전문가와 함께 논의하는 절차를 거치겠습니다.

예상질문

20 ☐☐☐ **동료 간호사가 환자의 상태를 경시하거나 무시한다면, 어떻게 대응할 것인가?**

> 동료가 환자의 상태를 경시하거나 무시하는 것은 환자 안전에 큰 위협이 될 수 있습니다. 이런 상황에서 저는 먼저 해당 간호사에게 정중하게 상황을 다시 설명하고, 환자 상태의 중요성을 강조할 것입니다. 만약 동료가 여전히 경시한다면, 이를 상급자에게 보고하거나 환자 안전을 위해 필요한 조치를 취할 수 있도록 조언을 구할 것입니다. 환자의 안전을 위협하는 행동에 대해 즉각적으로 대응하는 것이 간호사로서의 책임이기 때문에, 이를 간과해서는 안 된다고 생각합니다.

예상질문

21 ☐☐☐ **처치 중 실수가 났는데 아무도 모르는 상황이라면 어떻게 할 것인가?**

> 환자의 안전이 가장 우선이므로, 아무도 모른다고 하더라도 실수를 즉시 보고하고, 빠르게 조치 방안을 마련하겠습니다. 이후에는 재발 방지를 위한 방법을 메모하거나 선배 간호사에게 조언을 구하며, 스스로 학습해 나가겠습니다.

> 선배들의 **TIP**
>
> **당장은 편하겠지만…**
> 말 안 하고 넘어가면 그 순간은 편할 수 있지만 근데 그게 나중에 더 크게 돌아옵니다. 특히 신규일 때는 더욱 그래요. 모르면 물어보고, 실수하면 인정해야 합니다. 그래야 신뢰가 쌓입니다.

예상질문

22 □□□ **야간 근무 중 복통을 호소하는 환자가 많은데, 모두 의사를 부르기 어려운 상황이라면 어떻게 할 것인가?**

환자 각각의 상태를 우선 간단히 평가한 뒤 통증 강도, 복부 압통 유무, 활력 징후를 확인하고, 그 결과를 토대로 어떤 환자를 먼저 보고 의사에게 보고할지 판단하겠습니다. 판단이 어려운 경우엔 선배 간호사와 협의해 최선의 결정을 내리겠습니다.

 선배들의 **TIP**

아프대요~ 하지만 말고!
무조건 '아프대요'만 말고, 기본 활력 징후랑 환자 상태까지 간단히 파악해서 보고해야 합니다. 그래야 담당 의사도 우선순위 정하고 바로 조치 들어갈 수 있거든요.

예상질문

23 □□□ **인계받은 환자가 평소와 다르게 조용하다면, 어떻게 할 것인가?**

환자의 평소 상태와 비교해 달라졌다는 점이 관찰된다면, 우선 활력징후를 체크하고 의식 상태나 통증 여부를 확인하겠습니다. 이후 전자기록이나 인계 내용과 비교하면서 변화를 객관적으로 판단하고, 이상 소견이 있으면 바로 선배 간호사나 담당 의사에게 보고하겠습니다. 환자는 말을 아낄 수 있지만 몸은 신호를 보낸다고 생각하므로, 사소한 변화도 놓치지 않고 대응하겠습니다.

 선배들의 **TIP**

조용해졌다는 건 무조건 좋은 게 아니다
평소 말 많던 분이 갑자기 말이 없으면 기운이 없거나, 통증을 참는 중일 수도 있고, 의식 저하일 수도 있어요. 느낌 이상하다싶으면 바로 확인하고 활력 징후는 기본입니다. 그리고 기록지 확인하면서 변화 근거를 꼭 남기도록 합니다. 보고는 빠르게, 판단은 신중하게!

예상질문

24 □□□ **콜과 환자 IV가 빠진 두 상황 중 무엇을 우선으로 처리할 것인가?**

콜 벨을 눌러 어떤 상황인지 확인합니다. 환자의 생명과 직결되는 응급상황일 경우 즉각적인 중재가 필요하기 때문입니다. 콜 벨이 응급상황이 아니라면 IV가 빠진 환자에게 가서 지혈을 합니다. 또한, 주입 중인 약물을 확인하여 필요시 IV를 재삽입합니다.

예상질문

25 □□□ **의사가 처방약을 환자에게 빨리 주지 않았다고 화를 내고 있다. 동시에 환자 콜 벨이 울리고 내선전화에서 전화가 오고 있다. 스테이션에 혼자만 있을 경우, 어떻게 처리할 것인가?**

의사에게 짧게 양해를 구하고 응급상황일 수 있으므로 콜 벨을 눌러 어떤 상황인지 확인합니다. 콜 벨 확인 후 응급상황이 아니라면 의사와 대면한 상태이므로 환자이름, 처방약을 확인하여 투약을 준비하고 5R에 따라 투약합니다. 내선전화는 앞의 일을 다 처리한 후 다시 걸어 해결합니다.

예상질문

26 □□□ **교대시간 직전에 갑자기 활력징후가 불안정해진 환자가 발생했다. 퇴근을 앞둔 상황에서 본인의 근무 범위를 넘는 일이지만, 어떻게 대처할 것인가?**

환자의 활력징후가 불안정한 상황이라면 퇴근 시간이 가까워도 상황을 먼저 안정시키는 것이 우선이라고 생각합니다. 즉시 활력징후를 재확인하고, 응급상황 여부를 판단해 담당 의료진과 주임 간호사에게 보고하겠습니다. 필요시 처치에 협조한 뒤, 교대 간호사에게 환자 상태 변화와 조치 내용을 정확히 인계하고 퇴근하겠습니다. 교대시간이라도 중요한 상황을 넘기는 건 팀 전체의 부담이 될 수 있기에, 제가 해야 할 부분은 책임감 있게 마무리하겠습니다.

Chapter

02 보호자 및 환자대응

출제빈도 ●●●○○
키포인트 전문성과 소통, 공감을 어떻게 균형 있게 보여주느냐가 핵심입니다. 보호자와 환자의 불안·불만을 공감하고 명확한 설명과 예의 있는 태도, 상황에 따라 신속하게 보고하는 침착한 대응을 염두에 두며 답변해봅시다!

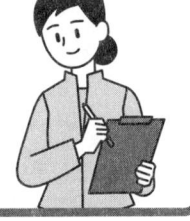

Ⅲ 인성면접

2024전주예수병원
01 □□□ **간호사로서 환자와의 신뢰 관계를 어떻게 구축할 것인가?**

환자와의 신뢰 관계는 간호의 출발점이자 가장 중요한 기반이라고 생각합니다. 신뢰는 하루아침에 생기지 않기 때문에, 저는 작은 행동 하나하나에 진심을 담는 태도를 기본으로 삼고자 합니다. 환자에게 말을 건넬 때는 눈을 맞추고, 이름을 부르며, 설명할 때는 이해하기 쉽게 전달하려고 노력할 것입니다. 또한 환자의 이야기를 경청하고, 불편이나 요구 사항을 반복적으로 확인하면서 '나를 존중해주는구나'라는 인식을 갖게 하는 것이 중요하다고 생각합니다. 무엇보다도 말과 행동이 일치하는 태도, 즉 약속한 시간에 정확히 약을 투약하고, 상태를 점검하고, 피드백을 주는 일관된 실천이 신뢰를 쌓는 핵심이라고 생각합니다. 환자에게 신뢰받는 간호사가 되기 위해 정직하고 성실한 기본 태도를 잃지 않겠습니다.

 선배들의 TIP

신뢰는 말보다 행동이 먼저!
환자와의 신뢰를 묻는 질문엔 누구나 "잘 들어주겠다", "공감하겠다"고 말해요. 하지만 면접관은 '어떻게'가 궁금한 거예요. 눈 맞추기, 이름 불러주기, 설명 방식, 약속 지키기 같은 구체적인 방법을 꼭 말해보세요. 그리고 마지막에는 "이건 간호사의 기본이다"라는 직업적 책임감으로 마무리하면 인상적이에요.

2024창원한마음병원

02 □□□ **보호자가 컴플레인을 걸었을 때 어떻게 대처할 것인가?**

감정적으로 반응하지 않고, 보호자의 말을 끝까지 경청해야 합니다. 예를 들어, "불편하셨던 부분이 무엇인지 자세히 말씀해 주시겠어요?"라고 정중히 여쭤보며 진심 어린 태도로 공감을 표현하고, 보호자의 감정을 우선적으로 수용합니다. 그다음에는 불만 사항이 병원 규정이나 진료 절차상 해결 가능한 부분인지 판단하여, 제가 직접 설명드릴 수 있는 부분은 충분히 이해할 수 있도록 안내합니다. 만약 제 권한 밖의 문제라면 해당 부서나 책임자에게 빠르게 전달하여 원만히 해결될 수 있도록 조치하겠습니다. 또한 상황이 정리된 이후에는 관련 내용을 간호 기록에 남기고, 유사 상황이 반복되지 않도록 팀원들과 공유하여 환자 및 보호자와의 신뢰를 회복하는 것이 중요하다고 생각합니다.

2023보라매병원 2021국립암센터 2014대전보훈병원

03 □□□ **환자나 보호자에게 폭언을 들었을 경우 어떻게 대처할 것인가?**

다른 환자에게 피해가 갈 수 있으므로 자제할 것을 정중히 요청합니다. 욕설에 절대 맞대응하지 않고 환자와 보호자를 설득합니다. 지속적 폭언 시 녹음이 되고 있다는 것을 사전에 고지하며 폭언내용을 녹음합니다. 3회째 중단 요청에도 지속될 경우 보안관리팀 협조를 받아 응대 불가함을 설명합니다. 자리를 이동하고 간호 상급 관리자가 직접 응대합니다.

 선배들의 **TIP**

> 그래도 폭언이 계속 돼요!
> 3회째 중단 요청에도 지속된다면 보안관리팀의 협조를 받읍시다. 보안관리팀에게 응대가 불가능함을 설명하면 조용한 곳으로 자리를 이동시킨 후 간호 상급 관리자가 직접 응대할 거예요.

2023국민건강보험공단 2020서울적십자병원 2018서울시의료원

04 □□□ **불만을 토로하는 환자 대응 시 중요한 것 무엇이며 어떻게 대처할 것인가?**

가장 중요한 것은 공감을 표현하는 것입니다. 그러나 민원을 계속해서 제기할 경우 병원 내 고충처리부서와 상담을 권유하며 안내 후 간호 상급 관리자에게 보고합니다. 병원측 실수일 경우에는 담당자의 사과 및 업무 숙지를 약속합니다.

2022인제대해운대백병원

05 ☐☐☐ **실수로 환자의 개인정보를 발설하였다. 환자가 이 사실을 알고 간호 스테이션으로 나와서 소리치는 경우 어떻게 대처할 것인가?**

환자의 입장에서 충분히 화를 낼 수 있는 상황이므로 환자와 함께 조용한 곳으로 자리를 이동합니다. 환자에게 진심으로 사과하고 상황에 대해서 사실대로 설명하고 재발방지를 약속합니다. 환자가 원할 경우 고충처리부서와 연결해주고 간호 상급관리자에게 보고합니다.

더 알아보기 정보 누설 금지<의료법 제19조>

① 의료인이나 의료기관 종사자는 의료법이나 다른 법령에 특별히 규정된 경우 외에는 의료 조산 또는 간호업무나 진단서 검안서 증명서 작성 교부 업무, 처방전 작성 교부 업무, 진료기록 열람 사본 교부 업무, 진료기록부 등 보존 업무 및 전자의무기록 작성 보관 관리 업무를 하면서 알게 된 다른 사람의 정보를 누설하거나 발표하지 못한다.

② 의료기관 인증에 관한 업무에 종사하는 자 또는 종사하였던 자는 그 업무를 하면서 알게 된 정보를 다른 사람에게 누설하거나 부당한 목적으로 사용하여서는 아니 된다.

2024전주예수병원

06 ☐☐☐ **환자와의 의사소통에서 중요하게 생각하는 점은 무엇인지 말해보시오.**

간호사는 다양한 배경을 가진 환자를 만나기 때문에 문화적 차이를 편견 없이 수용하고, 환자 중심으로 접근하는 태도가 무엇보다 중요하다고 생각합니다. 저는 환자의 언어, 식습관, 종교, 복장, 의사 표현 방식 등이 나와 다를 수 있음을 인지하고, 이를 판단하거나 수정하려 하기보다, 왜 그런 반응을 보이는지 이해하려는 노력부터 시작할 것입니다. 이해가 어려운 문화적 요구가 있을 때는 사회복지사, 통역 서비스, 다문화지원센터 등 외부 자원과 협력하는 것도 간호사의 역할이라고 생각합니다. 정답을 강요하지 않고, 이해하려는 태도에서 출발하는 간호사가 되겠습니다.

2023 보라매병원

07 ☐☐☐ 응급실이나 중환자실에 온 환자 또는 보호자가 갑자기 폭력을 휘두른다면 어떻게 대처할 것인가?

안전을 위해 피할 수 있는 상황이면 피하고 주변에 도움을 요청합니다. 환자나 보호자가 안정이 되었으면 화가 난 이유를 확인합니다. 현재 해결이 가능한 부분이라면 신속하게 해결하고 간호 상급 관리자에게 보고합니다. 폭력과 폭언이 지속될 경우 병원 내 지침에 따라 다른 환자와 의료진의 보호를 위해 진료가 불가능함을 설명하고 보안관리팀에 도움을 요청합니다.

예상질문

08 ☐☐☐ 환자가 매우 불안해하고, 보호자가 이를 심각하게 여겨 병원에 강하게 항의하며 치료 중단을 요구한 상황에서 어떻게 대처할 것인가?

차분하고 침착한 태도가 매우 중요합니다. 우선, 환자와 보호자의 불안을 충분히 이해하고, 그들의 감정을 공감하는 것이 첫 번째 단계입니다. 그 후, 의사와의 협의를 통해 치료의 목적과 필요성을 명확하게 설명하고, 환자와 보호자가 충분히 이해할 수 있도록 설명합니다. 현재 치료 방법에 대한 불신으로 강력하게 항의한다면 대체 가능한 치료 방법을 논의하고, 가능한 한 환자와 보호자가 결정할 수 있도록 선택권을 제공하고, 이들이 결정할 수 있는 충분한 정보를 제공하겠습니다. 만약 상황이 개선되지 않으면, 상급자나 의사와의 추가 논의를 요청하여 공동의 해결책을 모색할 것입니다.

예상질문

09 ☐☐☐ 환자가 입원 중 급격히 상태가 악화되었고, 보호자가 병상에 와서 '왜 미리 상태를 알리지 않았냐, 더 빨리 알려줬어야 하는 것 아니냐'고 화를 낸다면 어떻게 대응할 것인가?

보호자가 화를 내는 상황에서는 감정을 가라앉히고, 공감하는 태도가 필요합니다. 우선, 보호자에게 상황에 대한 정확한 설명을 하고, 환자의 상태 악화가 예상치 못한 변화로 인해 발생한 점을 이해시키는 것이 중요합니다. 물론, 상황을 사전에 충분히 설명하지 못했다면 그 부분에 대해 사과를 하고, 앞으로의 계획이나 대처 방법을 상세하게 안내하겠습니다. 환자 상태의 변화와 관련된 정보는 환자 보호자에게 적절히 제공하는 것이 중요하므로, 향후 정보 전달의 정확성을 강화하기 위한 방법도 함께 논의하겠습니다.

예상질문

10 □□□ 환자가 심한 통증을 호소하며 보호자가 '이런 통증을 계속 견디게 할 수 없다'며 투약을 요구하는 상황이 발생했을 때, 어떻게 대처할 것인가?

통증 완화에 대한 우려와 보호자의 걱정을 이해하는 것이 중요합니다. 우선, 환자의 상태를 평가하고 의사에게 즉시 보고하여 적절한 통증 완화 방법을 논의합니다. 통증 관리 계획을 세우고, 보호자에게 현재 통증 상태와 가능한 치료 옵션에 대해 설명하며, 통증 완화의 중요성과 그에 따른 치료 계획을 공유하겠습니다. 보호자가 불안해하지 않도록, 치료 진행 과정과 통증이 완화될 때까지 지속적으로 상태 모니터링과 피드백을 제공할 것입니다.

예상질문

11 □□□ CPR 중 다른 환자 보호자가 흡인을 요청할 경우 어떻게 대처할 것인가?

담당 간호사는 CPR 환자의 기록과 간호를 수행해야 하므로 CPR 환자에게 갈 것입니다. 그러나 흡인 또한 지체될 경우 기도분비물로 인한 호흡곤란을 야기할 수 있습니다. 따라서 주위 동료에게 도움을 요청하여 빠르게 흡인이 시행될 수 있도록 할 것입니다.

예상질문

12 □□□ 환자의 약 부작용이 심하여 보호자가 불만을 토로할 경우 어떻게 대처할 것인가?

환자에게 약물이 투약 중이라면 약물주입을 중단하고 환자를 주의 깊게 사정합니다. 발생한 투약 부작용을 확인하고 활력징후를 사정하여 담당 의사와 간호 상급 관리자에게 보고해 적절한 조치를 취합니다. 투약 부작용은 환자안전과 관련되어 보호자의 입장에서 충분히 화낼 수 있는 상황이므로 보호자의 이야기를 적극적으로 경청하고 수용합니다. 처방에 따라 투약 부작용을 완화할 수 있는 약물을 투약하거나 적절한 간호 중재를 신속히 수행합니다. 투약 부작용의 재발을 방지하기 위해 원내 전산에 환자의 투약 부작용 사실을 등록합니다.

Chapter

03 자기소개서 관련 질문

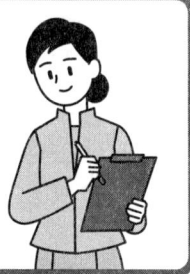

출제빈도 ●●●●●
키포인트 나의 경험을 구체적으로 풀어내면서 간호사로서 어떤 자질이 있는지를 실제 상황과 연결해 설명하는 것이 핵심입니다. 지원동기나 강점을 지원 병원 특성에 맞게 연결하고, 인성·역량·경험이 간호 직무와 어떻게 연결되는지, 실수나 어려움을 통해 무엇을 배우고 개선했는지 고심하여 답변해봅시다!

ALL
01 □□□ **자기소개를 해보시오.**

안녕하십니까. 저는 환자의 이야기를 먼저 듣는 간호사가 되기 위해 꾸준히 실습과 학습을 병행해온 지원자 OOO입니다. 실습 기간 동안 관찰과 기록, 감정 조절의 중요성을 깊이 깨달았고, 팀워크 속에서 제 역할을 성실히 수행하는 자세를 배웠습니다. 이러한 경험을 바탕으로, 신뢰와 공감을 바탕으로 한 간호를 실천하는 간호사가 되고자 귀 병원에 지원하게 되었습니다.

 선배들의 **TIP**

유비무환!
자기소개를 하는 동안 면접관은 자기소개에 나온 내용을 바탕으로 질문을 한다는 것을 명심해야 합니다. 따라서 자기소개를 준비할 때 후속 질문에 대한 준비는 필수겠죠?

ALL
02 □□□ **5년 또는 10년 후 자신의 모습을 말해보시오.**

업무적으로 신뢰를 가지고 맡길 수 있는 사람이 되어 있을 것입니다. 그런 사람으로 거듭날 수 있도록 전문적인 분야의 일을 익히고 공부하고 싶습니다.

 선배들의 **TIP**

열정적인 사람!
기업이든, 병원이든 자신의 업무 분야에서 최고가 되려고 노력하는 자발적이고 열정을 지닌 사람을 원합니다. 미래에 병원과 환자를 책임지는 인재를 넘어서 어떻게 할 것인지 물어보는 질문이죠.

ALL

03 □□□ 지원동기와 입사 포부에 대하여 말해보시오.

공공의료의 사명을 갖고 지역사회와 함께 성장해온 귀 병원의 가치에 깊이 공감하였습니다. 특히 OO센터나 감염병 대응 등 국가 보건의 최전선에서 역할을 다하는 모습에 감명을 받았고, 저 또한 그 일원이 되어 의미 있는 간호를 실천하고 싶다는 마음이 생겼습니다. 입사 후에는 선배 간호사들의 경험을 겸손히 배우고, 실무에 빠르게 적응하며 신뢰받는 신입 간호사로 자리잡겠습니다. 또한 환자와 보호자에게 안전하고 정확한 간호를 제공함으로써 병원의 신뢰를 높이는 데 기여하고 싶습니다.

 선배들의 **TIP**

잘 포장해서 잘 말하기
너도 알고 나도 아는 규모, 급여, 복지 등 비슷비슷한 수준의 병원을 제치고 개인적으로 선택한 이유를 잘 포장해서 솔직하게 이야기하세요. 아, 물론 지원동기에는 다음의 것들이 포함되어야 합니다. 병원의 인재상과 핵심 가치, 그리고 지원 병원관련 기사와 이슈들이요.

ALL

04 □□□ 자신의 장점에 대하여 말해보시오.

① 저의 가장 큰 장점은 침착함과 경청하는 자세입니다. 실습 중에는 환자나 보호자가 불안해할 때, 감정을 앞세우기보다는 일단 말에 귀 기울이고 상황을 차분히 파악하려 노력했습니다. 이런 태도는 실수 예방은 물론, 팀원 간의 신뢰를 쌓는 데도 긍정적인 영향을 줬다고 생각합니다.

② 저의 강점은 대인 관계 능력과 스트레스 관리 능력입니다. 환자와 보호자와의 소통에서 신뢰를 쌓는 것이 중요하다고 생각합니다. 또한, 간호사로서 빠르게 변화하는 상황에 대처하는 능력이 뛰어나며, 스트레스가 많은 상황에서도 침착함을 유지하고, 문제를 해결하는 데 주력할 수 있습니다. 이러한 강점은 환자와 보호자뿐만 아니라, 동료들과도 원활한 협력과 소통을 이끌어내는 데 도움이 될 것입니다.

 선배들의 **TIP**

추상적인 표현보다는 구체적인 표현으로!
자기 분석과 적성을 알아가는 질문입니다. '협조성', '리더십'이 있다는 추상적인 표현은 피하는 것이 좋습니다. 또한 면접관의 질문에는 '어떻게'가 중요하므로 적절한 사례를 들어 대답해보세요.

ALL

05 ☐☐☐ **마지막으로 하고 싶은 말은?**

첫 면접이어서 많이 떨렸는데 편안한 분위기로 임할 수 있도록 배려해주셔서 정말 감사드립니다.

 선배들의 TIP

> **마지막 기회!**
> 누구나 할 수 있는 이야기나 자신을 강하게 뽑아달라고 어필하는 뉘앙스의 답변은 오히려 마이너스일 수 있어요. 솔직하게 답변하는 것은 좋지만 욕심을 내려놓고 병원에 대한 관심을 표현해보세요. 간단명료한 대답으로 면접 시간을 소모하지 않는 것도 좋은 방법이랍니다.

2024전주예수병원

06 ☐☐☐ **과거 어려운 상황에서 문제를 해결했던 경험을 말해보시오.**

학교 축제 준비 위원으로 활동했을 때, 예산 문제로 팀원 간 의견 충돌이 심해져 회의가 중단된 적이 있었습니다. 당시 분위기가 감정적으로 흐르자 저는 먼저 중립적인 입장에서 각자의 의견을 정리해보자고 제안했고, 다른 학과 행사 기획서를 참고해 최소한의 예산으로 진행 가능한 안을 찾아 비교 설명했습니다. 그 결과, 모두가 조금씩 양보하며 새로운 안을 수용할 수 있었고, 행사는 무사히 진행되었습니다. 이 경험을 통해 조율과 설득 과정에서 '논리와 자료'도 신뢰를 이끌 수 있다는 것, 그리고 위기 상황에서 침착함을 유지하는 태도가 얼마나 중요한지 배웠습니다.

2024보라매병원 2023명지병원

07 ☐☐☐ **인상 깊었던 책이나 영화는 무엇이며, 그것으로 배운 점은 무엇인가?**

① 가장 인상 깊었던 책은 헤르만 헤세의 「삶을 견디는 기쁨」입니다. 삶의 고통과 허무 속에서도 스스로를 직면하고 내면의 평화를 찾으려는 과정이 깊은 울림을 주었고, 간호사라는 직업도 마찬가지로 아픔을 견디는 사람 옆에서 묵묵히 함께하는 존재여야 한다는 생각을 갖게 되었습니다.

② 영화 「이터널 선샤인」이 기억에 남습니다. 잊고 싶은 기억도 결국은 나를 만든 소중한 일부라는 메시지가 마음에 깊이 남았습니다. 이처럼 사람마다 삶의 배경과 고통이 다르다는 걸 늘 기억하며, 누군가의 상처를 쉽게 판단하지 않는 간호사가 되고 싶습니다.

2024창원파티마병원 2024전주예수병원

08 □□□ **본인의 강점은 무엇이며, 이를 간호 업무에 어떻게 활용할 것인지 말해보시오.**

저의 강점은 상황을 빠르게 파악하고 우선순위를 정할 수 있는 사고력입니다. 조별과제나 실습 현장에서는 여러 일이 동시에 벌어질 때, 당황하기보다는 전체 흐름을 살피고 우선 대응할 일부터 조율하는 데 익숙하다는 평가를 받았습니다. 임상 현장은 예기치 못한 상황의 연속이라고 들었습니다. 이러한 강점을 살려 긴급 상황에서도 침착하게 판단하고, 환자 안전을 지킬 수 있는 간호사가 되겠습니다.

2024국민건강보험공단

09 □□□ **자기소개서, 직무면접, 인성면접 중 준비가 가장 어려웠던 것은 무엇인지 말해보시오.**

① 자기소개서 : 자기소개서를 쓰는 과정이 쉽지 않았습니다. 짧은 분량 안에 저의 경험과 간호에 대한 가치관을 진정성 있게 녹여내야 했기 때문입니다. 제 이야기가 단순한 나열이 아니라, 간호사로서 어떤 사람인지 보여줄 수 있도록 고민을 많이 했습니다.

② 직무면접 : 개인적으로는 직무면접이 가장 어렵게 느껴졌습니다. 기본 지식뿐만 아니라 현장에 대한 이해, 상황 대처 능력, 우선순위 판단 등을 종합적으로 준비해야 해서 단순 암기보다 실제 임상 상황을 시뮬레이션하듯 연습해야 했기 때문입니다. 그래서 문제 해결형 질문에 대해 케이스별로 정리해보며, 임상 상황에서 당황하지 않도록 준비했습니다. 이런 과정을 통해 제 부족한 점도 많이 돌아볼 수 있었고, 실무에 대한 책임감도 더 커졌습니다.

③ 인성면접 : 인성면접은 정답이 없고 제 가치관이 평가받는 자리라 긴장감이 컸습니다. 질문에 솔직하게 답하되, 간호사로서 필요한 책임감, 공감 능력, 조직 적응력을 어떻게 보여줄지 고민하면서 연습했습니다.

> 선배들의 **TIP**
>
> 이 질문은 단순히 '뭐가 어려웠다'가 아니라…
> 그래서 그 어려운 걸 '어떻게 준비했는가'를 보려는 질문이에요. 어떻게 준비했고 어떤 고민을 했는지 맞는 게 좋아요!

2024창원파티마병원

10 □□□ **부모님께 잘못한 점은 무엇인지 말해보시오.**

학창시절, 부모님께서 걱정하실까 봐 제 고민이나 어려움을 숨기고 혼자 해결하려고 했던 점이 가장 죄송하게 느껴집니다. 그 당시엔 괜히 짐이 될까 걱정해서였지만, 지나고 보니 같이 나눴다면 덜 힘들었을 텐데 하는 생각이 들었습니다. 지금은 가족 간에도 진심을 나누는 것이 건강한 관계의 기본이라는 걸 알고, 감사함도 표현하려고 노력하고 있습니다.

2025대자인병원

11 □□□ **축구와 농구 중 어떤 스포츠를 좋아하는지 말해보시오.**

① **축구** : 저는 축구를 좋아합니다. 한 팀이 유기적으로 움직이며 전체적인 경기 흐름을 예측하고 공간을 만드는 과정이 매력적입니다. 간호에서도 하나의 처치나 관찰이 전체 팀워크에 영향을 미치기 때문에, 축구를 보면서 그런 구조적인 사고를 배운다고 생각합니다.

② **농구** : 농구를 더 좋아합니다. 빠르게 전환되는 경기 흐름과 협력 플레이가 인상적이어서, 단체 운동의 매력을 느낄 수 있는 종목이라고 생각합니다. 특히 순간적인 판단력과 호흡이 중요하다는 점이 의료현장에서의 팀워크와도 닮아 있어서 더 흥미롭게 느껴졌습니다.

 선배들의 TIP

'그냥 취향 물어보는 거잖아' 싶지만…
간호 직무와 연결지어 설명하면 센스 있는 지원자라는 인상을 줄 수 있어요. 단순한 취향도 '왜?'라고 질문하며 풀어보는 연습을 해보세요!

2025대자인병원

12 □□□ **시작과 마무리 중 어떤 것이 더 중요하다고 생각하는가?**

마무리가 더 중요하다고 생각합니다. 시작은 동기와 의지가 중심이라면, 마무리는 책임감과 성실성, 지속력이 반영된 결과라고 생각합니다. 실습이나 과제를 할 때도 좋은 마무리야말로 과정 전체를 완성하는 핵심이라는 걸 많이 느꼈습니다. 간호 업무에서도 '처치 후 관찰'처럼 끝까지 책임지는 태도가 중요하다고 생각합니다.

2024창원파티마병원
13 □□□ 가족 중 가장 친한 사람은 누구인가?

언니와 가장 가깝습니다. 기분이나 생각을 솔직하게 나눌 수 있고, 서로 조언을 주고받는 관계입니다. 삶의 방향에 대해 이야기를 나누다 보면, 저 자신을 돌아보게 되는 계기가 되기도 합니다.

2024창원파티마병원
14 □□□ 학창시절 가장 큰 일탈은 무엇인가?

평소에는 교칙을 잘 지키는 편이었지만, 친구들과 동아리 활동을 빠지고 몰래 단체로 외출했던 적이 있습니다. 선생님께 혼나고 반성하면서, 작은 일탈이었지만 교칙을 어겼다는 자책감이 들었습니다. 이 일로, 교칙은 단지 처벌을 피하기 위한 것이 아니라 함께 생활하는 이들에 대한 예의라는 걸 배웠습니다. 지금도 공동체 생활에서는 신뢰를 지키는 행동이 가장 기본이라는 마음으로 생활하고 있습니다.

2023인제대일산백병원
15 □□□ 살면서 가장 큰 칭찬을 받은 경험이 있다면 말해보시오.

저는 병원 실습 중, 환자 상태 변화에 빠르게 대처하여 칭찬을 받은 경험이 있습니다. 환자가 갑작스럽게 호흡 곤란을 겪었을 때, 신속하게 응급처치를 하고 의료진에게 상황을 전달하여 환자 상태를 안정화시킬 수 있었습니다. 그 후, 동료 간호사들과 상급자들로부터 빠르고 정확한 대처를 칭찬받았으며, 그 경험은 제게 큰 자신감을 주었습니다.

2024전주예수병원 2023인제대일산백병원
16 □□□ 본인의 고칠 점은 무엇이라고 생각하는가?

때때로 감정적으로 반응할 때가 있다는 점입니다. 실습 시 환자나 보호자가 급한 상황에 있을 때, 그들의 감정이 저에게도 영향을 미쳐 조금 더 긴장하거나 조급하게 반응할 때가 있었습니다. 이를 고치기 위해, 침착하고 차분하게 상황을 분석하고, 감정을 조절하는 방법을 배우고 있습니다. 특히, 간호사로서 중요한 것은 객관적이고 냉정한 판단이기 때문에, 스트레스 상황에서도 침착함을 유지하는 훈련을 하고 있습니다. 이를 통해 더욱 전문적인 간호를 제공할 수 있을 것이라고 생각합니다.

2024창원파티마병원 2015중앙보훈병원

17 □□□ **최근 가장 자랑할만한 성과를 말해보시오.**

최근 가장 자랑스러웠던 순간은 실습 중 환자에게 '덕분에 편했다'는 말을 직접 들은 경험입니다. 처음엔 말을 아끼던 분이었지만, 매일 관심을 가지고 관찰하며 필요한 걸 미리 준비해드렸더니 조금씩 마음을 열어주셨습니다. 그때 '간호는 기술뿐만 아니라 환자의 마음에 닿아야 한다'는 걸 체감했고, 직업에 대한 확신도 깊어졌습니다.

 선배들의 **TIP**

> **성과를 말할 때는 '변화'와 '성장'을 중심으로!**
> 성과나 경험을 말할 때는 '내가 무엇을 해서 어떤 변화가 있었는지'를 중심으로 이야기해보세요. 단순한 칭찬보다, 그 과정에서 느낀 성장을 담아야 '간호사로서의 잠재력'을 어필할 수 있어요.

2017중앙보훈병원

18 □□□ **컵에 물을 따른다면 몇 퍼센트 정도 채울 것인가?**

저는 70% 정도만 채울 것 같습니다. 적당히 여유를 남겨야 흘러넘치지 않고, 다룰 때도 더 안정감이 있기 때문입니다. 이건 제 생활 태도와도 닮아 있는데요, 어떤 일이든 여지를 남기고 상황을 조율하는 습관이 있습니다. 간호 업무도 예상대로 흘러가지 않는 경우가 많기 때문에, 항상 변수에 대비하는 자세가 중요하다고 생각합니다.

 선배들의 **TIP**

> **나의 성향을 드러내는 질문**
> 이 질문은 컵이 아니라 지원자의 사고방식을 물어보는 거예요. 안정형인지, 도전형인지, 여유를 남기는지 등을 보여줄 수 있는 기회니까 그냥 숫자만 말하지 말고 그 이유를 덧붙여 성격과 태도를 함께 보여주세요.

2023국민건강보험공단

19 ☐☐☐ **살면서 가장 큰 실수를 한 경험은 무엇이며, 실수를 인지하게 된 과정을 말해보시오.**

처음으로 실습을 할 때 환자의 약물 처방을 잘못 확인한 적이 있습니다. 당시 환자에게 잘못된 약물이 투여될 뻔한 상황이었습니다. 그 후, 바로 실수를 인지하고 실습 지도 교수님과 상의하여 재발 방지를 위한 방법을 함께 논의했습니다. 그 경험을 통해 매사에 신중함과 꼼꼼함이 중요하다는 것을 배웠고, 이후에는 항상 두 번, 세 번 확인하는 습관을 들이게 되었습니다.

2017중앙보훈병원

20 ☐☐☐ **오늘 감사했던 일 한 가지를 말해보시오.**

오늘 아침, 집을 나서는데 엄마가 말없이 유자차를 타서 내밀어주셨어요. 아무 말 없었지만, 엄마의 마음이 느껴졌어요. 바쁠 때일수록 이런 작고 조용한 배려가 더 크게 느껴지더라고요. 간호 현장에서도 표현이 크지 않더라도, 환자가 느낄 수 있는 따뜻한 배려를 실천하고 싶다는 다짐도 다시 하게 됐습니다.

> 선배들의 **TIP**
>
> **감사는 공감의 출발점!**
> 감사한 일을 묻는 건 단지 감정 표현 능력을 보려는 게 아니라, 평소에도 작은 일에 감사를 느끼는 사람인지를 보고 싶어서예요. 간호사는 공감 능력이 중요한 직업이니, 감사 → 감정 → 배운 점으로 연결하면 좋아요!

2023의정부성모병원

21 ☐☐☐ **꾸준히 노력해서 목표를 이룬 경험이 있는가?**

높은 학점을 유지하는 것이 목표였습니다. 매일 학습 계획을 세워 규칙적으로 공부하고, 실습에서 얻은 지식을 학업에 적용하려고 노력했습니다. 그 결과, 목표한 학점 이상을 유지하며 졸업할 수 있었고, 이 경험을 통해 꾸준한 노력과 자기 관리의 중요성을 다시 한번 깨닫게 되었습니다.

2020 서울적십자병원

22 ☐☐☐ **가장 친한 친구의 장점과 단점을 말해보시오.**

저의 가장 친한 친구는 상대의 감정을 잘 읽고 말 한마디도 조심스럽게 하는 배려심 깊은 사람입니다. 반면, 너무 조심스러워서 본인의 의견을 강하게 주장하지 못하는 점은 아쉬운 부분이기도 해요. 그래서 제가 '네 생각도 중요해'라고 자주 이야기하며, 의견을 표현할 수 있도록 돕기도 했습니다. 이 관계를 통해 다른 사람을 있는 그대로 받아들이는 자세와, 부족한 부분은 함께 보완해가는 관계의 의미를 배웠습니다.

 선배들의 **TIP**

관계를 바라보는 태도
친구 이야기를 통해 사람을 어떻게 바라보는지, 비판보다 이해를 중심으로 말하는지를 확인하려는 질문이에요. 단점을 언급할 때도 되도록 공감과 존중의 태도를 보여주는 게 좋아요. '그래서 제가 어떻게 반응했는지'까지 말하면 인성 면접에서도 높은 점수를 받을 수 있어요.

2017 중앙보훈병원

23 ☐☐☐ **자신의 재능을 발휘하여 공헌했던 경험을 말해보시오.**

저는 어르신들과 잘 소통하는 편이라는 이야기를 자주 듣습니다. 봉사동아리 활동 중 지역 요양원에서 프로그램 보조를 한 적이 있었는데, 대부분의 어르신들이 낯을 가리시거나 대화에 소극적이셔서 진행에 어려움이 많았습니다. 그때 저는 어르신들의 속도에 맞춰 눈높이를 낮추고, 익숙한 음악과 이야깃거리를 준비해 편안한 분위기를 만들었습니다. 조금씩 미소 지으시고 대화에 참여해주시는 모습을 보며, '작은 공감도 누군가에겐 큰 변화가 될 수 있구나'라는 걸 깊이 느꼈습니다. 이 경험을 통해 제가 가진 소통력과 배려심이 공동체 안에서 기여할 수 있다는 확신을 얻었습니다. 병원에서도 고령 환자나 유공자분들과의 신뢰 형성에 이 재능을 잘 살리고 싶습니다.

 선배들의 **TIP**

'공헌'은 팀·환자·조직에 기여한 경험이면 OK!
보훈병원은 특히 '공공의 가치'와 '따뜻한 실천력'을 중시해요. 그래서 단순히 '제가 잘한 것'보다, '누군가에게 긍정적인 영향을 줬던 따뜻한 경험'을 중심으로 이야기해보세요. 꼭 대단한 일이 아니어도 괜찮아요. 정서적 돌봄, 공감, 배려가 잘 드러나면 훨씬 높은 평가를 받을 수 있을겁니다.

2021의정부성모병원 2020국립암센터 2020분당차병원 2020근로복지공단 2019중앙보훈병원

24 ☐☐☐ **살면서 가장 힘들었던 점과 어떻게 극복하였는지 말해보시오.**

대학 진학 문제로 아버지와 오래 다툰 적이 있었습니다. 경제적으로 어려운 상황이니 바로 취업을 권하셨고, 저는 제가 하고 싶은 공부를 해서 더 큰 일을 하겠다는 포부를 아버지께 말씀드렸습니다. 이를 증명하고자 4년 내내 장학금을 받으면서 학교를 다녔습니다. 이때, 아버지께 큰 불효를 저지른 것 같아 가장 힘들었습니다.

 선배들의 **TIP**

공감은 이끄는 힘!
공감을 이끌어내는 본인의 역량, 직무 관련성, 진정성을 골고루 확인하기 위한 질문입니다. 지원자의 솔직함이 면접에 큰 영향을 미칠 수 있습니다. 문제가 발생했을 경우, 어떻게 극복해 나아갔는지 해결방안을 제시한다면 면접관에게 신뢰감을 주는 좋은 방법이 될 것입니다.

2023창원파티마병원 2023인제대해운대백병원

25 ☐☐☐ **주변 사람이 자신을 어떻게 보는지 알고 있는가?**

'행동으로 실천하는 사람'이라고 말합니다. 도움을 요청하지 않아도 폐지를 줍는 할머니의 수레를 밀어드리거나, 낯선 사람이 길을 헤매고 있을 때 등 서슴없이 먼저 다가갑니다. 저도 낯선 사람에게 호의, 도움을 많이 받고 있고 그렇기 때문에 제가 필요한 곳에 언제든지 도움이 되어야 한다는 생각입니다. 이런 행동이 주변인들에게 행동이 앞서는 사람이라는 평가를 받는 것 같습니다.

 선배들의 **TIP**

나, 잘 살아왔나?
주변인들이 나에 대하여 어떻게 평가하고 있는지 물어보는 질문입니다. 주의할 점은 나열식의 대답은 금물! 한 가지에 집중하여 자신을 어필하는 것이 중요합니다.

2022부천성모병원 2021서울순천향대

26 □□□ **어떤 때 행복을 느끼는지, 가장 행복했던 순간을 말해보시오.**

저의 행복의 기준은 소소함입니다. 기분이 좋지 않은 날에 우연히 좋은 글귀를 보면 마음이 편안해지는 것처럼 작은 일들이 곧 큰 행복으로 다가오는 경우가 많습니다.

 선배들의 TIP

자신만의 행복의 기준을 정하자.
행복이 감정적인 행복인지, 물질적인 행복인지, 가족 또는 연인의 사랑을 통해 받는 행복인지 그 기준을 설정한 후 인생에서 행복했던 기억을 떠올려보세요.

2017중앙보훈병원

27 □□□ **본인을 동물에 비유한다면 무엇이며, 그 이유를 말해보시오.**

저는 오리에 저를 비유하겠습니다. 오리는 항상 물 위를 여유롭게 움직이는 것처럼 보이지만, 수면 아래의 발이 빠른 속도로 움직이고 있습니다. 오리의 빠른 발처럼 보이지 않는 곳에서도 발 빠르게 움직이며 환자들에게 항상 도움을 줄 수 있는 간호사가 되겠습니다.

 선배들의 TIP

의외로 많이 출제돼요!
면접관의 의도는 지원자가 어떤 특징을 가지고 있는지 보기 위함입니다. 업무와 연관하여 가장 필요한 능력이 무엇인지 생각해보고 답하는 것이 좋아요.

2024전주예수병원 2017국립중앙의료원

28 □□□ **언제부터, 왜 간호사를 꿈꿨는가?**

병원에 진료를 받으러 가면 아프고 불안함 마음에 간호사 선생님께 이것저것 물어봤던 적이 있습니다. 그때 하나부터 열까지 꼼꼼하게 설명해주시는 간호사 선생님들의 모습에 반하여 간호사를 꿈꾸게 되었습니다.

 선배들의 TIP

사실 팩트는…
"성적에 따라 간호학과 와서 간호사가 되었습니다", "노후 준비를 위해 간호사가 되었습니다" 이거지요. 하지만 면접관들이 듣고 싶은 이야기는 그런 것이 아닙니다. 진짜 특별한 사연을 듣고 싶어서 묻고자 하는 것도 아니고요. 진부한 이야기(스토리텔링)를 얼마나 자연스럽게 할 수 있는지가 궁금한 거예요. 뭐 이건 환자에게 설명하는 스킬 테스트 중에도 하나라고 생각합니다. 제 결론은, 무난히 구색 맞춰서 대답하세요.

2022천안순천향대 2022노원을지대 2021서울순천향대 2021의정부을지대 2019강남차병원 2017국립중앙의료원

29 ☐☐☐ 존경하는 인물과 그 이유를 말해보시오.

OO교수님입니다. 많은 것들을 가르쳐주신 교수님께서는 저희들에게 항상 할 수 있다! 라고 말씀해 주시며 긍정적인 힘을 실어 주셨습니다. 병원 실습에 나가기 전, 교수님의 한마디가 낯선 환경에 적응하는 데 많은 도움과 힘이 되었습니다. 저도 교수님처럼 누군가에게 힘이 될 수 있는 사람이 되고 싶습니다.

 선배들의 **TIP**

롤모델이 누구야?
단순히 존경하는 인물에 대한 설명이 아니라 지원자의 가치관과 인생의 목표를 알기 위한 질문이에요. 병원이 요구하는 인재상과 일치하는지 그 일치 여부와 발전 가능성까지 파악할 수 있으니 철저히 준비해보세요.

2013중앙보훈병원

30 ☐☐☐ 병원에서 간호를 받으며 감동 받았던 경험을 말해보시오.

건강체질이라서 특별히 다친 적이나 환자인 적은 없습니다. 하지만 라섹수술을 하고 한동안 눈이 아팠던 적이 있었습니다. 1 ~ 2주 정도는 잘 보이지 않고 힘들어서 잘못된 것이 아닌지 겁이 나기도 했습니다. 유인물과 함께 과정을 상세히 설명하고 알려주신 간호사 선생님이 생각났습니다. 주의사항을 또박또박 말씀하시던 목소리까지 생각나 안정이 되었습니다. 이때 환자에게 안정감을 줄 수 있는 간호사가 되고 싶다고 생각했습니다.

 선배들의 **TIP**

역지사지의 마음으로!
한 번쯤 아파봤잖아요. 환자의 입장에서 환자의 심정을 이해할 수 있으며 헌신할 수 있는지 알아보는 질문입니다. 그때의 기억을 떠올려보고 대답해 봅시다.

2014대전보훈병원

31 □□□ 물에는 여러 특성이 있다. 그중 하나를 선택하고 자신과 연관하여 신규로서 어떻게 적응할 것인지 말해보시오.

① 물은 다양한 물질을 잘 녹이는 용매 특성이 있어 여러 환경에서 융합과 소통의 역할을 합니다. 저 역시 낯선 환경이나 다양한 사람들과의 관계 속에서 빠르게 스며들고 적응하는 편입니다. 간호사로서 이 특성을 살려, 환자나 보호자의 감정에 민감하게 반응하고, 타 부서와도 원활히 협조하며 조화로운 팀워크를 만드는 데 기여하고 싶습니다. 특히 신규 간호사 시기에는 먼저 다가가고 배우려는 자세가 중요하다고 생각하며, 물처럼 부드럽지만 단단하게 스며드는 간호사가 되겠습니다.

② 물은 비열이 높아 온도 변화가 적고, 외부 자극에 쉽게 흔들리지 않는 특징이 있습니다. 저도 일상에서 큰 일이 닥쳤을 때 비교적 침착하게 판단하는 편이고, 팀원들이 당황할 때 상황을 정리하려 애써왔습니다. 간호 현장에서는 특히 응급상황이나 환자의 급변 시 감정에 휘둘리지 않고 우선순위를 판단하고, 침착하게 움직이는 역량이 중요하다고 생각합니다. 신규 간호사로서 부족한 점이 많겠지만, 차분한 태도와 꾸준한 학습으로 신뢰받는 간호사로 성장하겠습니다.

 선배들의 **TIP**

> **보훈병원의 병원윤리강령**
> ① **용매 특성** : 양이온, 음이온을 전부 가지고 있기 때문에 잘 녹임→환자와 보호자를 잘 케어, 타부서와의 협조 등
> ② **비열이 높다** : 바다의 온도변화가 적음 → 침착한 태도로 응급 시에 역량 발휘 등
> ③ **증발열이 높다** : 증발할 때 많은 열 흡수 → 집중력 있는 에너지로 최선을 다해 일함 등
> ④ **표면장력이 높다** : 돌돌 뭉침, 나무가 영양분 공급할 수 있는 특성→인간관계, 서로 긍정적인 영향으로 시너지 효과 등
> ⑤ **얼 때 부피 증가** : 얼음이 물 위에 뜸, 수중 생태계 유지→포용력, 조화로움 등

2024창원한마음병원

32 ☐☐☐ **간호학과에서 제일 힘들었던 순간은?**

간호학과 생활 중 첫 실습을 나갔을 때가 가장 힘들었습니다. 머리로만 배운 간호지식과 실제 임상 간호 사이의 차이를 느끼면서, 제가 아직 부족하다는 현실적인 자각이 들었기 때문입니다. 하지만 그 경험을 통해 더 열심히 공부하고, 선생님들의 피드백을 받아들이며 하나씩 배워나갔습니다. 그 시간이 있었기에 지금은 현장에서 배우는 것을 두려워하지 않고, 성장의 기회로 받아들이는 태도가 생겼습니다.

 선배들의 TIP

'고민 → 극복 → 성장' 구조로!
단순히 힘들었다고 말하지 말고, 그 순간을 통해 무엇을 느끼고 어떤 태도를 갖게 되었는지를 중심으로 말해야 해요. '극복 가능성 있는 사람'이라는 인상을 주는 게 중요합니다!

2024안양샘병원 2024창원한마음병원 2024창원파티마병원

33 ☐☐☐ **제일 좋아했던 과목과 제일 싫어했던 과목은? 또는 가장 재미있던 과목과 가장 재미없던 과목은?**

가장 좋아하던 과목은 성인간호학이었습니다. 질환을 이해하고 치료 과정과 간호 중재가 연결되는 구조가 흥미로웠고, 임상과 가장 가까운 느낌이 들어 집중하게 됐습니다. 실습 때 환자 상태를 보고 이론과 연결해 사고할 수 있었던 것도 이 과목 덕분이었습니다. 반면 통계학은 숫자 계산과 그래프 해석이 익숙하지 않아 처음에는 부담스러웠지만 근거 기반 간호의 중요성을 배우면서, 단순히 학문이 아니라 실무와 연결된 도구로 바라보게 되었습니다.

 선배들의 TIP

힘들고 싫었던 과목도 긍정적으로 회복하는 마무리
이 질문은 '어떤 과목이든 어떻게 대하는가'를 보는 거예요. 싫은 과목이 있어도 '그래서 회피했다'는 인상은 피하고, '어렵지만 중요성을 깨닫고 개선하려 했다'는 흐름이면 좋아요. 그리고 면접관 입장에선 "OO과목이 좋아요"라는 말보다 좋아했던 이유 + 경험 기반 + 느낀 점 이 세 가지를 꼭 포함해보세요! 훨씬 인상 깊게 들립니다.

2025일산차병원 2025근로복지공단

34 ☐☐☐ 이전 직장 퇴사 사유는 무엇인가? 여기서도 동일한 이유로 그만 둘 것인가?

이전 직장에서는 업무 강도나 적응의 어려움보다는, 병원 구조상 교육 체계가 체계적이지 않아 배우는 데 한계가 있었습니다. 신규 간호사로서 혼자 남겨지는 상황이 반복되다 보니, 저 스스로도 환자에게 더 책임감 있게 다가가지 못한다는 부담이 컸습니다. OO 병원은 신규 교육 시스템이 잘 갖춰져 있고, 팀워크 중심의 병동 운영을 지향하는 점이 인상 깊었습니다. 이번엔 환경만 바꾸는 것이 아니라, 제 태도도 바꾸고 오래 함께할 준비가 되어 있습니다. 단기적으로 적응이 어려워도 끝까지 책임지고 버틸 수 있는 간호사가 되겠습니다.

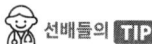 선배들의 TIP

책임감 있게 설명하고, 반복되지 않겠다는 의지까지!
퇴사 사유는 예민한 질문이에요. 절대 환경 탓만 하지 말고, '이런 상황에서 내가 느낀 점 + 이후엔 어떻게 다르게 해보겠다'는 말로 마무리하세요. 그래야 성찰적이고 성숙한 지원자로 보입니다!

예상질문

35 ☐☐☐ 지원자의 자기소개서를 보호자가 읽는다면 어떤 부분을 가장 기억해주었으면 하는가?

실습 때, 환자분이 식사를 거의 못 하셔서 제가 매일 식판에 작은 쪽지를 남기며 응원했던 이야기를 작성했습니다. '입맛 없을 땐 국물만 드셔도 괜찮아요', '오늘은 조금만 더 드셔볼까요?' 같은 말들이었습니다. 하루는 보호자분이 '우리 어머니가 이 쪽지 기다리세요'라고 웃으며 말씀하셨고, 그때 저는 간호가 단지 의료기술이 아니라 마음을 나누는 일이라는 걸 다시 느꼈습니다. 만약 보호자분이 제 자기소개서를 읽으신다면, 제가 '당신의 가족을 내 가족처럼 돌보려고 하는 간호사'라는 점을 기억해주셨으면 좋겠습니다.

 선배들의 TIP

이 질문에선 이런 내용을 꺼내세요!
① 진심을 다했던 순간 : 보호자가 봤을 때 '내 가족에게도 저렇게 하겠구나'라는 믿음이 생길 수 있어요.
② 기술보다는 태도 : 보호자는 '어떻게 했냐'보다 '어떤 사람이냐'가 더 중요합니다. 실력을 자랑하기보다는 성실함, 따뜻함을 보여주세요.
③ 보호자의 시선 : 가령, '보호자분이 저에게 고맙다고 하셨어요'같은 보호자의 시선이 녹아있는 부분을 언급한다면 작지만 진심 어린 행동을 보였구나 느낄 수 있어요.

Chapter 04 직무 및 직업가치관

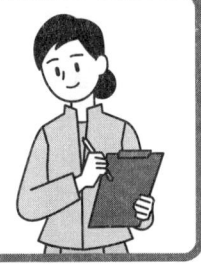

출제빈도 ●●●●●

키포인트 간호사라는 직무의 특성과 나의 가치관이 자연스럽게 연결되어 있고, 그 역할을 감당할 준비와 성장 의지가 있다는 걸 보여주는 게 핵심입니다. 직무에 대한 이해뿐만 아니라 가치관과 직무가 얼마나 맞닿아 있는지, 현실 인식과 책임감, 전문성 향상을 위한 의지를 나타낼 수 있는 답변을 해봅시다!

ALL
01 ☐☐☐ 간호사가 가져야 하는 자질(덕목)을 말해보시오.

제가 가장 중요하다고 생각하는 간호사로서의 자질은 정직함과 성실함입니다. 모르는 것을 모른다고 말하는 것에는 큰 용기가 필요하다고 생각합니다. 배우는 입장에서 선임 간호사께 정직하게 보고 드리는 것과 다시는 실수가 없도록 내 것으로 만드는 성실함이 필요하다고 생각합니다.

 선배들의 **TIP**

자질, 덕목, 마음가짐!
정말 많이 물어보는 질문이에요. 저렇게 단어 하나만 바꿔서 출제된답니다. 다 같은 질문이라고 할 수 있어요. 하지만 저의 기준에서 구분해 보자면 자질은 타고난 것이고 덕목은 실천해야 하는 것, 마음가짐은 사건에 대한 태도와 성향이라고 생각해요. 그렇다면 무엇이 있을까요? 정직함, 성실함, 친절함, 침착함, 사명감, 관찰력, 소통능력, 임기응변, 꼼꼼함, 전문적, 자제력, 협동, 인내력, 헌신 등의 단어들이 있어요. 제가 생각한 신규의 우선순위는 정직함 → 성실함 → 친절함 → 꼼꼼함 → 전문적 → 자제력이라고 생각합니다. 왜냐하면 뒤로 갈수록 일과 노력으로 키울 수 있고 만들 수 있는 부분이라고 생각하기 때문이죠. 정해진 답은 없어요. 이런 단어들을 토대로 병원의 이념과 가치에 맞춰서 대답해보세요.

2023정읍아산병원
02 ☐☐☐ 간호사의 대표적인 직무라고 생각하는 것 두 가지를 말해보시오.

환자 상태 관찰과 간호 중재 수행이라고 생각합니다. 환자의 활력징후, 통증, 의식 상태 등을 지속적으로 관찰하며 변화를 빠르게 감지하고, 의사의 처방에 따라 정확하게 약물을 투여하거나, 필요시 간호적 중재를 제공합니다. 또한 환자 교육이나 보호자 상담 등 정서적 지지와 교육적 역할도 간호사의 중요한 업무라고 생각합니다.

2024안동병원

03 □□□ 환자에게 어떤 간호사가 될 것인가?

곁에 있어주는 간호사가 되고 싶습니다. 질환에 대한 불안과 입원이라는 낯선 환경 속에서 환자들이 느끼는 감정은 생각보다 큽니다. 그래서 저는 필요한 간호를 정확히 수행하는 동시에, 작은 말 한마디, 눈을 맞추는 태도 속에서도 '이 간호사는 내 편이다'라는 느낌을 줄 수 있는 간호사가 되고 싶습니다.

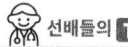 선배들의 **TIP**

정확성과 공감의 균형
이 질문은 간호 철학을 간접적으로 묻는 거예요. 너무 추상적으로만 말하면 흐릿한 인상이 남고, '무엇을 해주는 간호사'인지 구체적으로 말하는 게 중요해요. 정확한 간호와 따뜻한 태도의 조합이 가장 안정적입니다!

2024전주예수병원

04 □□□ 간호사로서 문화적 다양성을 어떻게 존중하고 대응할 것인가?

문화적 다양성을 존중하는 태도는 간호의 기본 자세 중 하나라고 생각합니다. 문화적 다양성을 존중한다는 것은 단순히 '다 이해하겠다'는 태도를 넘어서, 차이를 인식하고 환자에게 맞는 간호를 실천하려는 구체적인 노력을 포함한다고 생각합니다. 무엇보다 중요한 건 '나와 다르다'는 이유로 단정하거나 간과하지 않고, 환자의 신념과 배경을 하나의 '정보'로 이해하고 간호에 반영하는 태도라고 생각합니다.

2023정읍아산병원

05 □□□ 나이트 전담 간호사에게 필요한 역량은 무엇이라고 생각하는가?

나이트 전담 간호사는 야간 근무만을 전담하는 간호사를 의미합니다. 병동 내 환자 수는 낮보다 적을 수 있지만, 상황 대응 인력이 제한적이기 때문에 관찰력, 판단력, 응급 대응 능력이 더욱 중요합니다. 또한 밤새 환자의 안위를 지키는 중요한 역할로, 병원의 24시간 시스템을 유지하는 핵심 인력이라고 생각합니다.

2024전주예수병원

06 ☐☐☐ 간호사로서 일하면서 가장 보람을 느낄 것 같은 순간을 말해보시오.

환자나 보호자께서 저를 보고 '안심이 된다'는 말을 해주실 때 가장 큰 보람을 느낄 것 같습니다. 작은 처치 하나에도 불안을 느끼는 환자들이 많은데, 제가 그 불안을 줄여드릴 수 있다면 간호사로서 제 역할을 제대로 하고 있다는 느낌이 들 것 같습니다. 신뢰받는 간호사, 다시 찾고 싶은 병원의 얼굴이 되는 간호사가 되고 싶습니다.

 선배들의 **TIP**

감정과 역할 인식까지 담기!
이 질문은 간호사로서 '어떤 순간에 동기부여를 느끼는가', '어떤 가치를 갖고 있는가'를 보는 거예요. 그래서 단순히 감사 인사 받았을 때만 말하지 말고, 그때 어떤 감정이 들었고, 왜 그것이 간호사로서 의미 있었는지까지 이어주세요!

2024전주예수병원

07 ☐☐☐ 간호사의 전문성 향상을 위해 어떤 노력을 하고 있는가?

간호사의 전문성은 현장 경험뿐만 아니라 끊임없는 학습과 근거 기반의 실천에서 나온다고 생각합니다. 그래서 학부 시절부터 최신 논문을 찾아보거나, 실습 중 궁금했던 사례는 따로 정리해 복습하는 습관을 들였습니다. 최근에는 ACLS, BLS 자격 관련 내용과, 호흡기계 간호에 대한 심화 강의도 들으며 실무 감각을 키우고 있습니다. 입사 후에도 임상 간호사로서의 전문성은 꾸준한 자기계발로 유지되어야 한다는 마음으로 공부를 지속하겠습니다.

 선배들의 **TIP**

자격증, 강의, 스터디 등 구체적으로 말해야 신뢰감 ↑
열심히 공부하겠다는 말보다 무엇을, 왜, 어떻게 하고 있는지 말해주는 게 훨씬 설득력 있어요. "정맥 주사 시뮬레이션 영상을 반복 시청하고 술기 노트로 정리하고 있습니다" 이런 방식으로 실천 중심으로 표현해보세요!

2017대전보훈병원

08 ☐☐☐ 간호 안전사고 분류 세 가지를 말해보시오.

세 가지는 근접오류, 위해사건, 적신호 사건이 있습니다. 근접오류란 일어날 뻔했지만 일어나지 않은 오류를 말합니다. 위해사건이란 오류로 인한 일시적 손상으로 치료 및 중재가 필요하거나 입원 기간이 연장된 경우를 말합니다. 적신호 사건이란 환자 질병 및 기저질환과 상관없이 집중적인 치료가 필요한 경우, 영구적 손상이 발생한 경우 또는 사망한 경우를 말합니다.

더 알아보기 무조건적으로 적신호 사건인 경우
① 다른 사람 또는 다른 신체 부위에 시행된 수술
② 수술 및 시술 후 비계획적인 이물질 잔재
③ 혈액형 부적합에 의한 용혈성 수혈반응
④ 영아 유괴, 잘못된 영아인계
⑤ 퇴원 입원환자의 자살, 폭행, 살인

더 알아보기 Safety level
병원별로 6~9단계 분류, 근접오류의 범위, 무해사건 추가 등 다릅니다.

level	내용	분류	
0	오류가 발생할뻔 함	근접오류	
1	발생하였으나 손상 없음	위해사건	무해사건
2	발생으로 평가요구 증가, 그러나 변화없고 손상 없음		
3	발생으로 일시적 손상치료나 중재 필요		위해사건
4	발생으로 일시적 손상입원 필요, 재원기간 늘어남		
5	발생으로 영구적 손상	적신호 사건	
6	발생으로 사망		

2020제주대

09 □□□ **기본 간호술 항목을 말해보시오.**

한국간호교육평가원이 제시한 핵심 기본 간호술 26가지가 있습니다. 활력징후 측정, 경구투약, 근육주사, 피하주사, 피내주사, 정맥 수액 주입, 수혈요법, 간헐적 위관영양, 단순도뇨, 유치도뇨, 배출관장, 수술 전 간호, 수술 후 간호, 입원관리하기, 보호 장구 착용 및 폐기물관리, 산소포화도 측정과 심전도 모니터적용, 비강 캐뉼라를 이용한 산소 요법, 기관내 흡인, 기관절개관 관리, 기본 심폐소생술 및 제세동기 적용, 구강간호, 침상목욕, 침상세발, 체위변경, 정맥주입, 통증사정입니다.

2014중앙보훈병원

10 □□□ **QI 활동에 대하여 말해보시오.**

QI(Quality Improvement)란 의료 서비스의 질 향상을 뜻합니다. 이는 환자에게 보다 안전하고 수준높은 의료 서비스를 제공하고자 하는 목표를 수행하는 일련의 활동이기도 합니다.

2021용인세브란스 2018서울시의료원 2014중앙보훈병원

11 □□□ **QI 활동을 한다면 어떻게 할 것인가?**

QI 실습 과제 경험이 있었는데, 소아병동이라 N/S 50mL, 100mL에 주사제를 mix한 경우가 대부분이었습니다. 끝날 예상 시간을 설명하고 투약하여도, 그 사이 종료된 경우 걱정된 보호자분들이 제거해달라고 하는 경우가 많았습니다. 그만큼 일도 늦춰졌습니다. 그래서 코팅지로 시작 시간과 간호사가 제거하러 올 시간을 각각 적어서 같이 걸어두는 QI 활동을 시행하였습니다. 이것을 보고 보호자분들도 더 안심하시고 중간에 나오는 일이 적어져 간호 일도 차례로 진행되었습니다. 따라서 이러한 경험을 바탕으로 환자와 의료의 질 향상을 위해 떠오르는 생각을 바로 메모하고 QI개발에 참여하여 수정하고 보완하고 싶습니다.

2019국립암센터 2015대구보훈병원

12 ☐☐☐ **간호학생과 간호사의 차이점을 말해보시오.**

학생은 전문인이 되기 위한 준비과정, 간호사는 전문인입니다. 가장 큰 차이점은 책임감입니다. 학생 때에는 학생으로서 의무를 다하는 책임감이라면 간호사는 전문인으로서 자신이 맡은 환자에 대한 책임감이 더욱 크게 다가올 것이라고 생각합니다.

2023분당차병원 2020제주대 2020근로복지공단 2015대구보훈병원 2015국민건강보험공단

13 ☐☐☐ **가장 자신 있는 핵심기본간호술을 말해보시오.**

① 신규: 수혈요법입니다. 예전에 헌혈을 하기 전에 혈액비중검사를 한 적이 있습니다. 한 방울의 피를 얻기 위해 찔렸던 통증으로 며칠 동안 얼얼함이 지속되었던 경험이 있었습니다. 그래서 간이혈당검사를 할 때 헌혈 당시 기억이 떠올랐습니다. 환자의 혈당측정 시 어떻게 하면 아프지 않을까 고민을 해보았던 것 같습니다.

② 경력직: 수혈요법입니다. 시행 전 환자의 피부 두께 및 상태를 사정하고, 여러 번의 경험으로 터득한 최소한의 바늘 두께를 선정하여 수혈을 하였습니다. 찌른 것이 맞는지, 아프지 않다고 칭찬해주시던 환자분들의 말에 뿌듯함을 느꼈습니다.

 선배들의 **TIP**

노하우를 물어보는 질문
사실 신규에게 노하우를 말해보아라. 이런 말은 안 해요. 경력직 간호사들에게 물어보는 질문이죠! 그래서 그에 대한 답을 적어보았답니다. 신규간호사 여러 분들은 핵심간호술 항목 중 실습하면서 했던 것에서 제일 자신 있는 것과 없는 것을 생각해보고 대답하면 됩니다.

2024전주예수병원

14 ☐☐☐ **최근 읽은 간호 관련 서적이나 논문이 있다면 소개해 주세요.**

최근에는 노인 간호 관련 논문 중 '낙상 예방 교육 프로그램이 입원 환자의 불안 감소에 미치는 영향'에 관한 연구를 읽었습니다. 해당 연구는 교육적 중재가 실제 낙상률뿐만 아니라 환자의 정서적 안정에도 효과가 있음을 보여주었고, 이를 통해 단순히 예방만이 아닌 '설명하고 안심시키는 간호'의 중요성을 다시 한번 느꼈습니다. 이런 근거 기반 간호를 실무에서 어떻게 적용할 수 있을지 스스로도 계속 고민하게 되었고, 입사 후에도 EBN(근거 기반 간호)의 관점에서 간호를 실천하는 간호사가 되고 싶다는 생각을 하게 됐습니다.

 선배들의 **TIP**

무엇을 읽었냐보다, 무엇을 느꼈냐가 중요합니다.
이 질문은 정말 많은 지원자들이 "책이 기억 안 나요", "논문은 안 읽었어요" 하고 넘어가곤 해요. 하지만 부담스러워하지 마세요! 중요한 건 아주 짧은 내용 요약 + 인상 깊은 포인트 + 간호에 대한 나의 태도 변화예요. 책이 에세이라도 괜찮고, 논문은 제목만 알아도 좋아요. 그걸 읽고 내가 간호를 어떻게 바라보게 되었는가, 그게 핵심입니다!

2019서울적십자병원

15 ☐☐☐ **본인이 면접관이라면 면접자에게 어떤 질문을 할 것인가?**

제가 면접관이라면 '간호사라는 직업을 오랫동안 지속하기 위해 가장 중요하다고 생각하는 태도는 무엇인가요?'라고 질문하고 싶습니다. 간호는 단순한 기술직이 아니라, 끊임없는 자기관리와 감정노동, 협업이 필요한 직업이라고 생각합니다. 그래서 단기적인 목표보다도, '이 일을 오래 하려면 나는 어떤 자세로 임해야 할까?'를 고민하는 지원자라면 현장에서 훨씬 더 책임감 있고 지속 가능한 간호를 실천할 수 있을 거라 생각하기 때문입니다.

 선배들의 **TIP**

자기 가치관을 보여줄 기회
지원자들이 흔히 실수하는 건 "강점을 묻겠습니다" 같은 너무 전형적인 질문만 말하는 거예요. 내가 실제로 궁금했던 질문, 나였으면 꼭 물어보고 싶은 본질적인 태도를 중심으로 말하면 사고력 + 간호 철학 + 관찰력까지 어필할 수 있어요!

2024국민건강보험공단 2024전주예수병원 2022의정부성모병원 2012광주보훈병원

16 □□□ 간호사 전문직으로 발전하기 위해 필요한 역량이 무엇이라고 생각하는가?

책임감과 성실함을 가지고 자신을 성장시킬 수 있는 노력, 즉, 자기개발을 하는 간호사가 되어야 한다고 생각합니다. 현재 의료계도 AI의 도입과 함께 빠르게 변화하고 있습니다. 따라서 미래에 발맞춰 갈 수 있도록 연구하는 간호사가 될 것입니다.

> **선배들의 TIP**
>
> **간호사 전문성의 속성**
> 고도의 간호지식 탁월한 간호기술, 인간중심 간호 수행, 윤리성, 책임감, 동료 간 협력, 자율성, 탁월한 상황판단 및 문제 해결력이 있습니다. 이를 위한 선행 요인은 '간호교육과 경험', '연구 활동', '개인자질', '자기 주도적 훈련', '간호사로서의 경험'입니다.

> **선배들의 TIP**
>
> **1만 시간의 법칙**
> 스웨덴 출신 심리학자 안데르스 에릭슨이 베를린 음악학교의 바이올린 전공 학생들을 대상으로 한 연구 결과로 전문가의 법칙이라 알려져 있습니다. 이는 학생을 대상으로 20세까지 평균 연습 시간을 약 1만 시간으로 도출한 것입니다. 1만 시간은, 하루 도 빼먹지 않고 매일 10시간씩 하면 약 만 3년 정도 되겠군요. 한참 잘 한다고 생각이 들 때, 더 해야 합니다. 끝이 없어요.

2023인제대해운대백병원

17 □□□ 근거기반 실무 간호에 대하여 말해보시오.

환자간호를 하면서 임상적 결정을 내릴 때, 현존하는 과학적인 최상의 근거를 갖고 결정을 내려 간호중재를 수행을 하는 것입니다.

> **선배들의 TIP**
>
> **병원간호사회의 근거기반 간호실무지침(Evidence based nursing)**
> 병원간호사회 자료실에 근거기반 간호실무 지침자료가 있습니다. 정맥주입요법, 욕창, 경장영양, 유치도뇨, 구강간호, 간헐도뇨간호, 정맥혈전색전증 예방간호, 의료기관의 격리주의지침, 통증간호, 낙상 간호, 장루간호,정맥성 하지궤양 간호 총 12개 항목입니다.

2024전주예수병원

18 ☐☐☐ **간호사로서 윤리적 의사결정을 해야 할 때 어떤 기준을 적용할 것인가?**

윤리적 의사결정이 필요한 상황에서는 환자의 권리와 안전을 최우선 가치로 삼고, 간호 윤리 강령과 기본 원칙을 기준으로 삼아 판단하겠습니다. 예를 들어 저는 자율성 존중, 선행, 악행 금지, 정의라는 4대 윤리 원칙을 가장 기본적인 기준으로 생각하고 있습니다. 환자가 충분히 설명을 듣고 스스로 결정을 내릴 수 있는 자율성을 존중하면서도, 그 결정이 환자에게 이로운가, 해가 되지는 않는가를 간호사로서 한 번 더 고민하겠습니다.

 선배들의 **TIP**

> 윤리 원칙 + 환자 중심 + 협업 구조 = 안정된 답변
> 윤리적 판단 기준을 묻는 질문에선 "제가 생각하기에는…"보다는 윤리 원칙이나 강령을 바탕에 두는 게 신뢰를 줘요. 자율성 존중, 선행, 악행 금지, 정의 이 네 가지를 기준으로 삼고 그에 따라 의사결정을 하겠다는 식이면 무난한 모범 답변이 될 거예요.

2017대전보훈병원

19 ☐☐☐ **간호사로서 직업윤리가 중요한 이유에 대하여 말해보시오.**

간호사는 전문직입니다. 따라서 간호사라는 직업이 가지는 의료윤리를 포함하여 생각해야 합니다. 전문직인 간호사는 모든 업무를 표준에 따라 수행하며 간호에 대한 행위를 책임지고, 간호 표준개발과 연구를 합니다. 또한 전문적인 활동과 간호활동에 형평성 및 공정성을 유지하기 위하여 노력해야 합니다. 이로써 안전한 제공을 할 수 있기 때문입니다.

 선배들의 **TIP**

> **참고하세요!**
> 간호인이 가지는 윤리가 있습니다. 간호사 윤리선언과 윤리 강령을 참고하여 답변해보세요.

더 알아보기 한국간호사 윤리선언<2023.2.28. 개정>

① 우리 간호사는 인간 생명을 존중하고 인권을 지킴으로써 국가와 인류 사회에 공헌하는 숭고한 사명을 부여받았다.

② 이에 우리는 국민의 건강 증진과 안녕 추구를 간호 전문직의 본분으로 삼고 이를 실천할 것을 다음과 같이 다짐한다.

③ 우리는 어떤 상황에서도 간호 전문직으로서의 명예를 지키고 품위를 유지하 며, 국민건강 지킴이의 역할에 최선을 다한다.

④ 우리는 인간 생명에 영향을 줄 수 있는 첨단 의과학 기술을 포함한 생명 과학 기술을 적용하는 것에 대해 윤리적 판단을 견지하며, 부당하고 비윤리적인 의료 행위에는 참여하지 않는다.
⑤ 우리는 간호의 질 향상을 위해 노력하고, 모든 보건 의료 종사자의 고유한 역할을 존중하며 국민 건강을 위해 상호 협력한다.
⑥ 우리는 이 다짐을 성실히 지킴으로써 간호 전문직으로서의 사회적 소명을 완수하기 위해 최선을 다할 것을 엄숙히 선언한다.

> **더 알아보기** 한국간호사 윤리선언<2023.2.28. 개정>
> ① 간호사와 대상자
>   - 평등한 간호 제공 : 간호사는 간호 대상자의 국적, 인종, 종교, 사상, 연령, 성별, 정치적·사회적·경제적 지위, 성적 지향, 질병, 장애, 문화 등의 차이에 관계없이 평등하게 간호한다.
>   - 개별적 요구 존중 : 간호사는 간호 대상자의 관습, 신념 및 가치관에 근거한 개인적 요구를 존중하여 간호하는 데 최선을 다한다.
>   - 사생활 보호 및 비밀유지 : 간호사는 간호 대상자의 개인 건강 정보를 포함한 사생활을 보호하고, 비밀을 유지하며, 간호에 필요한 최소한의 정보 공유를 원칙으로 한다.
>   - 알 권리 및 자기결정권 존중 : 간호사는 간호의 전 과정에 간호 대상자를 참여시키며, 충분한 정보 제공과 설명으로 간호 대상자가 스스로 의사 결정을 하도록 돕는다.
>   - 취약한 간호 대상자 보호: : 간호사는 취약한 환경에 처해 있는 간호 대상자를 보호하고 돌본다.
>   - 건강 환경 구현 : 간호사는 건강을 위협하는 사회적 유해 환경, 재해, 생태계의 오염으로부터 간호 대상자를 보호하고, 건강한 환경을 보전·유지하는 데 적극적으로 참여한다.
>   - 인간의 존엄성 보호 : 간호사는 첨단 의과학 기술을 포함한 생명 과학 기술의 적용을 받는 간호 대상자를 돌볼 때 인간 생명의 존엄과 가치를 인식하고 간호 대상자를 보호한다.
> ② 전문인으로서 간호사의 의무
>   - 간호 표준 준수 : 간호사는 모든 업무를 대한간호협회 간호 표준에 따라 수행하고 간호에 대한 자신의 판단과 행위에 책임을 진다.
>   - 교육과 연구 : 간호사는 간호 수준의 향상과 근거 기반 실무를 위한 교육과 훈련에 참여하고, 간호 표준 개발 및 연구에 기여한다.
>   - 정책 참여 : 간호사는 간호 전문직의 발전과 국민 건강 증진을 위해 간호 정책 및 관련 제도의 개선 활동에 적극적으로 참여한다.

- 정의와 신뢰의 증진 : 간호사는 의료자원의 분배와 간호 활동에 형평성과 공정성을 유지함으로써 사회의 공동선과 신뢰를 증진하는 데에 기여한다.
- 안전을 위한 간호 : 간호사는 간호의 전 과정에서 간호 대상자의 안전을 우선시 하며, 위험을 최소화하기 위한 조치를 취해야 한다.
- 건강 및 품위 유지 : 간호사는 자신의 건강을 보호하고 전문인으로서의 긍지와 품위를 유지한다.

③ 간호사와 협력자
- 관계 윤리 준수 : 간호사는 동료 의료인이나 간호 관련 종사자와 협력하는 경우 상대를 존중과 신의로서 대하며, 간호 대상자 및 사회에 대한 윤리적 책임을 다한다.
- 간호 대상자 보호 : 간호사는 동료 의료인이나 간호 관련 종사자에 의해 간호 대상자의 건강과 안전이 위협받는 경우, 간호 대상자를 보호하기 위한 적절한 조치를 취한다.
- 첨단 생명 과학 기술 협력과 경계 : 간호사는 첨단 생명 과학 기술을 적용한 보건 의료 연구에 협력함과 동시에, 관련 윤리적 문제에 대해 경계하고 대처한다.

2023서울순천향대
20 ☐☐☐ 환자의 입장에서 한치의 오차 없이 완벽하지만 불친절한 간호사와 실수는 있어도 환자에게 친절한 간호사 중 어떤 간호사가 더 낫다고 생각하는가?

둘 다 간호사에게 꼭 필요한 요소지만, 환자의 안전을 위해서라면 '정확한 간호'가 더 우선되어야 한다고 생각합니다. 하지만 단순히 기술만 완벽하다고 해서 환자에게 좋은 간호사라고 보기는 어렵습니다. 그래서 저는 '정확성과 친절함 중 하나만 선택하는 것'보다는 정확함을 바탕으로 한 공감 있는 소통이 가능한 간호사가 되어야 한다고 생각합니다. 실수는 환자에게 직접적인 위해가 될 수 있기 때문에, 간호사로서 완벽함을 추구하며 끊임없이 배우고, 동시에 감정적 교류와 따뜻한 태도를 갖춘 사람이 되겠다는 마음가짐으로 임하겠습니다.

 선배들의 **TIP**

하나만 고르지 말고, 균형을 말하라!
이 질문은 갈등 상황에서 어떤 가치 기준을 우선하는지를 보는 거예요. 하나만 고르면 단편적인 사고처럼 보일 수 있어요. 그래서 정확성은 기본, 그 위에 친절함이 쌓일 때 진짜 간호! 라는 메시지로 정리하면 강한 인상을 줄 수 있어요.

21 □□□ 간호사로서 윤리적 딜레마에 직면했을 때 어떻게 대처할 것인지 말해보시오.

① 무엇보다도 환자의 권리와 안전을 최우선으로 생각하면서도, 팀 내 소통을 통해 신중히 접근해야 한다고 생각합니다. 예를 들어, 환자가 처방된 치료를 거부하거나 보호자와 의견이 다를 경우, 의료진의 판단과 환자의 자기결정권 사이에서 갈등이 생길 수 있습니다. 이럴 땐 감정적으로 반응하기보다, 먼저 환자의 의사를 정확히 경청하고, 상황을 객관적으로 기록하며, 필요시 담당 간호사, 의사, 윤리위원회 등 적절한 팀 내 의사소통 체계를 활용하겠습니다. 또한 동료 간호사의 실수가 환자 안전에 영향을 미칠 수 있는 상황이라면, 비난보다 개선 중심의 접근을 택해, 환자 보호를 위한 책임 있는 보고와 상호 협력의 태도로 대응하겠습니다. 윤리적 딜레마는 한 사람의 판단만으로 해결되는 일이 아니기 때문에, 전문직 간호사로서 기준과 절차를 존중하며, 환자 중심의 결정을 이끌어가는 자세를 지니겠습니다.

② 실습 중, 경도 치매를 가진 어르신이 퇴원 당일 병실을 떠나기 싫다고 하시며 심하게 저항하신 상황을 본 적이 있습니다. 보호자와 의료진은 퇴원을 결정한 상태였지만, 환자분은 혼란과 불안을 호소하며 병원에 계속 남고 싶다고 하셨습니다. 이 상황은 '환자의 의사를 어느 정도까지 존중할 것인가', '치료가 끝난 후에도 병원에 머무는 것이 과연 최선인가'라는 윤리적 딜레마를 불러일으켰습니다. 간호사로서 이럴 때는 먼저 환자의 감정을 정서적으로 수용하고, 환자 입장에서 낯선 환경에 대한 불안이나 퇴원 후 생활에 대한 걱정을 공감하며 경청해야 한다고 생각합니다. 무작정 환자를 설득하거나 상황을 밀어붙이기보다는, 환자의 인지상태와 감정을 이해하고, 의료팀과 협력하여 환자 중심의 해결책을 찾아가는 것이 윤리적 딜레마 상황에서 간호사의 중요한 역할이라고 생각합니다.

> **선배들의 TIP**
>
> 상황, 판단 기준, 실행 방식의 3단계로 말해요!
> 윤리적 딜레마는 정답이 없기 때문에, 내가 어떤 기준으로 판단하는지, 어떤 절차나 도움을 활용하는지, 누구의 입장을 중심에 두는지 이 세 가지가 들어가야 설득력이 생겨요. 핵심은 항상 환자 중심 + 팀 기반 문제 해결이라는 점, 꼭 기억해요!

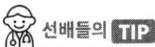

사례형 답변 시 명확한 흐름으로 답하기
사례형 답변은 너무 길게 늘어놓기보다는 어떤 상황이었는지, 무엇이 딜레마였는지, 내가 어떤 기준과 방식으로 해결하려 했는지 이 흐름이 명확해야 해요. 의료진·환자·보호자 간 갈등 조정 능력도 자연스럽게 어필할 수 있습니다.

2024제주대

22 ☐☐☐ '차별 없는 의료'란 무엇이라고 생각하는가?

환자의 질환, 나이, 성별, 국적, 경제적 여건, 태도에 상관없이 모든 사람에게 동등하게 접근성과 질 높은 간호를 제공하는 것이라고 생각합니다. 특히 간호사는 환자의 정보에 먼저 접근하고, 직접 대면하는 사람인만큼 무의식적인 편견 없이, 환자 한 명 한 명의 상황과 존엄을 있는 그대로 인정하고 간호해야 한다고 생각합니다. 또한 환자가 자신의 목소리를 낼 수 없는 상황에서는 대신 말해주는 역할이 바로 간호사이기에, 공정한 간호를 실천하는 태도가 중요하다고 생각합니다. 저 역시 신규간호사 지원자로 환자 본연의 가치에 집중하며 차별 없는 간호를 수행 하도록 하겠습니다.

이 질문은 내 간호 철학을 보여주는 기회!
차별 없는 의료는 단순히 "다 똑같이 대해요"가 아니라 "어떤 배경을 가진 환자든 존중하고 권리를 보장하는 간호"를 말해야 진정성이 느껴져요. 간호사의 '대변자 역할'도 언급하면 아주 좋습니다!

2024전주예수병원

23 ☐☐☐ 간호사로서 가장 큰 도전이 될 것 같은 부분은 무엇이며, 이를 어떻게 극복할 계획인가?

신규 간호사로서 가장 큰 도전은 빠르게 변화하는 임상 상황에 침착하게 대처하고, 처치와 판단을 동시에 해내야 하는 실무의 복잡성이라고 생각합니다. 이런 도전을 극복하기 위해선 기본기와 술기 숙련도 향상은 물론, 경험 많은 선배 간호사들의 조언을 적극적으로 듣고 팀 내에서 질문을 두려워하지 않는 태도가 중요하다고 생각합니다. 저는 부족함을 인정하고 배우는 데에 주저하지 않는 자세로, 실무에서도 책임감 있게 성장해나가겠습니다.

2024전주예수병원

24 ☐☐☐ **간호사로서 환자의 권리를 어떻게 보호할 것인가?**

환자의 권리는 의료법에 따라 진료받을 권리, 알 권리, 자기결정권, 비밀보장권입니다. 간호사로서 저는 이 네 가지 권리가 실무에서 제대로 지켜질 수 있도록 중간 매개자 역할을 충실히 수행하겠습니다. 예를 들어, 환자가 본인의 상태나 치료 방향을 충분히 이해하지 못했을 경우, 의료진의 설명을 보완하거나 쉽게 풀어드리고, 환자가 충분히 질문할 수 있도록 시간을 확보하는 등 정보 접근과 자기결정권이 보장되는 환경을 만들고자 노력하겠습니다. 또한 환자의 상태나 치료 내용이 타인에게 누설되지 않도록 기록물 관리와 말 한마디에도 책임감을 갖고, 필요시 보호자와의 정보 공유 시 환자의 동의를 먼저 구하는 원칙을 지키겠습니다. 환자의 권리 보호는 단지 문서상 내용이 아니라, 간호사가 실천하는 일상의 작은 태도에서부터 출발한다고 생각합니다. 저는 간호사의 역할을 신뢰받을 수 있도록 꾸준히 배워가며 실천하겠습니다.

더 알아보기 의료법상 환자의 권리와 의무

① 환자의 권리
- 진료받을 권리 : 환자는 자신의 건강보호와 증진을 위하여 적절한 보건의료서비스를 받을 권리를 갖고, 성별·나이·종교·신분 및 경제적 사정 등을 이유로 건강에 관한 권리를 침해받지 아니하며, 의료인은 정당한 사유 없이 진료를 거부하지 못한다.
- 알권리 및 자기결정권 : 환자는 담당 의사·간호사 등으로부터 질병 상태, 치료 방법, 의학적 연구 대상 여부, 장기이식 여부, 부작용 등 예상 결과 및 진료 비용에 관하여 충분한 설명을 듣고 자세히 물어볼 수 있으며, 이에 관한 동의 여부를 결정할 권리를 가진다.
- 비밀을 보호받을 권리 : 환자는 진료와 관련된 신체상·건강상의 비밀과 사생활의 비밀을 침해받지 아니하며, 의료인과 의료기관은 환자의 동의를 받거나 범죄 수사 등 법률에서 정한 경우 외에는 비밀을 누설·발표하지 못한다.
- 상담·조정을 신청할 권리 : 환자는 의료서비스 관련 분쟁이 발생한 경우, 한국의료분쟁조정중재원 등에 상담 및 조정 신청을 할 수 있다.

② 환자의 의무
- 의료인에 대한 신뢰·존중 의무 : 환자는 자신의 건강 관련 정보를 의료인에게 정확히 알리고, 의료인의 치료계획을 신뢰하고 존중하여야 한다.
- 부정한 방법으로 진료를 받지 않을 의무 : 환자는 진료 전에 본인의 신분을 밝혀야 하고, 다른 사람의 명의로 진료를 받는 등 거짓이나 부정한 방법으로 진료를 받지 아니한다.

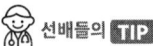

쉽게 알아보기!
병원마다 환자의 권리는 다릅니다. 그렇지만 위의 네 가지는 의료법상 나와있는 환자의 권리와 의무로 필수적으로 들어갑니다. 하지만 지원 병원 홈페이지에 들어가서 미리 숙지할 것을 추천해드립니다. 외우기 팁으로 앞글자만 따서 읽어보세요! 진알비상, 지날(랄)비상!

법을 기반으로 실천 태도도 좋아요
이 질문에서 의료법에 대해 알고 있는 건 지식이고, 그걸 간호사로서 어떻게 실천할 것인지 말하는 게 직업적 태도입니다. "진료 받을 권리는 응급실에서의 선착순 아닌 중증도 분류와도 연결되고요, 자기결정권은 설명 간호 때 제가 어떻게 도와야 하는지를 알려줘요." 이렇게 실제 사례나 경험과 연결하면 기억에 남는 답변이 됩니다!

2020국립암센터

25 ☐ ☐ ☐ **간호학과를 다니면서 자부심을 느꼈던 순간과 후회했던 순간을 말해보시오.**

자부심을 느꼈던 순간은 실습 중 환자분께 '든든하다'는 말을 들었을 때였습니다. 간호사로서 제가 전달한 정서적 지지가 환자에게 의미 있었음을 느끼며, 간호는 작은 말과 행동 하나로도 누군가의 하루를 바꿀 수 있는 힘이 있는 직업이라는 걸 깨달았고, 그 순간 제 선택에 확신을 가졌습니다. 반대로 후회했던 순간은 학년 초반, 과제와 실습 준비에 치여서 공부를 단순히 '외워야 할 것'처럼 여겼던 시기입니다. 그때는 간호가 사람을 만나는 일이라는 본질을 놓치고 있었고, 좀 더 일찍 마음을 열고 '사람 중심 간호'를 고민했더라면 좋았을 걸 하는 아쉬움이 있습니다. 이후부터는 이론을 외우기보다 '이걸 어떤 환자에게 쓰게 될까'를 떠올리며 공부하고 있습니다.

후회는 반성으로, 자부심은 사명감으로 연결
후회를 말할 때 자책보다는 변화의 계기로 연결해야 성숙하게 들리고, 자부심은 감정과 직업적 의미까지 연결해야 간호사다운 깊이가 느껴져요. 특히 간호를 대하는 시선이 바뀌었다는 흐름이 좋습니다.

2023의정부성모병원 2019중앙보훈병원 2012광주보훈병원

26 ☐☐☐ **어떤 간호사가 되고 싶은가?**

저는 욕심이 많습니다. 먼저 일 잘하는 신규 간호사가 된 다음, 그것을 바탕으로 환자와 보호자를 아울러서 보살피고, 시간 날 때마다 공부하는 똑똑한 간호사가 되고 싶습니다!

 선배들의 **TIP**

한 가지만 고르라면
입장을 바꿔서 생각해보세요. 여러분이 아픕니다. 병에 걸렸어요. 능력 있고 실력 있는 의사 or 착하고 친절한 의사 or 논문 많이 쓰고 똑똑한 의사(or 번외편 : 잘생기고 유명한 의사) 등등등…. 누구한테 진료를 보고 싶나요? 이에 따른 선택과 그 이유를 대답하면 됩니다.

2023부천성모병원

27 ☐☐☐ **모교 간호학과를 자랑해보시오.**

저는 제 모교 간호학과의 현장 밀착형 교육과 '실무력 중심'의 커리큘럼에 가장 큰 자부심을 느낍니다. 학교에서는 단순히 이론 수업에 그치지 않고, 시뮬레이션 실습, 시나리오 기반 토의, 또한 다양한 임상기관과의 연계를 통해 실제 간호 현장에 대비한 훈련을 철저히 받을 수 있었습니다. 또한 교수님들께서도 학생 개개인의 성향을 고려해 실습 배치나 진로 상담을 해주시는 분위기라, 단순히 지식을 쌓는 것을 넘어서 '어떤 간호사가 될 것인가'에 대해 고민할 수 있는 환경이었다고 생각합니다. 그 덕분에 저는 임상에서 환자를 대하는 태도와 실무 기술 양쪽을 함께 준비할 수 있었고, 이제는 배운 것을 실천하는 위치로 나아가고 싶다는 생각을 갖게 되었습니다.

 선배들의 **TIP**

학교 자랑보단, 그 안에서 내가 어떻게 성장했는지를 말하라
이 질문은 학교 광고가 아니라, "당신은 어떤 환경에서, 어떻게 준비된 간호사가 되었나?"를 보는 거예요. "실습 기회가 많았다', '교수님 피드백이 세심했다', '협력과 토론 중심 수업이 인상적이었다' 이런 키워드를 통해 내 전공 몰입도와 학습 태도를 함께 보여주는 게 포인트예요!

2017국립중앙의료원

28 ☐☐☐ 학교생활에서 행복했던 경험을 말해보시오.

학교생활 중 가장 행복했던 경험은 실습 후 좋아하는 배달 음식을 시켜 팀원들과 함께 실습일지를 쓰며 하루를 되돌아보던 시간입니다. 힘들었던 일도 많았지만, 서로의 관찰을 나누고 환자 반응을 공유하며 같은 장면을 다양한 시선으로 바라볼 수 있었던 그 순간들이 따뜻하게 기억에 남습니다. 그때 느낀 감정은 '아, 나는 혼자가 아니구나', 그리고 '서로 배려하고 나누는 것이 결국 간호의 본질과 닿아 있구나'라는 작은 확신이었습니다. 이러한 경험을 통해 간호라는 길이 어렵지만 함께하면 버틸 수 있다는 자신감을 얻었습니다.

2023대청종합병원

29 ☐☐☐ 첫 월급을 타면 무엇을 하고 싶은가?

① 가장 먼저 가족들에게 선물을 하고 싶습니다. 평소에 부모님께 필요한 물건이 무엇인지 알고 있으면서 선뜻 사드리지 못해 아쉬웠습니다. 또한, 액수가 충분하지 않아도 오로지 부모님 자신을 위해 쓰실 용돈을 드리고 싶습니다.

② 첫 월급이라는 것은 제게 새로운 시작이라고 생각됩니다. 한 달이 비록 짧은 시간이지만 시작과 마무리를 잘한 저에게 사회생활에 필요한 옷과 신발을 선물하고 싶습니다.

 선배들의 **TIP**

첫 월급, 첫 소비!
질문에 대하여 개인 소비 취향 및 대인관계, 경제적 관념을 유추할 수 있습니다. 그동안 도움을 받았던 부모님 또는 주변사람들에게 선물을 하거나 자기개발에 투자하겠다는 답변이 가장 무난합니다.

2024국민건강보험공단

30 ☐☐☐ **간호사가 아닌 다른 직업을 선택했다면 무슨 직업을 선택했을 것인가?**

만약 간호사가 아니었다면 사회복지사나 심리상담사처럼 사람의 감정과 삶에 가까이 다가갈 수 있는 직업을 선택했을 것 같습니다. 저는 누군가의 이야기를 듣고 정서적으로 지지해주는 역할에 보람을 느끼는 편이라, 자연스럽게 간호라는 길을 선택했습니다. 지금 생각해보면 간호는 단순한 의학적 처치를 넘어서, 삶의 전반에 개입하고 지지하는 전문직이라는 점에서 저와 잘 맞는 선택이었다는 생각이 듭니다.

예상질문

31 ☐☐☐ **간호를 '○○하는 일' 이라고 정의한다면, 어떤 단어를 넣고 싶은가?**

저는 "신뢰를 지켜내는 일"이라고 정의하고 싶습니다. 단순히 환자를 돌보는 것을 넘어서, 환자와 보호자가 '이 사람이라면 괜찮겠다'고 믿고 맡긴 그 마음을 책임지는 게 간호사의 진짜 역할이라고 생각합니다. 실습하면서 환자에게 매일 같은 시간에 인사하고 설명드렸는데 그걸 기억하시곤 퇴원하는 날 제게 조용히 고맙다고 해주신 적이 있습니다. 그때부터 저는 간호는 기술보다도 '약속을 지키는 태도'에서 시작된다는 걸 느꼈고, 그런 신뢰를 쌓고 지켜내는 간호사가 되고 싶습니다.

 선배들의 **TIP**

나의 가치관은?

간호사의 역할에 대해 개인의 가치관과 해석을 어떻게 가지고 있는지, 간호라는 일에 대한 진정성과 철학을 확인하고자 하는 질문이에요. 정답은 없습니다. 자신의 경험과 태도를 녹여 직업가치관을 전달하세요!

Chapter 05 실습 경험 및 자기관리

출제빈도 ●●●●○

키포인트 현장에서 무엇을 배웠고 그걸 어떻게 자기 것으로 만들었는가, 그리고 체력과 감정·일정 공부 관리 능력은 어느 정도인가를 파악하기 위한 질문입니다. 실습 경험을 향후 간호사로서의 태도와 연결하고, 자기관리는 실습으로부터 배운 태도를 오래 지키기 위한 준비임을 염두에 두어 답변해봅시다!

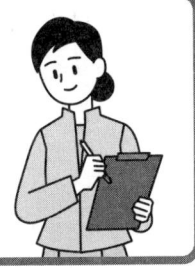

III 인성면접

ALL

01 □□□ 본인만의 스트레스 관리법을 말해보시오.

스트레스를 받으면 몸부터 풀어주는 방식으로 관리하는 편입니다. 주로 필라테스나 실내 자전거 같은 운동을 통해 긴장을 해소하고, 짧은 산책이나 음악 듣기, 가벼운 글쓰기를 하면서 마음을 비우는 시간도 중요하게 생각합니다. 또한 스트레스 상황을 혼자 끌어안기보다, 신뢰하는 사람과 나누거나 기록으로 정리해 생각을 객관화하려는 습관이 있습니다. 이런 방식은 감정을 건강하게 흘려보내는 데 많은 도움이 됐습니다.

 선배들의 **TIP**

> **자신만의 루틴이 핵심!**
> 간호사 업무는 스트레스가 크기 때문에, 이 질문은 스스로 감정과 피로를 조절할 수 있는 사람인가를 평가하려는 거예요. 너무 거창하게 말하지 않아도 되지만, 본인만의 루틴이 있다는 걸 보여주는 게 포인트예요.

2024한국원자력의학원

02 □□□ 실습 시 통증 호소하는 환자에게 통증을 경감해준 경험이 있는가?

고령 환자분이 복부 수술 후 통증을 지속적으로 호소하셨습니다. 담당 간호사 선생님과 상의 후 처방된 약은 투여되었지만, 환자분은 계속 불편함을 표현하셨고, 저는 비약물적 중재로 체위 변경, 복식 호흡 유도, 부드러운 마사지를 제안드렸습니다. 작은 터치였지만 환자분이 '조금 편해진 것 같다'고 말씀해주셨고, 그 경험을 통해 약물 외에도 환자 상태에 따라 다양한 접근이 필요하다는 것을 배웠습니다.

Chapter.05 실습 경험 및 자기관리 **117**

2023명지병원

03 □□□ 취미는 무엇인가?

요즘은 필라테스를 즐겨 하고 있습니다. 업무와 학업이 반복되면 몸과 마음이 쉽게 무거워지는데, 운동을 하며 자세 교정과 스트레스 해소를 동시에 할 수 있어 꾸준히 하고 있습니다. 또 한 가지는 독서인데, 한 달에 한 권은 꼭 읽으려고 하고 있으며, 간호 관련 에세이나 인간관계에 대한 책을 통해 제 감정과 타인을 돌아보는 시간을 갖고 있습니다.

 선배들의 **TIP**

스트레스 해소 + 자기관리로 연결하면 최고!
면접에서 취미는 단순히 재미를 위한 게 아니라, 자기관리 능력을 확인하려는 목적도 있어요. 그래서 이 취미가 저에게 어떤 긍정적인 영향을 주는지도 함께 말하면 훨씬 좋습니다.

2024창원한마음병원

04 □□□ 우리 병원 실습 경험이 있는지? 있다면 실습하면서 느낀 병원의 부족한 점을 말해보시오.

실습 당시 병동 선생님들께서 신규 간호사나 실습생에게도 친절하고 체계적으로 교육해주시는 분위기가 인상 깊었습니다. 환자 중심의 간호 전달 체계도 잘 잡혀 있다는 느낌을 받았고, 병원 시스템에 대한 신뢰감도 컸습니다. 다만, 실습생 입장에서 기록 접근권한이나 설명 자료가 부족해 학습적인 면에서 아쉬움이 있었던 점은 느꼈습니다. 물론 감염 예방이나 보안상의 이유가 있다는 건 충분히 이해하며, 이런 한계를 보완하기 위해 더 주도적으로 공부해야겠다는 다짐도 하게 되었습니다.

 선배들의 **TIP**

비판보다 아쉬움, 대처 방안으로!
병원의 부족한 점을 묻는 건 태도와 표현력을 보려는 거예요. "이건 아쉬웠지만, 이런 이유가 있을 거라 이해했고, 이렇게 보완했다" 이 구조로 말하면 비판이 아니라 성숙한 시선으로 받아들여집니다.

2025창원한마음병원 2023국립암센터 2022분당차병원 2021의정부을지대 2021서울순천향대

05 □□□ **3교대 간호는 여러모로 힘들 텐데 어떻게 극복할 것인가?**

3교대는 간호사에게 가장 큰 현실적인 과제 중 하나라고 생각합니다. 그래서 근무 리듬에 따른 수면, 식사, 운동 루틴을 미리 설정해두는 것이 중요하다고 생각합니다. 저는 이미 불규칙한 학습·실습 일정 속에서도 리듬을 맞추는 훈련을 해왔고, 앞으로는 교대 전후 일정 조절, 짧은 낮잠, 카페인 조절 등 구체적인 수면 위생 관리를 병행해 컨디션을 유지할 계획입니다. 무엇보다도 교대 근무를 힘들게만 생각하기보다는, 업무의 다양성과 팀워크 속에서 내 역할을 찾는 기회로 받아들이는 태도가 중요하다고 생각합니다.

 선배들의 **TIP**

> **피로 회복 플랜과 태도 전환을 동시에**
> 3교대를 단순히 "힘들지만 노력하겠다"가 아니라 "이렇게 관리할 계획이고, 이렇게 마음먹고 있다"로 정리해야 더 와닿겠죠? 특히 수면 위생 관리, 식사 시간 확보, 스트레칭 루틴 같은 표현은 면접관이 아주 좋아합니다.
> ① **건강한 취미, 건강한 체력 내세우기!**
>   현대인은 굉장히 복잡한 시대를 살아가고 있습니다. 굳이 간호사가 아니어도 이 시대를 살아가는 사람이라면 나만의 스트레스 해소법은 가지고 있지 않나요? 그중에서 건강한! 하지만 너무 몰입하지 않고 도를 지나치지 않고 직무에 영향을 미치지 않을 취미를 내세우면 됩니다.
> ② **스트레스 극복 방법, 취미 생활**
>   이 질문은 어떻게 스트레스를 건강하게 해결하며, 과연 업무에는 지장이 없을지를 묻는 것입니다. 예를 들어서 간단한 운동은 좋습니다. 하지만 겨울마다 스키나 스노우보드를 즐겨 타는 등 부상과 밀접한 취미활동을 말하는 것은 부적절하겠지요.
> ③ **듀티에 맞춘 수면관리**
>   개인적인 예시로는 E → N 근무 시에는 일부러 E 퇴근 후 그 다음날 새벽까지 자지 않습니다. 퇴근 후 졸린 것은 참으면 되지만 출근 후 졸린 것은 일에 지장을 주거든요. 그리고 자기에게 맞는 수면 용품을 미리 구비해둡니다. 암막커튼이나 안대, 베개, 매트리스 등이요.

2024전주예수병원

06 ☐☐☐ **간호사로서 일과 삶의 균형을 어떻게 유지할 계획인가?**

간호사의 업무는 집중도와 책임감이 높은 만큼, 업무 외 시간에 회복하고 나를 돌보는 루틴을 스스로 만드는 것이 중요하다고 생각합니다. 저는 스트레칭, 운동, 독서 등 일상적인 리듬 안에서 심신을 회복할 수 있는 활동들을 지속하려고 합니다. 또한 퇴근 이후에도 기록을 돌이켜보거나 짧게 복습하는 습관을 유지해, 학습과 휴식을 균형 있게 이어가고자 합니다. 쉬거나 무조건 달리는 방식이 아닌, 스스로 조절 가능한 균형감 있는 간호사가 되고 싶습니다.

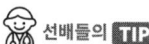

워라밸 중요해요~ 만 말하면 부족해요.
회복 활동이 무엇인지, 피로를 어떻게 감지하고 조절하는지 이런 표현이 들어가야 자기관리형 간호사라는 인상을 줄 수 있어요.

2024창원한마음병원

07 ☐☐☐ **(타 지역거주자) 합격 시 기숙사가 제공 안 되면 어떻게 출근 할 것인가?**

기숙사 이용이 어려운 경우를 대비해, 병원 근처에 단기 월세나 원룸을 사전에 조사해 두었습니다. 또한 교통편이 가능한 경우, 출퇴근 시간대에 맞는 노선과 소요 시간도 미리 확인했습니다. 제가 준비한 만큼, 근무에 차질이 없도록 생활 기반도 안정적으로 조절할 계획입니다. 업무에 집중할 수 있는 환경을 우선시하며, 병원 일정에 책임감 있게 임하겠습니다.

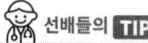

미리 대비했다는 태도를 보여주는 게 핵심!
면접관은 이 지원자가 출퇴근 문제로 힘들다고 중도 포기하진 않을까? 확인하고 싶어 하는 거예요. 실제로 출퇴근 문제로 퇴사하는 경우가 있어요. 주변 거주지 조사, 교통편 시뮬레이션, 생활 루틴 확보 노력 이런 키워드를 꼭 포함하면 책임감 있는 인상을 줄 수 있어요.

2023의정부성모병원 2023인제대일산백병원 2022의정부을지대 2019부천성모병원

08 ☐☐☐ **가장 기억에 남는 실습 혹은 실습 중 기억에 남는 환자와 간호과정에 대하여 말해보시오.**

실습 때 제가 따라다니고 있던 간호사 선생님이 스테이션에서 간호기록을 넣는 와중에 환자가 복도로 걸어 나왔습니다. 그런데 갑자기 번쩍 일어나시더니 걸음걸이가 뭔가 이상하다며 환자를 바로 침상안정 취하게 하였습니다. 선생님은 신경학적 사정 후 담당 의사에게 보고하였습니다. 환자는 즉시 응급 MRI 촬영을 하였고, 초기 뇌졸중 진단이 나와 바로 치료에 들어갔습니다. 정말 초기인지라 바로 항혈전제(아스피린) 복용 후 며칠 뒤 환자분은 건강하게 퇴원하셨습니다.

2025광주기독병원

09 ☐☐☐ **실습 시 어려웠던 점은?**

① 처음 실습을 나갔을 때는 실제 환자 앞에서 말을 꺼내는 것조차 조심스러웠던 점이 가장 어려웠습니다. 긴장돼서 질문도 제대로 못하고, 의사소통에 대한 자신감이 부족했는데, 그럴수록 환자의 반응을 잘 관찰하고, 눈을 맞추며 짧게라도 말 걸어보는 연습을 했습니다. 그 과정을 통해 환자와의 관계는 정답보다 태도가 중요하다는 걸 체감했고, 이후에는 조금씩 스스로 먼저 다가가는 실습 태도를 갖게 되었습니다.

② 중환자실에서 급성 환자의 상태가 급격히 악화되었을 때였습니다. 당시 저는 처음으로 중환자실 실습을 하던 중이었고, 환자의 상태를 신속하게 파악하고 적절히 대처해야 하는 상황이었기 때문에 상당한 긴장감을 느꼈습니다. 특히, 환자의 호흡 상태가 불안정했고, 응급 처치가 필요했는데, 그때의 상황에서는 신속한 판단과 팀워크가 중요했습니다. 이 상황에서 동료 간호사와 협력하여 환자에게 필요한 처치를 제공하고, 상급자에게 상황을 즉시 보고하여 조치를 취했습니다. 이 과정에서 불안한 마음을 다스리고, 동시에 냉철하게 업무를 처리해야 한다는 점이 가장 힘들었습니다. 하지만 이 경험은 응급 상황에서 침착함을 유지하는 법을 배운 중요한 기회였고, 팀워크의 중요성을 다시 한번 실감하게 된 순간이었습니다. 그 후 실습에서의 자신감도 많이 향상되었고, 이후 비슷한 상황이 발생했을 때 좀 더 침착하게 대처할 수 있었습니다.

2023분당차병원 2022의정부을지대

10 ☐☐☐ **실습에서 가장 본받고 싶지 않았던 간호사와 이유를 말해보시오.**

환자에게 관심이 없었던 간호사 선생님이 계셨습니다. 라운딩 돌 때, 처방 관련 일만 하고 환자에게 무언가를 일절 묻지 않는 태도로 임하셨습니다. 일처리는 빠르셔서 시간이 없는 것도 아니었지만 기계적으로 일하시는 모습을 보고 초심을 잃지 않도록 중심을 잘 지켜야겠다고 생각했습니다.

> **선배들의 TIP**
>
> 실습 중 인상 깊었던, 기억에 남는 선생님도 있겠죠? 분명 기억에 남는 간호사 선생님들이 있을 거예요. 몇 가지 예시를 드릴 테니 그에 따른 경험은 각자 맞춰서 대답해보세요.
> ① 행동 하나하나에도 환자의 건강을 생각하는 마음이 묻어나왔던 선생님
> ② 학생인 저에게도 늘 존댓말을 쓰면서 존중해주셨던 선생님
> ③ 바쁜 와중에도 한 가지라도 알려주려고 애써주셨던 선생님
> ④ 늘 밝은 얼굴로 일하셨던 선생님

2015대구보훈병원

11 ☐☐☐ **치매노인을 간호해본 적이 있는가?**

① 사실 제 주변에 치매환자가 없었습니다. 제가 전해들은 이야기는 치매 환자가 어느 순간 갑자기 사라지고, 변을 가리지 못해 보호자들이 정말 힘들어한다는 것이었습니다. 하지만 봉사활동에서 치매환자를 마주하였을 때 아기같이 행동하시는 분들도 있다는 것을 알았습니다. 또한, 치매의 증상은 진행 상태에 따라 매우 다른 것과 초기 발견할 경우 좋은 경과를 기대할 수 있어 관리가 중요하다는 것을 깨달았습니다. 이 기회를 통해 주변에 치매환자에 대한 교육이 많이 필요하다는 생각이 들었습니다.

② 네, 실습 중 치매를 앓고 있는 고령의 여성 환자분을 간호해본 경험이 있습니다. 해당 환자분은 병동 환경에 익숙해지지 못해 밤에 자주 병실을 나가려 하시거나, 식사를 거부하시는 행동을 반복하셨습니다. 처음에는 당황했지만, 실습 담당 간호사 선생님께 조언을 구해 익숙한 말투로 반복적으로 안내하고, 눈을 맞추며 천천히 설명해드리는 방식으로 접근했습니다. 또한 감정적으로 동요하지 않고 환자의 반응을 인정하고 수용하는 태도가 중요하다는 것을 배웠습니다. 이 경험을 통해 치매 환자 간호는 단순한 처치가 아니라, 신뢰를 바탕으로 한 관계 형성과 인내심 있는 소통이 핵심이라는 걸 느꼈고, 그 이후로는 노인 간호에 대한 시각도 훨씬 더 따뜻하고 조심스러워졌습니다.

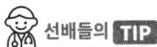

경험담 이야기하기!
실제로 있을 법한 상황들이 주어집니다. 누구나 다 있을 만한 사항이요, 없다고요? 아니요, 자세히 생각하면 분명히 있을 만한 사항입니다. "없어요"라는 대답이 나오는 질문은 면접관들도 원치 않아요. 위의 질문의 경우 크게 세 가지가 있겠네요. 가족, 봉사활동 그리고 실습이요. 실습 때 있지 않나요? 저는 치매센터에서 실습을 했던 기억이 나네요. 사실 이 질문뿐만 아니라 어떤 특정 질병 환자에 대한 간호를 물어 봅니다. 이러한 질문을 하는 면접관의 의도는 뭘까요? 아마도 우리 병원은 앞서 말한 환자가 많다. 잘 케어할 수 있겠는가, 대상자의 특성을 잘 이해할 수 있겠는가 이지 않을까요? 따라서 병원의 특화된 부분을 잘 기억하고 대답합시다.

2014국민건강보험공단

12 ☐☐☐ **수술실에서 실습한 적이 있는가?**

① 네, 수술실에서 실습한 경험이 있습니다. 처음에는 긴장도 많이 됐지만, 실제로 수술이 진행되는 과정에서 간호사가 단순 보조가 아니라 팀 전체의 흐름을 조율하는 핵심 역할을 한다는 점에 깊은 인상을 받았습니다. 특히 기구 전달 하나도 정확한 타이밍과 위치가 중요한 점, 그리고 수술 전·중·후 간호 과정이 유기적으로 연결된다는 걸 보고 간호사의 전문성과 판단력이 동시에 요구되는 분야라는 걸 느꼈습니다. 이후 감염관리나 무균 간호에 대한 관심도 자연스럽게 커졌고, 지금도 그 경험은 제 간호관에 영향을 주고 있습니다.

② 아쉽게도 수술실 실습 기회는 없었습니다. 하지만 학과 수업과 시뮬레이션을 통해 수술실 간호의 흐름과 역할, 무균 원칙 등 기본 지식은 익혀두었고, 간호사의 역할이 단순한 도우미가 아니라 정확성과 판단력이 요구되는 전문 분야라는 점을 인식하고 있습니다. 실제 실습은 없었지만, 수술실 관련 강의나 케이스 스터디를 통해 수술실 간호사의 역할과 환자 이동 및 체위 간호, 감염관리 프로세스 등에 대해 공부한 바 있으며, 입사 후에도 빠르게 적응하고 배우려는 자세를 유지하겠습니다.

있든 없든, 태도가 중요!
실습했을 경우, "그 경험을 통해 뭘 느끼고, 어떤 방향으로 관심이 생겼는가?"를 실습을 못했을 경우 "그래도 얼마나 준비하고 이해하고 있는가?"를 판단할 수 있습니다. 이 질문은 경험 유무보다도 그걸 어떻게 받아들이고 있느냐를 보려는 거예요. 그러니 겸손하면서도 학습 태도를 강조하면 인상적입니다! 수술실 외에도 응급실, 중환자실, 정신과, 소아과 등 다양한 질문에도 적용할 수 있습니다.

2021 인제대일산백병원

13 ☐☐☐ **실습을 통해 느낀 대학병원과 종합병원의 차이점은 무엇이라고 생각하는가?**

실습을 통해 느낀 대학병원과 국공립병원의 차이점은 조직 운영 방식과 간호의 우선가치였습니다. 대학병원은 교육병원으로서 진료뿐만 아니라 연구와 교육이 함께 이뤄지기 때문에, 간호사도 전문화된 역할을 수행하고, 최신 지식에 대한 접근 기회가 많다는 점이 특징이었습니다. 반면 국공립병원은 공공의료기관으로서 취약계층과 지역주민의 의료 접근성 보장이라는 역할이 크고, 간호사도 환자 중심의 실용적 간호와 자원 활용의 효율성을 중요시한다는 점이 인상 깊었습니다. 특히 국공립병원은 병원 예산과 시스템이 공공성에 기반하다 보니, 업무를 수행하면서도 사회적 책임감을 함께 느낄 수 있다는 차이를 실감했습니다.

> 선배들의 **TIP**
>
> "대학병원=전문화+교육, 국공립=공공성+실용성"
> 단순 비교는 피하세요. 각 병원이 추구하는 '역할'과 그에 따른 간호사 업무 특성을 짚어주는 게 포인트입니다. 두 병원 모두의 의미 있는 가치를 인정하는 태도를 보여야 면접에서 긍정적으로 보입니다.

예상질문

14 ☐☐☐ **실습 중 가장 도전적이었던 상황에서 본인이 어떤 방식으로 '창의적인 해결'을 찾았는지 말해보세요.**

실습 중 중환자실에서 발생한 예기치 않은 상황이 도전적이었습니다. 환자의 상태가 급격히 악화되었고, 급박한 처치가 필요했습니다. 당시 의료장비의 고장이 발생해 처치가 지연될 수 있는 상황이었는데, 저는 직접 손으로 압박을 가하는 방식으로 응급처치를 시도하며, 상급자에게 상황을 신속히 보고하여 해결책을 찾았습니다. 비록 기존에 예상했던 방법대로 진행되지 않았지만, 상황에 맞는 대체 방법을 창의적으로 모색하며 환자의 상태를 안정시킬 수 있었습니다. 이 경험을 통해, 비상 상황에서는 창의적인 문제 해결 능력이 중요하다는 것을 깨달았습니다.

예상질문

15 ☐☐☐ **긴 근무 시간과 스트레스가 많은 환경에서, 체력 관리 외에 어떤 방법으로 정신적, 정서적 건강을 관리할 수 있을지 말해보시오.**

간호사는 체력뿐만 아니라 정신적, 정서적 건강을 잘 관리해야 하는 직업이라고 생각합니다. 저는 스트레스 관리와 감정 조절을 위해 몇 가지 방법을 실천하고 있습니다. 우선, 정기적인 짧은 휴식을 통해 긴 근무 중에도 마음을 안정시킬 시간을 가지려 합니다. 예를 들어, 환자 상태를 점검한 후 5분 정도 자리에 앉아 깊게 숨쉬며 명상을 하거나, 간단한 스트레칭으로 긴장을 풀어줍니다. 이러한 작은 휴식은 제게 큰 도움이 될 것이라고 생각합니다. 또한, 하루 중 힘든 감정을 기록하는 방법을 사용합니다. 예를 들어, 근무가 끝난 후 하루의 경험을 짧게 일지로 작성하는 것으로 감정을 정리하고, 그날의 힘든 부분을 되돌아보며 스스로 감정을 다스릴 수 있습니다. 이러한 자기반성은 정서적 안정을 유지하는 데 도움을 줍니다. 그리고, 간호직이 직면하는 감정적 부담을 덜기 위해, 동료 간의 소통도 매우 중요하다고 생각합니다. 동료들과의 대화나 서로의 경험을 공유함으로써 서로의 감정을 이해하고, 공감하며 지원하는 것이 중요하다고 느낍니다. 이를 통해 감정적 지원을 받으면서 스트레스를 효과적으로 관리할 수 있습니다.

Chapter 06 사회생활 및 인간관계

출제빈도 ●●●●●

키포인트 조직 안에서 얼마나 유연하고 신뢰받을 수 있는가를 확인할 수 있는 질문입니다.
특히 간호사는 협업, 보호자 대응, 팀워크가 필수이므로 감정보다 태도와 기준을 중심으로
협업·신뢰·배려의 균형을 보여줄 수 있는 답변을 해봅시다!

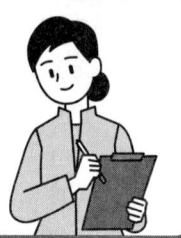

2017중앙보훈병원

01 ☐☐☐ 선배 간호사에게 폭언, 폭력을 당하는 동료간호사를 본다면 어떻게 할 것인가?

그 상황에 동료와 함께 있어줍니다. 무엇을 잘못했는지 기억하고, 동료를 위로하며 서로 유대관계를 돈독하게 유지합니다. 해결이 안 될 경우 의논할 수 있는 다른 선생님께 상담을 요청하고 조언을 구합니다.

2019서울적십자병원 2019성남시의료원 2018서울시의료원

02 ☐☐☐ 팀워크란 무엇이라고 생각하는가?

간호사의 업무는 협업이라고 생각합니다. 하나의 수술을 하더라도 간호사뿐만이 아닌 다른 부서의 사람들까지, 많은 사람의 손길을 거칩니다. 이때, 중간에 한 부분이 빠져 협업이 되지 않는다면 피해는 환자의 몫이 될 것입니다. 따라서 맡은 일을 잘하되 서로 필요한 부분은 도와주고 도움을 받을 수 있는 함께라는 마음이 필요하다고 생각합니다.

2024전주예수병원

03 ☐☐☐ 팀워크가 중요한 상황에서 협력했던 경험을 말씀해 주세요.

간호학과 실습 중, 복잡한 간호과정을 작성해야 하는 상황에서 팀원들이 역할 분담을 어려워하고 각자 맡은 파트를 진행하는 데 시간이 지체된 적이 있었습니다. 그때 저는 전체 계획표를 다시 정리하고, 각자의 강점에 따라 파트를 나누자고 제안하며 중심을 잡았습니다. 또한 작성 후에는 서로의 내용을 검토하고 피드백을 주고받는 시간을 따로 마련해 중복이나 누락 없이 간결한 간호과정이 완성될 수 있었습니다. 그 경험을 통해 협력은 단지 나누는 것이 아니라, 같은 목표를 향해 끝까지 조율하고 완성하는 것이라는 걸 배웠고, 실무에서도 팀원들과 유기적인 소통과 보완이 중요하다는 걸 체감했습니다.

2020제주대

04 ☐☐☐ 다수의 의견과 소수의 의견이 있을 경우 자신의 생각을 말해보시오.

저는 다수의 의견이 항상 정답은 아니라고 생각하지만, 그 의견이 전체 흐름과 상황에 부합한다면 존중하고 따르는 것도 조직 내 협업의 한 방식이라고 생각합니다. 하지만 만약 소수의 의견이 환자의 안전이나 윤리적 문제에 직결된다면, 저는 조심스럽게 제 의견을 전달하고, 상황을 객관적으로 정리해서 토론이 아닌 '공감의 대화'로 설득하려 노력할 것입니다. 과거에도 실습 중 팀원 대부분이 한 방향으로 가자고 했지만, 제가 보기엔 환자에게 불편이 될 수 있는 계획이었고, 부드럽게 의문을 제기하고 사례를 제시하자 결과적으로 팀이 방향을 바꾸고 더 나은 간호과정을 실현할 수 있었습니다. 그래서 저는 의견의 크기보다, 그것이 환자와 팀에 어떤 영향을 미치는지를 기준으로 생각하고 있습니다.

 선배들의 **TIP**

> **소신과 조율 능력의 균형이 중요해요.**
> 지원자의 고집을 보려는 게 아니고, "다수에 휩쓸리거나, 혼자만의 고집에 빠지지 않고 조율할 줄 아는 사람인가?"를 보는 거예요. 상황에 따라 유연하게 판단하고, 필요한 경우 조용하지만 명확하게 말할 수 있는 용기, 결과가 환자나 팀에게 이롭다는 근거가 있으면 조직 적응력과 판단력 둘 다 어필돼요!

2023안동병원

05 ☐☐☐ 동기가 퇴사하고 싶다고 말한다면 어떻게 할 것인가?

어떤 점으로 힘든지 확인한 후, 업무적인 부분일 경우 제가 할 수 있는 한 자료를 공유하고 함께 극복해 나아갈 것입니다. 만약 업무적인 부분 이외에 대인관계와 관련된 경우 의지할 수 있는 선임 선생님을 찾아가서 자문을 구해볼 것입니다. 저에게도 발생할 수 있는 일이므로 서로 공유하고 고민을 나누며 이야기하는 것이 중요하다고 생각합니다.

2024창원한마음병원 2023국제성모병원 2022국민건강보험공단 2020국립암센터 2019서울적십자병원

06 ☐☐☐ **태움에 대해 어떻게 생각하는지, 그리고 태움 대처법에 대하여 말해보시오.**

태움은 옳지 못하고, 없어져야 하는 문화라고 생각합니다. 태움의 경계와 지적 훈계, 충고의 경계는 명확해야 합니다. 하지만 사실 신규 때에는 태움과 훈계, 충고를 구분하기 힘들 것 같다는 생각도 듭니다. 의논할 수 있는 다른 선생님과의 상담을 통해서 상황을 파악하고 조언을 얻을 것입니다.

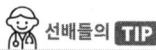 선배들의 TIP

태움의 대처방안
"참겠다"도 위험하고, "맞서겠다"도 위험한 대답이에요. 무조건 의논→보고→상담, 이 3단계!

2024창원한마음병원 2023국민건강보험공단

07 ☐☐☐ **선배 간호사가 본인을 싫어한다면 어떻게 대처할 것인가?**

의논할 수 있는 다른 선생님과의 상담을 통해서 상황을 파악하고 조언을 얻을 것입니다.

 선배들의 TIP

선배가 나를 유령취급해요.
이런 것도 태움의 종류입니다. 서로 존중해야 하는데, 무시하고 하대하는 것이지요. 쌀쌀맞은 사람이 은근히 많아요. 원래 태도가 그런 것인지, 나한테만 보란 듯이 대하는 것인지 알아야 합니다. 객관적인 시선이 필요하며 이런 경우의 태움의 대처방안과 같습니다.

2023은평성모병원 2018인천보훈병원

08 ☐☐☐ 신규 간호사로서 선후배관계를 잘 적응하고 유지하기 위한 자신만의 능력을 말해보시오.

사람을 대하는 것의 기본은 인사라고 생각합니다. 인사는 단순히 안부를 묻는 것이 아닌 대화로 이어질 수 있기 때문입니다. 저는 항상 스스럼없이 먼저 다가가 인사합니다. 이러한 능력으로 선후배 관계에서 잘 적응할 수 있다고 생각합니다.

 선배들의 **TIP**

신규 태도와 자신의 경험을 접목시켜 보세요.
실력을 갖추기 위한 노력!(메모/공부/집중 등) 기운차고 싹싹한 인사!
피곤하더라도 티 안내는 경쾌한 대답! 빠릿빠릿한 눈치!
적극적이고 열정 넘치는 태도!

2024한국원자력의학원 2023인제대일산백병원

09 ☐☐☐ 어떤 리더가 좋은 리더라고 생각하는가?

좋은 리더는 권위보다 신뢰로 팀을 이끄는 사람이라고 생각합니다. 특히 간호 조직에서는 다양한 성향의 동료들과 빠르게 움직이는 상황이 많기 때문에, 리더가 단순히 지시만 하기보다는, 팀원의 이야기를 먼저 듣고 함께 방향을 잡아가는 태도가 중요하다고 느꼈습니다. 또한 실수에 대해 비난하기보다 개선을 유도하고 성장의 기회를 제공하는 리더, 그리고 평소에 스스로 모범을 보이며 신뢰와 존중을 받는 리더가 가장 건강한 조직문화를 만든다고 생각합니다. 저도 신규 간호사로서 처음엔 배우는 입장이지만, 서로의 역할을 존중하고 팀의 일원으로 협력하는 자세로 좋은 리더를 알아보고, 훗날에는 후배에게 의지가 될 수 있는 간호사로 성장하고 싶습니다.

 선배들의 **TIP**

'좋은 리더 = 방향 + 배려 + 피드백 + 모범'
이 질문은 단순히 "누가 멋있다"가 아니라 "당신은 어떤 리더를 따라 배우고 싶은가?", "그런 리더 아래서 어떻게 성장하겠는가?"를 보는 질문이에요. 그래서 모범적 태도, 경청, 공정한 피드백 같은 키워드를 넣고 마지막에 "나도 그런 팀원이 되고 싶다"고 연결하면 진정성 있게 느껴질 거예요.

2017국립중앙의료원 2017중앙보훈병원

10 □□□ 친구와 갈등이 생겼을 때, 어떻게 대처하였는지 말해보시오.

친구와 다툼으로 멀어졌던 적이 있습니다. 시간이 지난 후, 친구는 먼저 저에게 용기를 내서 화해를 요청했습니다. 그때 친구의 사정을 듣게 되었고, 친구를 이해하려는 시도조차 하지 않은 제게 실망했습니다. 다퉜지만 먼저 용기를 내어 연락해준 친구가 고마웠습니다. 이 일을 계기로 용기 내어 먼저 다가갈 줄 아는 사람, 타인을 이해할 수 있는 사람이 되었습니다.

2024전주예수병원 2023의정부성모병원

11 □□□ 타부서 직원(원무과, 진료과)과 어떻게 협력할 것인가?

타부서 직원과 직접 만나는 경우는 드뭅니다. 보통 대부분 유선상, 또는 메시지로 주고받습니다. 이 와중에 오해가 생길만한 소지는 차단하고 서로를 이해하면서 친절하게 대합니다. 입장을 주고받을 때에는, '내 입장은 이러합니다. 당신이 생각하기에는 어떻습니까?' 하고 다른 부서도 전문직임을 인식하고 배려하는 태도가 필요합니다.

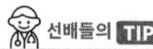 선배들의 TIP

> 갈등이 생길 경우도 똑같아요.
> 그중 오해가 생길만한 소지는 차단하고 서로를 이해하면서 친절하게 대해야 합니다. 입장을 주고받을 경우에는 나의 입장만 고집하는 것이 아니라, 다른 사람의 의견도 중요하게 생각해야 합니다. 즉, 서로를 배려하는 태도가 중요하다는 사실!

2018서울시의료원

12 □□□ 배려란 무엇이며 최근 어떤 배려를 해보았는지 말해보시오.

저는 배려란 '내가 하고 싶은 방식'이 아니라, '상대방이 필요로 할 때, 필요한 방식으로 다가가는 것'이라고 생각합니다. 진짜 배려는 타이밍과 방향이 맞을 때 비로소 마음에 닿는다고 느낍니다. 최근 실습 중 병동에서 보호자께서 처음 와보시는 분 같아 보였는데, 다들 바빠서 설명이 잘 전달되지 않았던 상황이 있었어요. 저는 면회 시간과 유의사항을 차근차근 다시 설명드렸습니다. 짧은 시간이었지만 보호자분께서 '지금 정말 필요했던 설명이었다'고 말씀해주셨고, 그때 '상대가 필요할 때 도와주는 배려야말로 진심이 전해지는 배려구나' 하는 걸 느꼈습니다. 간호사로서도 배려는 환자에게만 하는 것이 아니라, 보호자·동료·자신에게도 필요한 가치라고 생각합니다.

2021은평성모병원

13 ☐☐☐ **의사소통에 있어서 가장 중요한 것을 말해보시오.**

대충 넘겨짚거나 건성으로 들을 경우 제대로 된 의사소통이 진행되지 않을 것입니다. 따라서 상대방의 마음을 듣기 위한 적극적인 자세가 필요하다고 생각합니다. 경청은 상대방의 감정과 사실을 파악하여 공감을 표할 수 있으며 이는 신뢰로 이어질 수 있기 때문입니다.

> **더 알아보기** 의사소통의 기술
> ① 듣기 : 들리는 것이 아닌 내가 노력하여 듣는 기술
> ② 말하기
> • 상대방이 듣고 싶은 이야기(공감)
> • 현재 상황과 타이밍에 알맞은 이야기
> • 진심으로 우러나오는 감정 섞인 대답

2023삼육병원 2023평촌성심병원

14 ☐☐☐ **자신보다 나이가 어린 선배들과 함께 근무할 수 있는가?**

나이가 많고 적음은 중요하지 않습니다. 저보다 어릴지라도 선배님들은 많은 지식과 경험을 갖춘 분들이기 때문에 인정하고, 존경하고 배려하며 배워야 할 것입니다. 저에게 요구하는 것이 간호사로서 마땅하다고 생각이 되면 기꺼이 요구에 응해야 하는 것이며, 간호사로서 부끄러운 행동이라면 부끄러운 행동이라고 말할 수 있는 용기와 중심이 필요할 뿐입니다.

2020국민건강보험공단

15 ☐☐☐ **의견이 다른 사람을 설득시키는 방법과 사례에 대하여 말해보시오.**

의견이 다를 때는 상대방을 '이기려는' 태도가 아니라, 먼저 '이해하려는' 태도로 접근하는 것이 중요하다고 생각합니다. 상대방이 어떤 배경에서 그런 의견을 가졌는지를 파악하고, 감정을 자극하기보다 구체적인 사례나 자료를 바탕으로 설명하려고 노력합니다. 예를 들어, 실습 조별과제에서 친구가 다소 이론 중심으로 계획을 세운 반면, 저는 실무 적용에 초점을 둔 방향을 제안했는데 서로 타협이 잘 안 되었습니다. 그럴 때 저는 두 가지 방식이 모두 필요한 이유와 실제 환자 사례에서 어떻게 쓰이는지를 보여주는 자료를 제시했고, 친구가 충분히 납득한 후에 결과적으로 더 균형 잡힌 간호과정이 완성될 수 있었습니다. 그래서 저는 소통은 설명이 아닌 '공감과 설득의 조화'로 이루어지는 것이라고 생각합니다.

Chapter 07 병원 관련 질문

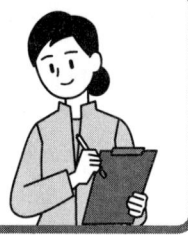

출제빈도 ●●●○○

키포인트 지원한 병원에 대해 잘 이해하고 있고, 이 안에서 어떤 간호사로 기여할 수 있는지를 구체적으로 말할 수 있어야 합니다. 병원에 대한 구체적인 이해와 지원 동기의 구체성, 병원 문화·비전에 대한 공감, 병원에 기여하고 싶은 나의 포부가 드러나는 답변을 해봅시다!

---

01 ☐☐☐ ALL
원하는 부서와 이유를 함께 말해보시오.

우선순위가 중요한 응급실에 지원하고 싶습니다. 특히 응급실 간호사는 환자의 생명을 지키는 가장 첫 관문에서 신속하게 사정을 하고, 필요한 처치와 의사소통을 빠르고 정확하게 수행해야 하는 책임 있는 역할이라고 생각합니다. 그 과정에서 팀원 간의 유기적인 협력이 매우 중요하다는 점도 인상 깊었습니다. 저는 당황하지 않고 위기 상황을 빠르게 대처할 수 있는 능력을 가지고 있습니다. 선배 간호사들의 피드백을 적극 수용하면서 업무 흐름과 트리아지(Triage) 체계에 익숙해지도록 노력하겠습니다. 긴장 속에서도 정확하게 판단하고 침착하게 대처하는 응급실 간호사로 성장하고 싶습니다.

 선배들의 TIP

부서별 특징 이해하기!
병동의 대략적인 이해가 필요합니다. 자기 성향과 맞아서 선택한 것이며 그에 따른 자신의 실습 경험 예시를 한 가지 정도 함께 답해주세요.

더 알아보기 병동별 이해 및 장단점

① 외과(급성) vs 내과(만성)
- 내과 : 의사들 성향이 매우 다릅니다. 어떤 내과 의사들은 회진할 때 들어가는 수액 방울 수까지 지켜보면서 회진합니다. 수액을 다는 시간이랑 끝나는 시간이랑 지시 처방으로 주기도 해요. 그리고 내과는 약이 굉장히 많아요. 만성질환이어서 환자들도 자기 질환에 대해서 잘 알아 마음대로 하려고 하기도 합니다. 잦은 입·퇴원과 오랜 입원기간으로 가족과 같은 환자가 됩니다. 진짜 꼼꼼하게 다 고려해서 봐야 합니다. 내과는 모래 알갱이부터 숲까지 볼 수 있는 시야를 지닐 수 있습니다.

- 외과 : 굉장히 액티브합니다. 수술전후 검사 막 뛰어다녀요. 막 옮겨요, 전화도 많이 오고 정신이 없습니다. 수술 많은 날은 새벽까지 리턴 받을 때도 있습니다. 환자 회전율도 빠릅니다. 다른 과에 비해서 루틴이 잘 되어있는 편입니다. 급성기 통증이 심해 잘 조절해줘야 합니다. 수술과 마취로 인해서 급성기 때 갑자기 상태가 안 좋아지는 응급 상황이 있을 수 있기에 주의해야 합니다. 외과는 씨 뿌리고 파종하고 물 뿌리고 수확하고를 동시다발적으로 할 수 있는 능력을 키울 수 있습니다.
- 진심으로 우러나오는 감정 섞인 대답

② 특수파트
- 중환자실 : 지식이 쌓입니다. 공부를 진짜 많이 해야 합니다. 연결되어 있는 선과 기계들이 굉장히 많습니다. 정리 집착병이 생깁니다. 전문직으로 자부심이 있다고 합니다. 비위가 강해야 합니다.
- 소아과 : 용량에 굉장히 신경을 많이 써야합니다. 요즘에는 아이 한 명이 입원하면 부모, 조부모, 외조부모, 이모, 삼촌, 고모까지 다 상대해야 합니다. 여러 과가 같이 있는 경우가 많아 넓게 알아야 합니다.
- 수술실 : 초반부터 수술에 따른 기구, 집어주는 순서(심지어 의사별로 다름) 외울 것이 많습니다. 다른 파트도 많긴 한데 순서가 꼭 1, 2, 3, 4, 5, … 되어야 하기에 적응할 때까지 힘들고, 파트별로 완전 다르기에 계속 외워야 합니다. 대신 야간 근무가 없습니다. 물론 돌아가면서 하거나 응급 콜이 올 때도 있지만, 거의 정상적인 패턴으로 돌아갑니다. 다리가 아픕니다. 손도 아픕니다. 보호자를 볼 일이 없습니다. 인계가 거의 없습니다.
- 응급실 : 넓고 깊게 알아야 합니다. 우선순위 선정 및 상황대처가 빨라야 합니다. 손도 빨라야 합니다. 인수인계가 거의 없습니다. 술에 취하거나 경황이 없어 난리 치는 보호자들도 간간히 있습니다.

2024보라매병원

02 □□□ **우리병원의 가장 마음에 드는 복지는 무엇인가?**

OO병원의 복지 중 가장 인상 깊었던 것은 신규 간호사 교육 체계와 멘토링 제도입니다. 단순히 실무 적응을 돕는 것이 아니라, '간호사로 잘 성장할 수 있도록 지원해주는 조직 문화'라는 인상이 강하게 남았습니다. 이러한 시스템이 있다는 것만으로도 신규 간호사 입장에서 '나는 혼자가 아니구나'라는 신뢰감을 느낄 수 있고, 장기적으로도 병원과 함께 성장할 수 있다는 기대를 갖게 되었습니다.

ALL

03 □□□ **기피부서나 원하는 부서에 배치 받지 못할 수 있다. 어떻게 대처할 것인가?**

① 오히려 인생의 터닝 포인트라고 여길 것입니다. 잘 맞지 않는다고 생각한 부분을 채울 수 있는 기회라고 생각합니다.
② 제가 병원을 지원한 이유는 병원의 인재상과 핵심가치 때문입니다. 제가 원하지 않는 부서가 맞지 않을 수도 있지만 원하는 부서 또한 맞지 않을 수 있습니다. 따라서, 저의 세계가 더 넓어진다고 생각하며 감사히 받아들이겠습니다.

 선배들의 **TIP**

바꿔달라고 면접에서 이야기 할 수는 없잖아요?
원하는 부서와 이유는 있지만 원하지 않는 부서는 없다는 생각으로 생각합시다. 어디든 맞춰서 일할 수 있는 준비된 인재임을 어필하자구요. 생각의 전환으로 긍정의 힘!(밑줄 쫙쫙)

ALL

04 □□□ **우리 병원의 미션·비전·핵심가치를 말해보시오.**

병원의 미션은 '국가유공자와 지역사회의 건강을 책임지는 병원', 비전은 '신뢰받는 공공의료기관'이며, 핵심가치는 책임, 존중, 전문성으로 알고 있습니다. 제가 이 병원을 선택한 이유도 바로 이 가치와 잘 맞기 때문입니다. 공공성과 형평성, 사회적 약자 배려라는 조직 철학은 제가 간호사로서 일하면서 지켜가고 싶은 가치이기도 합니다. 입사 후에도 병원의 미션과 일치하는 간호를 실천하며, '신뢰를 주는 간호사'가 병원의 신뢰도를 높이는 데 기여하겠다는 마음으로 일하고 싶습니다.

 선배들의 **TIP**

우리병원의 정보
국공립병원 지원 시 기본적으로 물어보는 질문이라고 할 수 있어요. 직접적으로 물어볼 수도 있지만 나의 가치관에 대한 질문에 병원의 미션과 비전을 담은 답변을 기대한답니다. 외워서 말하는 느낌은 피하고, 내 가치와 연결해보세요! '이게 제 간호관과 닿는 부분이라 감명 깊었다'식으로 진심을 담는 게 좋아요. 면접관은 진짜 병원 철학을 알고 온 사람인지, 형식적인 지원자인지 구분합니다!

ALL

05 □□□ **퇴사율이 높은 이유와 해결방안에 대하여 말해보시오.**

신규 간호사의 퇴사율이 높은 이유는 과도한 업무강도, 실무 적응의 어려움, 그리고 감정적 지지 부족이 함께 작용하기 때문이라고 생각합니다. 업무만 잘하는 것이 아니라, 정서적으로도 안정감을 가질 수 있도록 교육과 피드백, 그리고 팀 내 소통 분위기가 함께 갖춰지는 환경이 중요하다고 느꼈습니다. 해결 방안으로는 선·후배 간 소통 활성화, 피드백 중심의 교육문화, 신규 간호사 전담 preceptor 제도 강화가 필요하다고 생각합니다. 저 역시 입사 후 후배가 생기면, 작은 이야기에도 귀 기울일 수 있는 동료가 되도록 노력하겠습니다.

 선배들의 **TIP**

문제 원인 → 시스템 + 태도 변화로 해결
퇴사율 문제는 탓하기보다 '업무 + 감정 + 조직 분위기' 3요인 언급, '시스템적 접근 + 나의 태도 변화'로 연결하여 흐름을 유지하면 책임감 있는 인상을 줄 수 있어요!

 선배들의 **TIP**

논문으로 본 퇴사의 원인
① 시간압박, 자율성 부재, 신체노동과 감정노동, 낮은 임금 상승률, 3교대, 야간근무, 시간 통제 불능, 눈치 보이는 휴가, 오더대로, 모호한 업무 영역, 노가다, 환자에서 고객으로 친절, 생사의 극한 경험, 의약품 노출, 소음 스트레스, 감염 위험, 인간관계(간호사와 의사, 간호사와 보호자, 간호사와 환자, 간호사와 간호사 등), 태움 등의 키워드가 있습니다.
② 가장 무난한 이유라면 불규칙한 근무 시간, 신체 노동, 감정노동, 의사·환자·보호자 등의 응대 등이 있습니다. 이에 대한 해결 방안으로 신체적 건강 증진을 위한 운동, 근무표에 따른 신체 리듬 조절, 서로 존중하고 배려하는 문화 형성(경어체 사용 등) 등을 말할 수 있겠지요.

2025창원한마음병원

06 □□□ **우리병원에 아는 교수진이 있나?**

직접적으로, 개인적으로 아는 교수님은 없습니다. 하지만 학교에서 OO병원 출신 교수님께 응급간호 수업을 들은 적이 있고, 강의 중에 보훈병원의 체계적인 교육 시스템과 간호 질 관리에 대한 내용이 자주 언급되면서 자연스럽게 병원에 대해 관심을 가지게 되었습니다. 그때부터 병원 홈페이지와 채용 설명회, 유튜브 채널 등을 통해 병원을 알아보고 지원까지 이어지게 되었습니다.

2025대자인병원 2024창원파티마병원 2023 안동병원

07 ☐☐☐ 간호사 이직률이 높은 이유에 대해 어떻게 생각하는가? 이에 대한 대처방안은?

간호사의 이직률이 높은 이유는 교대근무로 인한 건강 문제, 감정노동, 과중한 책임감에 비해 낮은 보상 인식 등이 복합적으로 작용하기 때문이라고 생각합니다. 특히 신규 간호사 시기에는 실무 부담 + 조직 적응 어려움이 맞물려 퇴사 및 이직으로 이어지는 경우도 많다고 알고 있습니다. 이직률을 줄이기 위해서는 업무 적응을 돕는 체계적 교육과 정서적 소진을 예방할 수 있는 피어 서포트(동료 지지 구조)가 필요하다고 생각합니다. 또한 보람과 의미를 느낄 수 있는 조직 분위기 형성도 중요하다고 생각합니다. 저는 이직 대신, 문제를 인식하고 개선하려는 자세로 현장에 남아 의미를 만들고 싶습니다.

2024전주예수병원

08 ☐☐☐ 우리병원의 핵심가치를 어떻게 실천할 계획인가?

핵심가치는 단순한 가치 선언이 아니라 간호사의 일상적 태도 속에서 보여야 하는 자세라고 생각합니다. 정확한 기본기와 성실한 실무 태도를 바탕으로, 환자의 말과 감정을 우선 이해하려는 태도와 정확한 간호수행과 책임감 있는 행동, 그리고 정서적인 지지와 인간적인 존중을 실천하는 간호사가 되겠습니다.

2023부천성모병원

09 ☐☐☐ 병원 선택 시 고려하는 사항은?

병원을 선택할 때 가장 중요하게 생각한 기준은 교육체계, 근무환경, 그리고 공공의료로서의 신뢰도입니다. 저는 신규 간호사로서 실무 적응과 성장 기반이 잘 마련된 병원을 원했고, 또한 사회적 역할을 수행하는 병원에서 제 간호 철학을 실천하고 싶다는 생각이 강했습니다. OO병원은 신규 간호사 지원 프로그램, 단계별 교육, 공공기관으로서의 책임감 있는 운영 구조 등 제가 원하는 조건을 고루 갖추고 있어 자연스럽게 지원하게 되었습니다.

2023중앙보훈병원 2023부산보훈병원 2023대전보훈병원

10 ☐☐☐ **보훈병원에 대한 평소 인상은 어땠는지 말해보시오.**

보훈병원은 평소에 국가유공자와 고령 환자 중심의 간호를 전문적으로 실천하는 병원이라는 인상이 강했습니다. 실습이나 견학, 또는 주변 간호사 선배들의 이야기 속에서도 정책 중심의 운영이면서도 환자 중심 간호에 충실하려는 자세가 인상적이었습니다. 또한 직원 간 팀워크 분위기와 교육이 체계적이라는 평가도 많아, 신규 간호사로서 안정적으로 배워가며 일할 수 있는 병원이라는 확신이 들었습니다.

2023부천성모병원

11 ☐☐☐ **우리 병원을 어떻게 알고 지원했는가?**

학과에서 ○○병원 출신 선배 간호사 특강을 들은 것이 계기였습니다. 그 이후 채용 설명회와 홈페이지, 병원 블로그 등을 통해 병원의 구조, 간호 철학, 실무 환경 등을 꾸준히 확인해왔고, 특히 신규 간호사 대상 교육과 멘토링 프로그램, 공공기관으로서의 안정성이 인상 깊어 지원하게 되었습니다.

2017중앙보훈병원

12 ☐☐☐ **우리 병원에는 국가유공자들이 많이 있다. 다른 병원과 차별화되어야 할 점은 무엇이라고 생각하는가?**

국가유공자들의 진료와 복지업무를 담당하는 공공기관인 보훈병원은 연세가 많은 분들이 많기 때문에 존경예우 및 신뢰와 헌신을 바탕으로 보훈가족의 건강과 행복한 삶을 위하여 생활 복지를 다양화하고 고객중심의 통합의료 복지서비스를 강화하는 등의 노력해야 합니다.

2024안동병원 2023국민건강보험공단 2019국립암센터

13 □□□ **우리 병원이 개선되어야 할 점은 무엇이라고 생각하는가?**

아직 직접 근무해보진 않았지만, 병원 정보를 찾아보고 선배 간호사들의 경험을 들은 바에 따르면, 간호사들의 복지나 워라밸 측면에서 더 나아질 수 있는 부분이 있다고 생각했습니다. 예를 들어, 휴게 시간의 보장이나 근무 스케줄의 유연성, 혹은 심리적 지지 프로그램이 강화된다면 간호사들이 더 안정적으로 일할 수 있고, 이는 자연스럽게 환자 간호의 질 향상으로도 이어질 것이라고 생각합니다. 이미 다양한 제도를 통해 간호사 처우 개선을 위해 노력하고 있는 것으로 알고 있지만, 앞으로도 현장의 목소리를 조금 더 반영하는 방식으로 복지 시스템이 보완된다면 더 좋은 근무 환경이 될 수 있을 것 같습니다.

 선배들의 **TIP**

우리 병원 어때?
'우리 병원 시스템에 대해서 어떻게 생각하는가?'에 대한 질문들은 당연히 지원자의 입장에서 감수하고 받아들여야 한다고 말해야겠지요. 심지어 그것이 필요악이라도 말입니다. 좋지 않은 조건에 대해서 어떻게 생각하는지를 물어볼 때는 객관적으로도 타당한 근거 혹은 각오 등을 내세워서 말하면 됩니다. 병원 측에서도 불합리하거나 좋지 않다는 것을 알고 있고, 어떤 마음가짐으로 감수하고 있는 것인지를 물어보는 것이기 때문입니다.

 선배들의 **TIP**

모두를 위해!
저는 복지 측면에서 이야기 하는 것을 추천합니다. 병원마다 복지는 다르므로 관련 병원 정보를 미리 알고 가세요. 그 병원은 없는데 다른 병원은 있는 실현 가능한 복지의 예시 정도면 괜찮을 것 같아요. 여기서 중요한 것은 간호사뿐만 아니라 다른 직원들의 복지와 함께 전체적인 향상을 바라며 궁극적으로는 병원 자체 상향을 꾀한다는 것을 어필하는 것이 좋습니다.

2024창원파티마병원 2018서울시의료원 2014중앙보훈병원

14 ☐☐☐ **다른 병원과의 차이점을 말해보시오.**

OO병원은 단순히 규모나 진료과목의 다양성뿐만 아니라, 환자 중심 간호와 간호사 교육 시스템의 체계성 면에서 타 병원과 차별화된 강점을 갖고 있다고 생각합니다. 신규 간호사에 대한 프리셉터 제도나 정기적인 직무교육이 잘 마련되어 있고, 환자 중심의 팀 기반 간호를 실천하려는 문화가 현장에서 자리 잡고 있는 점이 인상 깊었습니다. 단순히 업무를 수행하는 데 그치지 않고, 간호사로서 계속해서 성장할 수 있는 환경이라는 점에서 타 병원과 차이를 느껴 지원하게 되었습니다.

 선배들의 **TIP**

병원정보 100% 사용하기
병원의 홈페이지에는 모든 답이 있습니다. 병원마다 비슷하지만 추구하는 미션, 비전, 핵심가치가 다릅니다. 이를 바탕으로 답변을 작성해보세요. 또한 관련한 언론보도 자료들이 있습니다. 현재 병원이 추진하는 사업에 대한 긍정적인 답변을 한다면 아주 훌륭한 지원자가 되지 않을까요?

2023명지병원

15 ☐☐☐ **다른 병원에 지원했나?**

네, 간호사로 첫 발을 내딛는 만큼 신중하게 여러 병원을 알아보고 몇 군데에 지원했습니다. 일부 병원에서는 서류합격 연락을 받았지만, 최종 면접까지 진행하지는 않았습니다. 지원 과정 중 OO 병원의 교육 체계와 간호 철학, 그리고 실습 당시 긍정적인 인상이 강하게 남아서, 제게 가장 잘 맞는 환경이라고 판단했고, 지금은 OO 병원에서 일하고 싶다는 생각이 확고해졌습니다.

 선배들의 **TIP**

귀 병원이 1순위입니다!
이 질문은 단순히 다른 병원 지원 여부보다도 지원자의 우선순위, 동기, 태도, 진정성을 보려는 질문이에요. 그래서 답변은 솔직하되, 지나치게 흔들려 보이지 않게, 현재 병원이 본인의 1순위임을 분명하게 말하는 게 중요해요. 지원 경험은 솔직하게 언급하지만 최종 면접까지 안 갔다는 점으로 '기회는 있었지만 이 병원을 선택했다'는 느낌을 강조하면 좋겠죠? 이 병원에 지원한 이유를 분명히 밝히고 흔들리지 않는 태도 유지합시다!

2021서울시의료원

16 ☐☐☐ **병원 입사 후 키울 수 있는 역량에 대해 말해보시오.**

가장 먼저는 임상 판단 능력과 비판적 사고력을 키우고 싶습니다. 신입 간호사로서는 업무 숙련도도 중요하지만, 환자의 상태를 빠르게 파악하고 우선순위를 조정하는 능력이 결국 환자 안전과 직결된다고 생각합니다. 또한, 의사소통 능력과 협업 역량도 키워서, 동료 간호사나 타 직종과의 원활한 협업을 통해 팀워크 기반의 간호를 실천하고 싶습니다. 나아가 장기적으로는 간호교육이나 전문간호사의 길로도 발전해 나가고 싶은 마음이 있어, 이 병원에서 제공하는 교육 기회를 적극적으로 활용할 계획입니다.

> **선배들의 TIP**
>
> **나의 발전 가능성!**
> ① 각 병원 간호(본)부 홈페이지에 간호(본)부장(혹은 원장)의 인사말에 어떠한 간호를 목표 삼는지가 적혀 있습니다. 간호사로서 기본적인 역량, 전문가로서 간호사의 의무 외에 이와 더불어 키울 수 있는 나의 발전 가능성에 대해 말해보세요.
> ② 역량과 함께 포부로 계속 공부하고, 발전하고, 정진하겠다는 의향 등을 내세워 보세요. 대학원에 진학하겠다, 전문 간호사가 되고 싶다 등을 얘기하는 것이죠. 참고로 전문 간호사의 종류는 보건, 마취, 정신, 가정, 감염관리, 산업, 응급, 노인, 중환자, 호스피스, 종양, 임상, 아동이 있습니다.

2023의정부성모병원 2022은평성모병원 2021서울시의료원 2020서울적십자병원

17 ☐☐☐ **어떤 프리셉터 선생님을 만나고 싶은가?**

① 기본적으로 모든 선생님들이 배려하는 마음과 헌신적인 태도로 환자를 살피시는 분들이라고 생각합니다. 여기에 배울 점이 많고 인간미 넘치는 선생님을 만나고 싶습니다.

② 실습 때 선생님 한 분께서 모르는 부분에 대해 자세히 설명해주신 적이 있었습니다. 그때의 선생님처럼 배려심이 넘치는 선생님을 만나고 싶습니다.

2018인천보훈병원 2017중앙보훈병원

18 □□□ **의료윤리가 중요하다. 어떤 마음가짐으로 우리 병원에 입사할 것인지 말해 보시오.**

모든 환자들이 인간 생명의 존엄성과 가치를 가지고 있다고 생각하고 그들이 행복을 추구할 수 있는 권리와 함께 정신적 육체적 건강한 삶을 영위할 수 있도록 정성을 다할 것입니다.

 선배들의 TIP

임상에서 윤리란 무엇일까?
임상에서는 생명윤리적 관점뿐만 아니라 이해상충, 환자관계 등 여러 윤리적인 딜레마가 발생합니다. 어려워요. 일단 윤리라는 것이 철학입니다. 쉽게 생각해보자면, 스스로를 보호하고 환자를 보호하는 것입니다. 거기에서부터 출발해서 의료윤리를 생각해보세요. 단지 면접을 위해서가 아니라 실제로 일할 때에도 끊임없이 생각해야 하며 수많은 시행착오를 겪어서 형성하게 됩니다. 따라서 답변에 대한 요령은 앞서 말한 내용을 염두에 두고, 보훈병원뿐만이 아니라 각 병원의 병원윤리강령을 확인하고 윤리강령에 나오는 단어 및 상황 등으로 대답해 보세요.

더 알아보기 보훈병원의 병원윤리강령

① 의료가 제일의 의무임을 인식하고 모든 환자에게 최선의 진료를 제공한다.
② 항시 구급진료태세를 완비하고, 사랑과 정성으로 환자를 보호한다.
③ 직원의 인화와 협동적 노력으로 친절하고, 윤리적인 진료 분위기를 조성한다.
④ 부단한 연구와 교육훈련으로 의료 발전에 기여하고, 환자의 신뢰를 높인다.
⑤ 진료환경을 정결히 유지하고, 감염 및 화재예방 등 안전관리에 주의의무를 다한다.
⑥ 관계법규를 준수하고, 모든 거래행위를 공정무사하게 처리한다.
⑦ 환자진료의 비밀을 지키고 환자의 신앙적 관습을 존중한다.
⑧ 유관기관 및 단체와 상호협력하고 지역사회 주민의 보건증진에 노력한다.
⑨ 도의적이며, 적정한 홍보활동을 하고, 타 병원을 비방하거나 환자 유인 행위를 하지 않는다.
⑩ 환자관리, 시설장비 및 진료 활동면에서 과학적이고, 객관적인 표준을 유지 향상시킨다.

2024창원파티마병원 2024국민건강보험공단 2014광주보훈병원

19 ☐☐☐ 다른 병원에서 스카우트 제의가 오는 경우가 있다. 입사하지 1년도 안 된 상태에서 이러한 제의를 받는다면 어떻게 할 것인가?

거절합니다. 아무리 좋은 조건이라도 입사 원서를 넣었던 본원을 택한 그 때의 초심을 되살려 볼 것입니다. 제가 이 병원에 지원한 이유는 의학 기술을 선도하며 의료의 질 향상을 위해 다양한 센터와 병동을 가진 OO병원에서 환자에게 최상의 간호 서비스를 제공하고 싶기 때문입니다.

> 선배들의 **TIP**
>
> **평생 직장! 이라는 마음가짐으로!**
> 병원 지원동기, 병원 핵심가치와 내가 추구하는 방향 등 지원 병원에 알맞게 대답합시다. 면접에 임할 때에는 자신만의 생각을 확실하게 다 잡고 가야 합니다. 요즘 평생 직장이 어디냐고요? 다른 우선순위의 병원이 있다고요? 그래도 면접 갈 때에는 싹 잊고, 스스로를 세뇌합니다. '여기는 최고의 병원이다', '내가 다닐 평생 직장이다', '이 곳에 뼈를 묻으리!'

2023대전을지대

20 ☐☐☐ 병원 입사 후 일이 맞지 않는다고 느껴진다면 어떻게 할 것인가?

간호사의 길을 걷겠다고 다짐한 만큼 성실함으로 일을 다 할 것입니다. 사람을 알아가는 것에도 시간이 걸리듯이 일 또한 마찬가지라고 생각합니다. 만약 맞지 않는다는 생각이 느껴진다면 저에게 시간을 주고 주변에 조언을 구해가며, 제가 선택한 길에 맞도록 노력해 나아갈 것입니다.

2018 서울시의료원

21 □□□ 우리 병원 특성사업에 대한 것 중 마음에 드는 두 가지를 말해보시오.

'지역사회 만성질환 예방사업'과 '방문간호 연계 공공의료 서비스'가 인상 깊었습니다. 첫째, 만성질환 예방사업은 질병 치료 이전에 조기 발견과 건강 습관 개선을 통해 삶의 질을 높이겠다는 공공의료기관다운 방향성이 느껴졌습니다. 특히 고혈압, 당뇨 등 지역 어르신들이 많이 앓고 있는 질환을 집중 관리한다는 점에서, 간호사로서 지속적 관찰과 교육 간호의 역할을 적극적으로 수행할 수 있는 사업이라 생각합니다. 둘째, 방문간호 연계 사업은 병원 접근이 어려운 의료취약계층에게 직접 다가가는 실천적 공공의료라는 점에서 인상 깊었습니다. 특히 다학제 팀과 협업하며 환자의 일상에 맞춘 건강관리와 정서적 지지까지 수행한다는 점이 감명 깊었고, 저 역시 지역과 함께하는 간호사로 성장하고 싶다는 마음이 들었습니다. 두 사업 모두 공공병원의 철학과 간호사의 역할이 자연스럽게 맞닿아 있는 사례라, 더욱 의미 있게 다가왔습니다.

 선배들의 **TIP**

> **공공성, 간호 실천 가능성 이 두 가지를 꼭 함께 말하세요.**
> 사업 이름만 나열하거나, 단순히 "좋아요"라고 하면 인상이 약해요. 왜 그 사업이 의미 있는지, 간호사로서 어떤 참여나 실천이 가능한지, 병원의 방향성과 어떻게 연결되는지 이 세 가지가 담기면, '병원을 진짜 이해하고, 그 안에서 역할하고 싶어하는 지원'로 보일 수 있어요!

Chapter 08 이슈

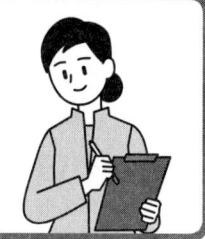

출제빈도 ●●●●○

키포인트 의무감이 아닌 직업적 관심과 책임감으로 이슈를 따라가고 있는지, 전문직으로서 어떤 가치판단과 태도를 갖고 있는지를 가늠할 수 있는 질문입니다. 단순한 찬반보다 환자 중심 가치와 현장 적용 태도를 중심으로 답변해봅시다!

2023의정부성모병원

01 ☐☐☐ **MZ세대의 1인분에 대해 어떻게 생각하는가?**

'1인분'이라는 표현은 단순히 맡은 업무를 수행하는 것을 넘어, 팀원으로서의 책임감과 협업 능력을 포함한다고 생각합니다. MZ세대는 개인의 삶의 질과 일의 의미를 중시하는 경향이 있지만, 그렇기에 자신의 역할을 명확히 이해하고, 효율적으로 업무를 수행하려는 태도를 보입니다. 저 역시 주어진 업무를 성실히 수행함과 동시에, 팀원들과의 원활한 소통을 통해 시너지 효과를 내는 간호사가 되고 싶습니다.

2023은평성모병원

02 ☐☐☐ **간호사의 브이로그 촬영, 그 장·단점을 말해보시오.**

간호사의 브이로그는 간호사의 일상을 공유하여 직업에 대한 이해를 높이고, 예비 간호사들에게 현실적인 정보를 제공하는 장점이 있습니다. 하지만 환자의 사생활 보호와 병원의 이미지 관리 측면에서 주의가 필요합니다. 따라서 촬영 시 병원의 가이드라인을 준수하고, 환자 정보 보호에 철저히 신경 써야 한다고 생각합니다.

2024전주예수병원

03 ☐☐☐ **최근 의료계 트렌드 중 하나를 설명하고, 이에 대한 본인의 의견을 말해보시오.**

최근 의료계의 트렌드 중 하나는 디지털 헬스케어의 확산입니다. 원격진료, 모바일 건강 앱, 웨어러블 기기 등을 통해 환자 중심의 맞춤형 건강관리가 가능해졌습니다. 이러한 변화는 의료 접근성을 높이고, 예방 중심의 의료로 전환하는 데 기여한다고 생각합니다. 하지만 디지털 격차로 인한 소외 계층 발생이나 개인 정보 보호 문제 등도 함께 고려해야 할 과제입니다.

2016국립암센터

04 ☐☐☐ **최근 뉴스에서 본 이슈가 무엇이며 자신의 생각을 말해보시오.**

의료인력 확충을 위한 정부의 정책과 이에 대한 의료계의 반발이 큰 이슈였습니다. 정부는 의사 수를 늘려 의료 접근성을 높이려는 의도였지만, 의료계는 의료 질 저하와 교육 환경 악화를 우려하며 반발했습니다. 저는 의료 접근성 향상과 의료 질 유지라는 두 목표를 균형 있게 고려한 정책 수립이 필요하다고 생각합니다. 그리고 간호사 입장에서는 간호인력 확충과 업무환경 개선이 병행되지 않으면 실제 진료 효율이나 환자 안전에도 큰 변화가 없을 수 있다는 우려가 듭니다. 또한 의사 중심의 의료 체계만 강화될 경우, 간호사 역할은 축소되거나 더 부하될 수 있다는 점에서, 간호사 인력 배치 기준, 권한, 교육 체계까지 함께 논의되어야 한다고 생각합니다. 결국 이 문제는 의료 접근성과 의료 질, 간호사 처우와 환자 안전을 함께 고려해야 한다고 생각합니다.

2021인제대일산백병원

05 ☐☐☐ **AI와 4차산업혁명 도입 후 간호계에 적용된 사례를 말해보시오.**

AI와 4차 산업혁명 기술은 간호 업무의 효율성을 높이고, 환자 안전을 강화하는 데 기여하고 있습니다. AI 기반의 환자 모니터링 시스템은 이상 징후를 조기에 감지하여 **빠른 대응을** 가능하게 합니다. 또한, 간호 기록 자동화 시스템은 문서 작업 시간을 줄여 환자 돌봄에 더 집중할 수 있게 도와줍니다. 하지만 기술 의존으로 인한 판단력 저하나 환자와의 인간적인 교감 부족 등의 문제도 고려해야 합니다.

예상질문

06 ☐☐☐ 최근 NICU에서 발생한 윤리적 문제 상황을 접했을 때에 간호사의 역할은 무엇이라고 생각하는가?

NICU는 신생아라는 가장 취약한 환자를 돌보는 공간이기 때문에, 그만큼 간호사는 윤리적으로도 가장 높은 책임감을 가져야 하는 자리라고 생각합니다. 윤리적 문제가 발생했을 때 간호사의 역할은 단순히 문제를 보고 넘기는 것이 아니라, 환자의 인권을 보호하고, 동료나 조직 내에서 개선을 유도할 수 있는 태도를 가지는 것이라고 생각합니다. 예를 들어, 동료 간호사의 부적절한 언행이나 무심코 발생할 수 있는 위생·기록상의 실수라도, 신생아의 안전과 직결될 수 있는 만큼 조심스럽게 소통하고, 필요한 경우에는 조직 차원의 보고와 개선 요청도 할 수 있어야 한다고 생각합니다. 저는 간호사로서 전문직 윤리와 팀워크의 중요성을 항상 인식하고, 상황을 회피하지 않고 '환자 중심'의 시각에서 문제를 판단하고 행동하는 간호사가 되도록 노력하겠습니다.

예상질문

07 ☐☐☐ 최근 NICU 내 신생아 학대 사건이 큰 이슈가 되었다. 이 사건을 통해 간호사로서 어떤 점을 느꼈고, 어떤 태도가 필요하다고 생각하는지 말해보시오.

해당 사건을 통해 간호사로서 전문직 윤리와 환자 인권 보호에 대한 책임이 얼마나 무거운지 다시 느꼈습니다. 특히 신생아처럼 자기 의사 표현이 불가능한 대상일수록, 간호사의 태도와 말, 행동 하나하나가 환자의 권리와 안전에 직접적인 영향을 준다고 생각합니다. 저는 간호사로서 '해를 끼치지 않는다'는 악행금지 원칙과, 신뢰받는 전문가로서의 소명의식을 항상 되새기며 행동하겠습니다. 또한 윤리 교육이나 QI 활동에도 적극 참여하여, 신뢰받는 간호 문화 형성에 기여하고 싶습니다.

예상질문

08 ☐☐☐ **간호법 제정 논의로 간호사의 역할과 권한에 대한 논의가 활발한데, 이에 대해 어떻게 생각하는가?**

간호법 제정 논의는 간호사의 전문성과 독립성을 어떻게 보장할 것인가에 대한 중요한 사회적 문제라고 생각합니다. 간호사로서 더 전문적인 역할을 수행하기 위해서는 법적 기반이 필요하지만, 동시에 다른 보건의료 직종과의 협업 또한 매우 중요합니다. 저는 앞으로 간호사로서 주어진 역할에 충실하면서도 환자 중심의 다학제 협력 체계 안에서 책임감 있게 행동하는 자세가 중요하다고 생각합니다. 법적 제도만큼이나, 전문직으로서의 실무 능력과 윤리 의식을 갖추는 것 또한 저희 세대 간호사의 중요한 과제라고 생각합니다.

예상질문

09 ☐☐☐ **간호법 시행이 간호사의 업무에 어떤 영향을 미칠 것으로 예상하는지 말해 보시오.**

간호법 시행으로 인해 간호사의 업무 범위와 역할이 명확해지고, 전문성이 강화될 것으로 기대됩니다. 이는 간호사의 자율성과 책임감을 높이는 계기가 될 것입니다. 또한, 간호조무사 국가시험의 응시 자격 및 자격증 교부 등에 대한 규정이 명확해져, 간호 인력의 질적 향상에도 기여할 것으로 생각합니다.

Chapter 09 기출 더보기

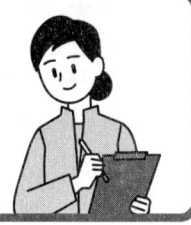

키포인트 상급종합병원·국공립병원의 독특한 기출문제를 확인하고 당황할 수 있는 질문에도 대비해봅시다. 질문의도를 파악하고 답변전략 및 답변TIP을 참고하여 준비해보세요!

2023 고려대안암

01 본인 생각에는 팀플이 잘 맞는지, 개인과제가 잘 맞는지 말해보시오.

질문의도 조직 적응력, 협업 성향, 자기이해도 확인

답변전략 둘 중 하나를 고르되, 상황에 따라 유연하게 조율 가능하다는 태도를 보여주세요.

답변TIP
"팀플은 의사소통과 협력 능력을, 개인과제는 책임감과 집중력을 요하는데, 저는 상황에 따라 균형을 맞추는 편입니다."

2023경상국립대

02 퇴근 시간이 됐는데도 뒷 번 사람이 오지 않는다면 어떻게 할 것인가?

질문의도 책임감, 근무 태도, 상황 대처 능력 확인

답변전략 환자 안전 최우선을 전제로, 병동 규정과 팀워크에 맞는 유연한 판단을 강조하는 것이 좋습니다.

답변TIP

"책임 있는 인계가 중요하므로 무작정 퇴근하지 않고, 먼저 연락해본 뒤 간호사실에 보고하고 인계 계획을 세우겠습니다."

III 인성면접

2023양산부산대 2022건국대

03 봉사활동을 시작하게 된 계기는 무엇인가?

질문의도 공감능력, 대인관계 감수성, 진정성 확인

답변전략 경험 기반으로 간결하게 말하되, 그 과정에서 느낀 간호사다운 태도를 연결하는 것이 좋습니다. '봉사를 통해 나눔을 실천하려 했다'보다, '타인의 입장을 이해하고 배운 점'을 강조하세요.

답변TIP

"봉사 중 타인의 불편함에 민감하게 반응하게 되었고, 환자를 대할 때도 세심함이 중요하다는 걸 깨달았습니다." "상대의 입장에서 생각해보는 연습이 간호를 준비하는 데 큰 도움이 됐습니다."

2022 연세대세브란스

04 우리 병원에서 근무한다면 어떤 점이 가장 기대되는가?

질문의도 병원에 대한 사전조사 여부, 현실 인식, 조직적응력

답변전략 기대되는 병원의 강점이나 특징을 명확히 언급하며, 그 안에서 배울 점, 발전가능성, 역할이 무엇일지 함께 연결하여 답변해보세요. 단순하게 '좋을 것 같다'가 아니라 '왜 좋을 것 같고 어떻게 활용할 것인가'까지 제시해보세요.

답변TIP
"신입 간호사를 위한 교육 프로그램이 체계적이라, 실제 현장에 빠르게 적응하고 실무 역량을 끌어올릴 수 있을 것 같아 가장 기대됩니다."

2023 신촌세브란스 2022 중앙대

05 일의 우선순위가 상충했을 때 어떤 방법으로 해결할 것인지 말해보시오.

질문의도 판단력, 실무 우선순위 사고력 확인

답변전략 긴급도와 중요도 기준 언급, 상황별 판단 기준과 동료 간 협의 가능성까지 제시해보세요.

답변TIP
"상황의 긴급성과 환자 안전을 기준으로 판단하고, 필요시 상급자나 동료와 협의해 우선순위를 재조정하겠습니다."

2023 서울성모병원

06 입사 후 가장 걱정되는 것은 무엇이며 어떻게 극복할 것인가?

질문의도 자기 인식, 적응력, 성장의지 확인

답변전략 너무 막연하거나 부정적인 걱정보다는 구체적인 현실적 우려, 극복 계획을 보여주세요.

답변TIP

"선배 간호사 분들의 사례를 참고하며 업무 처리 방식과 커뮤니케이션을 익히는 중입니다. 아직 부족한 점이 많지만, 주어진 환경에 유연하게 적응하고 배우는 자세를 통해 병원과 환자 모두에게 도움이 되는 간호사로 성장하고 싶습니다."

2023 창원삼성병원

07 인상 깊게 본 의학드라마를 소개해보시오.

질문의도 의료 현장에 대한 관심, 간호적 시선이 있는지 확인

답변전략 드라마 속 상황에서 간호의 역할·한계·현실성을 느낀 부분 강조해보세요.

답변TIP

"슬기로운 의사생활"에서 협진 과정과 간호사와 의사의 상호존중 장면이 인상 깊었습니다."

2020이화의료원

08 추천하고 싶은 여행지를 말해보시오.

질문의도 인간적인 면모, 취향, 스트레스 해소법 확인

답변전략 장소 설명보다는 그 장소에서 어떤 감정을 느꼈는지로 연결하는 것이 좋습니다.

답변TIP

"자연과 가까운 장소를 추천합니다. 조용한 해변에서 책을 읽으며 감정을 정돈했던 기억이 인상 깊었습니다."

2023강북삼성병원

09 편의시설이 잘 되어 있는 도심과 한적한 전원주택 중 어디에 살고 싶은가?

질문의도 라이프스타일, 자기관리 성향 파악

답변전략 한 쪽을 선택하되, 간호사의 생활과 연결해 해석하여 답변하세요.

답변TIP

"도심은 접근성과 업무 효율에 좋고, 전원은 회복에 좋지만, 저에게는 교대 근무 시 회복이 중요한 만큼 조용한 환경이 더 맞습니다."

2023 가천대길병원

10 우리 병원의 첫인상을 말해보시오.

질문의도 병원에 대한 관심, 사전조사 여부, 조직적응도 확인

답변전략 병원의 분위기, 간호 문화, 방문 경험이 있다면 꼭 언급하세요. 단순 칭찬 보다는 병원의 특징, 분위기, 직원 태도 등 실질적 인상을 바탕으로 언급하고 나도 이 환경에 기여하고 싶다는 식으로 마무리해보세요.

답변TIP
"환자 안내와 대기 동선이 체계적이라는 인상을 받았고 깨끗하고 현대적인 시설이 첫인상으로 매우 긍정적이었습니다. 또한, 의료진 간 협업 분위기도 안정적으로 보였습니다."

2023 연세대세브란스

11 배울 것이 없는 선배가 프셉일 때 어떻게 할 것인가?

질문의도 인간관계 갈등 시 대처법, 자기 주도 학습 여부

답변전략 감정적 대응 없이, 스스로 배움을 확장하려는 태도와 소통을 유지하려는 모습을 보여주세요.

답변TIP
"저와 방식이 조금 다르게 느껴지더라도 그 안에서 배울 수 있는 부분을 찾고, 부족한 부분은 다른 선생님께 조심스럽게 질문드리거나, 스스로 참고자료를 찾아보며 배움을 이어가겠습니다."

2024고신대복음병원

12 간호사가 환자 곁에 항상 있을 수는 없는데 이럴 때 어떻게 할 것인가?

질문의도 한계 인식, 보완적 대응력 확인

답변전략 간호사가 자리를 비울 때도 환자 안전과 안위를 위한 시스템적 접근, 환자 중심 마인드를 어필하세요.

답변TIP

"안전벨, 알람, 간호콜 시스템 등을 철저히 설명하고, 환자가 혼자일 때 느낄 불안을 최소화하는 소통 간호를 하겠습니다."

2024계명대동산병원

13 어떤 색깔의 간호사가 되고 싶은지 말해보시오.

질문의도 자기 인식, 감정 표현력, 창의적 사고 파악

답변전략 색깔의 상징을 활용해 자신의 성격, 간호사로서의 태도와 연결해보세요.

답변TIP

"파스텔 블루입니다. 침착함과 부드러움, 동시에 신뢰감을 주는 간호사가 되고 싶어서입니다."

2024인천성모병원

14 옆사람에게 격려의 한 마디 해준다면?

질문의도 공감력, 말의 온도, 경쟁보단 배려 중심 사고 확인
답변전략 공통의 긴장감과 노력에 대한 공감, 그리고 함께 하고 싶다는 따뜻한 말 한마디면 충분합니다.

답변TIP
"충분히 잘하고 계십니다. 꼭 함께 근무하게 되면 좋겠고, 동기간호사로 만나면 정말 기쁠 것 같아요!"

2023고신대복음병원 2023신촌세브란스 2021영남대 2020전북대 2017동국대

15 약속이 있는 날, 갑자기 추가 업무가 발생할 경우 어떻게 대처할 것인가?

질문의도 우선순위 판단력, 조직에 대한 책임감, 감정 조절력
답변전략 환자 안전과 팀워크를 우선하고, 감정은 조용히 다루고 개인 일정은 조정하는 방향이 적절합니다.

답변TIP
"약속은 상황에 따라 조정할 수 있지만, 환자와 팀원에 대한 책임은 그 순간뿐이기 때문에 우선 업무를 마무리하겠습니다."

2024중앙대
16 주말에 무엇을 하며 보내는가?

질문의도 자기관리, 회복 탄력성, 일상 루틴 확인
답변전략 단순 휴식이 아니라 에너지 회복, 간호사로서 균형 잡힌 생활 강조해보세요.

답변TIP
"짧게 운동하거나 책을 읽으며 긴장을 풀고, 실습이나 배운 내용을 정리하는 루틴도 함께 유지하고 있습니다."

2022경북대
17 싫어하는 성격 유형의 사람과 어떻게 일할 것인가?

질문의도 조직 적응력, 감정 분리 능력, 갈등 조절력
답변전략 성격을 탓하지 않고, 역할 중심 사고, 감정의 거리 두기를 강조해보세요.

답변TIP
"성향이 다르더라도 업무에선 필요한 소통이 중요하다고 생각합니다. 감정을 앞세우기보다, 업무 중심의 협력 태도를 유지하려 합니다."

2023한양대 2018부산대

18 지원자 본인이 면접관이라면 어떤 지원자를 뽑을 것인지 말해보시오.

> **질문의도** 자신이 중요하게 생각하는 가치관, 타인을 보는 시선 확인
> **답변전략** 간호사에게 중요한 가치(책임감, 공감력 등)를 기준으로 설명해보세요.

답변TIP

"정답을 다 아는 사람보다, 환자와 동료에게 진심으로 반응하고 배우려는 자세가 있는 사람을 선택할 것 같습니다."

2022경북대

19 최근에 자신이 성숙해졌다고 느낀 순간이 있다면, 언제였고 왜 그렇게 느꼈는지 말해보시오.

> **질문의도** 조직 적응력, 감정 분리 능력, 갈등 조절력
> **답변전략** 감정적으로 반응했을 법한 상황에서 어떻게 다르게 행동했는지 보여주세요. 간호사의 대인관계 능력이나 스트레스 관리와 연결하여 '상황 → 나의 감정·행동 → 깨달음 변화' 순서로 답변해보세요.

답변TIP

"실습 중 바쁜 상황에 선배 간호사님께 지적을 들었을 때 예전 같으면 위축됐겠지만, 감정을 넘기고 메모하며 피드백을 받아들이는 제 모습을 보며 성숙해졌다고 느꼈습니다."

면접 분석 리포트

국공립병원 면접은 인성면접의 비중이 높아지는 추세이나, 의학용어나 간호지식을 물어보는 질문이 출제됩니다. 최근에는 기본간호학, 성인간호학 위주의 직무 면접이 진행되는데 주로 유사 질병의 차이 또는 상황형 간호중재 질문이 출제됩니다. 비중은 비등비등하나, 신입이 임상에서 가장 먼저 하고 항상 행하는 기본간호학 질문이 아주 조금 더 많이 출제됩니다. 간호행위의 기본이 되며 모든 간호의 토대가 되는 기본간호학을 빠짐없이 알아두시기 바랍니다. 성인간호학은 범위가 넓고, 다양한 상황형 질문이 출제되므로 단순 암기보다 우선순위 판단과 간호중재의 흐름을 파악해 두는 게 중요합니다.

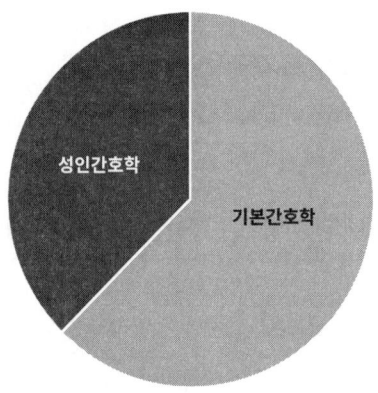

선배가 전하는 인성면접 Tip

직무면접은 말 그대로 직무 지식을 얼마나 알고 있는지를 보는 면접입니다. 기본간호학, 성인간호학 위주로 진행되며 기타 간호학에 대한 질문은 현저히 적은 편입니다(물론, 지원하는 병원과 부서 특성을 고려해야 합니다). '활력징후 측정 시 주의사항은?'같은 유형으로 출제되거나 '요양병원에서 낙상 위험 환자를 사정할 때 제일 먼저 봐야하는 것은?'처럼 상황형으로 조건이 제시되는 경우가 있는데, 상황형일 경우 지식과 더불어 현장 상황 판단력을 같이 전달할 수 있어야 합니다. 문제를 아는 것도 중요하지만, 그걸 어떻게 활용하는지 보여주는 것이 직무면접이며, 교과서대로만 말하면 아쉽고 한두 마디라도 실무랑 연결되는 말이 들어가면 좋은 답변이 될 거예요. 한두 마디를 덧붙이기 위해서는 의료계 이슈를 훑어봐야 합니다. 의료계 이슈가 인성면접에만 해당되는 것이 아닙니다! 대한간호협회 홈페이지 및 유튜브를 참고하면 수월하게 준비할 수 있을 거예요.

PART IV 직무면접

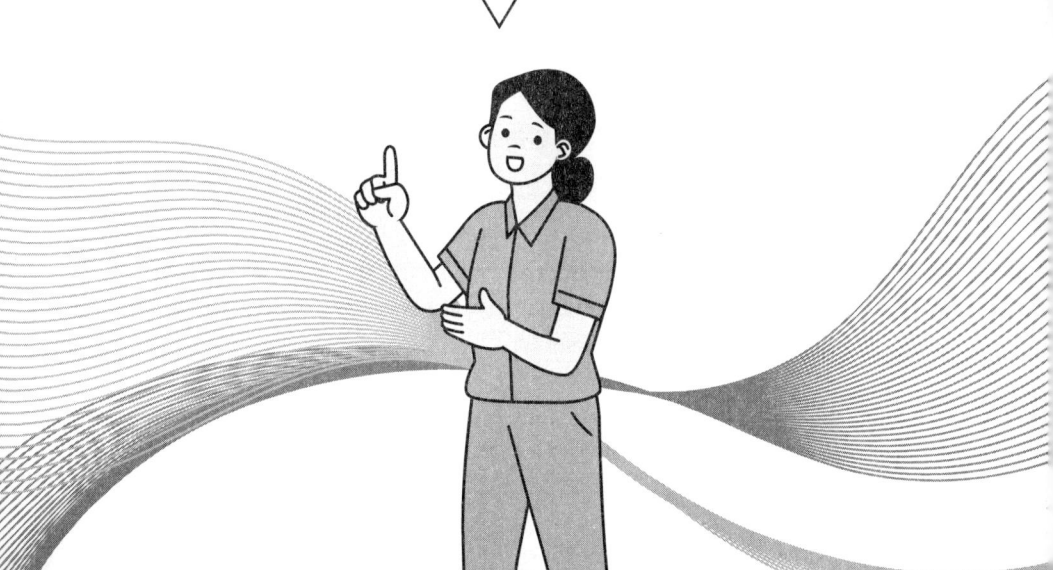

Chapter 01 기본간호학

출제빈도 ●●●●○

키포인트 간호의 가장 기초가 되는 영역이기 때문에 기초 지식을 정확히 이해하고 있는지 확인하는 질문이 많습니다. 이유를 물어보는 질문도 많기 때문에 원리와 이유를 설명하고, 환자 안전을 최우선으로 하는 태도와 실무에 적용하는 능력을 함께 보여주는 것이 중요합니다.

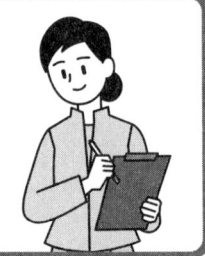

기본 01 간호과정과 기록

2021국민건강보험공단 2020 · 2018동아대

01 □□□ **간호기록지를 작성하는 이유에 대하여 말해보시오.**

간호기록지는 의료진과의 의사소통뿐만 아니라 환자의 사정 및 간호계획, 의사결정 자료, 연구와 교육의 도구, 법적 증거, 간호의 질적 향상, 역사적 문서로 활용되기 때문입니다.

2021의정부성모병원

02 □□□ **간호기록 작성 원칙에 대하여 말해보시오.**

간호기록은 사실성, 정확성, 완결성, 동시성, 조직성, 보완성을 원칙으로 삼습니다.

2019은평성모병원

03 □□□ **SOAP 간호기록에 대하여 말해보시오.**

SOAP 간호기록은 문제중심의 기록으로 경과기록을 할 때 주로 사용합니다. S는 주관적 자료로, 환자의 주 호소 및 반응을 기록하며 O는 객관적 자료로 활력징후, 검사결과 등을 기록합니다. A는 주관적·객관적 자료를 바탕으로 진단을 내리고, P는 간호중재계획을 기록합니다.

2020단국대 2018강남성심병원 2016아산대 2016원주세브란스

04 ☐☐☐ **간호과정 단계에 대하여 말해보시오.**

간호과정은 '간호사정 → 간호진단 → 간호계획 → 간호수행 → 간호평가' 단계를 거칩니다.

예상질문

05 ☐☐☐ **간호기록 시 주관적 자료와 객관적 자료의 차이점을 말해보시오.**

주관적 자료는 "배가 심하게 아파요" 등 환자가 직접 말한 증상이나 감정을 기록합니다. 객관적 자료는 "복부 촉진 시 우하복부 압통 확인, 체온 38.5℃" 등 간호사가 직접 관찰하거나 측정한 데이터를 기록합니다.

예상질문

06 ☐☐☐ **간호과정 단계 중 지원자가 가장 중요하게 생각하는 단계는 무엇인지 말해보시오.**

모든 단계가 유기적으로 연결되어 중요하지만, 저는 사정 단계가 가장 중요하다고 생각합니다. 사정 단계에서 환자 상태를 정확하게 파악해야 올바른 간호 진단과 계획을 세울 수 있기 때문입니다. 따라서 주관적 자료와 객관적 자료를 신중하게 수집하고 신뢰할 수 있는 평가 도구를 활용하여 정확한 사정을 수행하는 것이 중요하다고 생각합니다.

예상질문

07 ☐☐☐ **간호 기록을 수정할 때 올바른 방법은 무엇인가?**

기록의 신뢰성을 유지하고 의료 사고를 방지하기 위해 간호 기록 수정 시 기존의 기록을 삭제하거나 임의로 수정하는 것이 아닌 정해진 절차에 따라야 합니다. 수기 기록 시 빨간색 펜으로 그은 뒤 "기록상 실수" 또는 "정정"을 적고 서명합니다. 전자의무기록 사용 시 추가 기록(보충 기록)을 남깁니다.

예상질문

08 □□□ **응급상황에서 간호기록을 작성할 때 주의할 점은 무엇인가?**

응급상황에서는 신속한 간호 중재가 필요하지만, 기록도 매우 중요합니다. 실시간 기록이 어려운 경우 가능한 빨리 기록하고, 간략하면서 핵심적인 내용을 반드시 기록합니다. 기존 누락이 없도록 확인한 후 보충 기록을 남길 수 있습니다. 응급상황에서도 기록의 정확성을 유지하는 것이 환자 안전뿐만 아니라 법적 보호 측면에서도 매우 중요하다고 생각합니다.

예상질문

09 □□□ **간호기록 작성 시 환자가 자신의 기록을 열람하고 싶어 할 때, 어떻게 할 것인지 말해보시오.**

법적·윤리적 기준을 준수하여, 병원의 개인정보 보호 규정과 관련 법률에 따라 환자의 요구를 존중하며 신중하게 대응할 것입니다. 환자는 자신의 의료 정보를 열람할 권리가 있으며 의료진의 판단하에 환자에게 불안감을 줄 수 있는 정보는 제한될 수 있습니다. 환자에게 공식 절차를 안내하고 필요한 서류나 동의 절차를 설명해드릴 것입니다.

예상질문

10 □□□ **지원자가 생각하는 간호과정 기록 시 가장 주의할 사항은 무엇인가?**

간호과정 기록 작성 시 가장 주의해야 할 점은 객관성 유지입니다. 주관적인 추측이 아닌, 환자의 상태, 간호 중재, 반응 등을 구체적이고 사실적으로 기록해야 합니다. 기록이 객관적이어야 환자의 상태를 정확히 파악하고, 다른 의료진과의 의사소통 오류를 줄일 수 있습니다. 또한 부정확하거나 과장된 기록은 향후 의료사고나 법적 분쟁 시 간호사의 신뢰도를 떨어뜨릴 수 있기 때문에, 객관성뿐만 아니라 정확성, 간결성도 항상 유지해야 한다고 생각합니다.

 선배들의 **TIP**

> **기록의 목적을 이해하기!**
> 왜 그렇게 생각하는지 정보 공유, 법적 보호, 신뢰성 확보까지 연결해서 설명하면 실무적 사고력을 보여줄 수 있어요.

예상질문

11 □□□ **간호과정 중 사정 단계 기록을 작성할 때, 간호사가 놓치기 쉬운 부분은 무엇이라고 생각하는가?**

간호과정 중 사정 단계에서는 환자의 주관적 자료와 객관적 자료를 모두 수집하고 기록해야 하나, 주관적 자료에만 집중하거나, 반대로 객관적 수치에만 치우치는 경우가 많습니다. 저는 사정 단계 기록에서는 환자가 느끼는 증상과 간호사가 관찰한 객관적 징후를 모두 균형 있게 수집하고 기록하는 것이 중요하다고 생각합니다. 이를 통해 보다 정확한 간호진단이 가능해지고, 간호과정 전체의 질을 높일 수 있다고 봅니다.

예상질문

12 □□□ **시간이 부족하거나 바쁠 때 어떤 기준으로 간호과정 기록을 작성할 것인가?**

바쁘고 시간이 부족한 상황에서도, 저는 환자 상태 변화 기록을 최우선으로 삼겠습니다. 특히 활력징후 이상, 통증 변화, 호흡 곤란 등 생명에 영향을 미칠 수 있는 변화는 반드시 빠짐없이 기록하겠습니다. 그 외 부수적인 사항은 시간을 조정해서 추가 기록하더라도, 환자 안전과 직결되는 내용은 정확하고 신속하게 기록하는 것을 기본 원칙으로 삼겠습니다. 기록은 단순한 업무가 아니라 환자의 상태를 다른 의료진에게 전달하는 중요한 소통 수단이기 때문입니다.

 선배들의 **TIP**

우선순위는 환자 안전 정보!
시간이 부족할 때는 "모두 하겠다"가 아니라, "환자 상태 변화 → 중요한 처치 결과 → 기타 사항" 순으로 기록하는 우선순위를 잡아야 합니다.

활력징후(건강사정)

2017중앙보훈병원

01 ☐☐☐ **HR, BP, RR, PR의 Full Term을 말해보시오.**

① HR : HR의 Full Term은 Heart rate이며, 심박수를 뜻합니다.
② BP : BP의 Full Term은 Blood pressure이며, 혈압을 뜻합니다.
③ RR : RR의 Full Term은 Respiratory rate이며 호흡수를 뜻합니다.
④ PR : PR의 Full Term은 Pulse rate이며 맥박수를 뜻합니다.

더 알아보기 활력징후 정상범위

혈압(mmHg)	맥박(회/분)	호흡 수(회/분)	체온(℃)
120/80	60	18	36.5

더 알아보기 의학용어

① 체온 : BT(Body Temperature)
② 수축기 혈압 : SBP(Systolic Blood Pressure)
③ 이완기 혈압 : DBP(Diastolic Blood Pressure)
④ 맥압 : PP(Pulse Pressure, SBP-DBP)
⑤ SpO$_2$: Room air 또는 산소 적용 중, 산소 적용 중이라면 Nasal prong, mask 등을 적어야 합니다.

2020서울시의료원

02 ☐☐☐ **유방암 촉진 방법에 대하여 설명해보시오.**

① 1단계 : 서서 거울보기

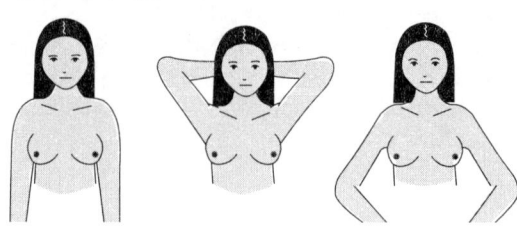

- 유방의 윤곽과 모양을 점검합니다.
- 양팔을 내린 편한 자세로 양쪽 유방을 관찰합니다.

- 양손을 머리 뒤로 깍지를 끼고 팔에 힘을 주면서 가슴을 앞으로 내밉니다.
- 양손을 허리에 짚고 어깨와 팔꿈치를 앞으로 내밉니다. 이때 가슴에 힘을 주고 몸을 앞으로 숙입니다.

② 2단계 : 유방 촉진

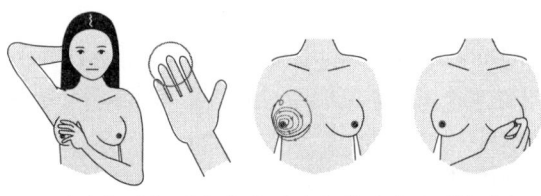

- 로션이나 젤을 이용하여 서거나 앉아서 촉진합니다.
- 검진하는 유방 쪽 반대편 손의 손가락 2, 3, 4번째 첫 마디 바닥면을 이용합니다.
- 유방 주위 바깥쪽 상단 부위에서 원을 그리며 유방 안쪽에서 쇄골 위·아래와 겨드랑이 밑 부분까지 시계방향으로 원을 그리며 촉진합니다.
- 유방 바깥쪽으로 원을 그리고 작은 원을 그리며 한 부위에서 3개의 원을 만들며 촉진합니다.
- 유두의 위아래와 양옆, 안쪽까지 짜보고 비정상적인 분비물을 확인합니다.

③ 3단계 : 누워서 촉진

- 자세를 변경하여 다시 촉진합니다.
- 편하게 누워서 검사하는 유방 쪽 밑에 타월을 받칩니다.
- 팔을 위로 올리고 2단계와 같이 원을 그리면서 유방을 촉진합니다.

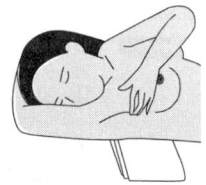

2024인제대일산백병원

03 ☐☐☐ **수동으로 혈압 재는 방법을 말해보시오.**

정확한 혈압 측정을 위해, 커프를 상완동맥 위에 감고 청진기의 벨이나 다이어프램을 동맥 위에 올려둡니다. 공기 펌프로 180 ~ 200mmHg까지 공기를 주입합니다. 최고로 맥박 소리가 들리는 지점이 수축기 혈압이며 맥박 소리가 사라지는 지점이 이완기 혈압입니다. 공기를 완전히 빼고 커프를 제거한 후 측정값을 기록합니다.

2014중앙보훈병원

04 □□□ **고열환자가 경련할 때 목격한 경우 어떤 간호를 제공할 것인가?**

경련 시에는 흡인 예방을 위해 고개를 옆으로 돌립니다. 그리고 V/S, 산소포화도(SpO_2)를 측정하면서 경련 양상 확인 등 환자 사정 후 즉시 담당 의사에게 보고하고 처방대로 시행합니다. 응급상황을 대비하여 옆에 산소를 준비하고 안전한 주변 환경을 조성합니다. 개인 프라이버시 및 주변 안정을 위해 커튼을 치고, 증상이 멈출 때까지는 지속적으로 주의 깊게 사정합니다.

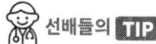 선배들의 TIP

> 특히 소아환자들이 경련을 많이 일으킵니다.
> 보통 커서는 없어지는 증상이나 간질 등의 신경학적 이상 소견이 있을 수 있어요. 단일 열성경련, 복합 열성경련 등 신규가 구분하기 어려워요. 바로 담당의가 와서 경련양상을 확인하는 것이 좋지만, 그러지 못할 경우에는 보호자 동의하에 병원 내규에 따라 동영상 촬영 등으로 경련양상을 담당의에게 보여주는 것이 좋습니다.

2018강원대

05 □□□ **전해질 불균형 시 나타날 수 있는 문제에 대해 말해보시오.**

전해질은 수분 조절, 산 – 염기 조절, 신경자극 전달, 혈액 응고 등에 관여합니다. 전해질 불균형이 오면 현기증 같은 가벼운 증상부터 부종, 구토, 부정맥, 호흡곤란, 의식장애 등이 나타날 수 있습니다.

더 알아보기 나트륨과 칼륨

① 고나트륨혈증 증상 : 갈증, 피로, 건조, 빈맥, 저혈압

② 저나트륨혈증 증상 : 피로, 식욕부진, 의식장애, 경련

③ 고칼륨혈증 증상 : 피로, 부정맥

④ 저칼륨혈증 증상 : 말초신경 지각이상, 부정맥, 심정지

2022서울시의료원 2021은평성모병원

06 □□□ **혈압측정 시 오류가 발생하는 경우를 말해보시오.**

① 혈압 상승 : 좁은 커프를 사용하거나 커프를 느슨히 감은 경우, 공기압을 너무 천천히 빼는 경우, 운동이나 활동 직후, 팔이 심장보다 낮은 경우, 팔을 제대로 지지하지 않은 경우 혈압 측정 시 혈압이 높게 측정됩니다.

② 혈압 하강 : 넓은 커프를 사용하거나 공기압을 빨리 푸는 경우, 팔이 심장보다 높은 경우 혈압 측정 시 혈압이 낮게 측정됩니다.

2022·2012은평성모병원

07 □□□ **아이와 성인의 고막체온을 다르게 측정하는 이유를 말해보시오.**

아이는 귓바퀴를 후하방으로 당겨 체온을 측정하고, 성인은 귓바퀴를 후 상방으로 당겨 측정합니다. 이도를 일직선으로 만들어 체온 측정을 정확하게 하기 위해서입니다.

2024·2023인제대일산백병원

08 □□□ **맥박의 정상 범위를 말해보시오.**

유아의 경우 분당 80 ~ 130회가 정상 범위이며 청소년, 성인, 노인의 경우 분당 60 ~ 100회가 정상 범위입니다.

2023인제대일산백병원 2021은평성모병원

09 □□□ **사람이 어떤 때에 혈압이 높아지고 낮아지는지 말해보시오.**

① 상승 : 완경기 여성, 교감신경 자극, 연령 증가, 급성 통증, 신체운동, 흡연, 뇌압 상승, 비만일 때 혈압이 상승합니다.
② 하강 : 이뇨제 및 항고혈압제 등 약물 사용, 이른 아침일 때 혈압이 하강합니다.

2020인제대일산백병원

10 □□□ **맥박은 어디서 측정하는지 말해보시오.**

측두 동맥, 안면 동맥, 총경 동맥, 상완 동맥, 요골 동맥, 척골 동맥, 대퇴 동맥, 슬와 동맥, 후경골 동맥, 족배 동맥, 심첨 부위에서 측정합니다.

더 알아보기 맥박 측정 부위
맥박은 검사자의 맥박이 같이 촉지되는 것을 피하기 위해 검사자의 검지와 중지로 촉진합니다.

예상질문
11 ☐☐☐ 호흡 측정 시 주의해야 할 점은 무엇인가?

환자가 의식적으로 호흡을 조절하지 않도록 해야 합니다. 그래야 호흡의 수, 깊이, 규칙성 등을 정확히 파악할 수 있습니다.

예상질문
12 ☐☐☐ 활력징후를 자주 측정한다고 불평하는 환자에게 어떻게 설명할 것인지 말해보시오.

활력징후는 환자의 전반적인 건강 상태를 반영하는 아주 중요한 지표입니다. 따라서 활력징후를 자주 측정해야 상태 변화를 신속히 파악하고 적절하게 대응할 수 있습니다. 환자의 회복 과정을 모니터링하고 의료진에게 중요한 정보를 제공하기 때문에 주기적으로 측정한다는 것을 알리고 양해를 구할 것입니다.

예상질문
13 ☐☐☐ 고혈압 환자 혈압 측정 시 주의할 점은 무엇인가?

정확한 측정을 위해 최소 5분간 안정을 취한 뒤 측정합니다. 또한 약물 복용 여부와 시간을 고려하여 측정해야 합니다.

 감염관리

2015대구보훈병원
01 ☐☐☐ 병원감염예방을 어떻게 해야 하는가?

감염예방에 있어서 가장 효과적인 방법은 '손 위생'입니다. 그리고 격리가 필요한 경우 각 지침에 따라 시행해야 합니다. 처치에 사용되는 기구 및 물품은 필요에 맞게 소독과 멸균을 적절한 방법으로 시행합니다. 감염과 관련된 지침은 동일한 규정에 의해 같은 방법으로 병원 전 직원이 시행해야 하며, 이를 숙지하기 위해서는 정기적인 교육이 필요합니다.

2023은평성모병원 2020인제대일산백병원 2020인제대해운대백병원 2020명지병원 2018서울시의료원

02 □□□ 격리와 역격리를 설명해보시오.

① 격리 : 전염성 질환을 가지고 있는 환자 및 보균자를 격리하는 것입니다. 예를 들어 공기매개감염인 결핵 등이 있습니다.

② 역격리 : 감염 감수성이 큰, 감염에 대해 취약한 환자를 외부 감염으로부터 보호하기 위해 격리하는 것입니다. 예를 들어 백혈병, 방사선 치료 환자 등이 있습니다.

더 알아보기 격리지침의 4가지 유형

표준주의(Stanard precautions), 공기주의(Airborne precautions), 비말주의(Droplet precautions), 접촉주의(Contact precautions)

2023국민건강보험공단 2023의정부성모병원

03 □□□ 역격리를 시행하는 경우는 언제인가?

질병이나 상처, 면역억제제 사용으로 신체 방어력이 감소한 환자에게 필요합니다.

2023국민경강보험공단 2023은평성모병원 2018서울시의료원

04 □□□ 표준주의 대해 말해보시오.

표준주의는 모든 환자의 혈액, 체액, 분비물이 오염되어 있을 것이라고 가정하에 지침을 지키는 것입니다.

① 손 위생 : 환자 처치 후 다른 환자를 처치할 경우에도 손을 씻어야 하며, 동일한 환자일지라도 다른 부위 처치 시에는 손을 씻어야 합니다. 장갑은 손 위생을 대신 할 수 없습니다.

② 장갑 : 혈액, 체액, 분비물, 손상된 피부 등의 접촉 시 착용하며, 처치 시 매번 교환하고 사용 후에는 벗고 즉시 손을 씻습니다.

③ 마스크, 보안경, 안면 보호대 : 혈액, 체액, 분비물, 배설물이 튈 가능성이 있는 처치 시에 착용합니다.

④ 가운 : 피부나 옷이 오염될 가능성이 있을 때 착용하며, 가운이 오염된 경우 즉시 벗고 손을 씻습니다.

⑤ 환경 관리 : 병실, 침상, 침상 난간 등 환자 주위 환경을 깨끗이 청소하고 필요시 소독합니다.

⑥ 린넨물 : 오염된 경우 따로 분리하여 운반 및 처리합니다.

2023국민건강보험공단

05 □□□ 양압병실과 음압병실에 대하여 설명해보시오.

① 양압병실 : 대기압보다 병실 내 기압이 높은 상태인 병실입니다. 그래서 바깥 공기가 병실 안으로 들어오지 못하도록 격리하는 병실입니다.

② 음압병실 : 대기압보다 병실 내 기압이 낮은 상태인 병실입니다. 환자가 호흡한 병실 내의 공기를 외부로 나가지 못하도록 격리하는 병실입니다.

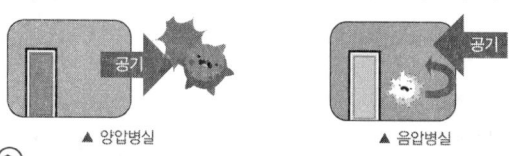

▲ 양압병실 　　　　　▲ 음압병실

> **선배들의 TIP**
>
> **어떤 환자들이 격리되죠?**
> 양압병실에는 역격리로 면역력이 저하된 환자들이 들어가요. 음압병실은 격리로 전염력이 있는 환자가 들어간답니다. 지난 팬데믹 때 음압병실이 부족하다는 뉴스 기사 많이 읽어보셨죠? 음압병실은 타인에게 전파될 가능성이 있는 전염병 환자를 격리하는 곳입니다. 이렇게 외워보세요. 면(역력) 저하)역(격리)양(압)! 전(염력)격(리)음(압)!

2018서울시의료원 2014서울적십자병원

06 □□□ 접촉감염의 대표적인 질환과 예방법을 말해보시오.

접촉감염의 대표적인 질환은 다제내성균(MDR), 클로스트리디움 디피실(Clostridium difficile), 로타바이러스(Rotavirus), A형 간염(Hepatitis A)등이 있습니다. 이를 예방하는 방법은 표준주의 격리방법에 접촉주의 격리를 시행하는 것입니다.

더 알아보기 　표준주의와 함께 다음의 추가조치 시행

① 병실 : 가능한 1인실 → 코호트 격리 → 감염관리 전문가 자문 의뢰

② 장갑 : 병실에 들어갈 때 착용한다. 병실에 나오기 전 벗고 손 위생

③ 가운 : 처치 시 감염원(체액, 분비물이 많은 경우)과 접촉하여 오염될 가능성이 있는 경우 착용, 처치 후 환자 병실을 떠나기 전 탈착

④ 환자이동 : 가능하면 제한, 이동 시 주위 환경을 오염시키지 않도록 주의

⑤ 물품 : 매일 깨끗이 청소, 청진기 · 혈압계 등은 환자 전용으로 마련, 재사용 물품이나 퇴원 후 사용하던 물품은 적절한 방법으로 소독

2017서울시의료원

07 □□□ 공기매개감염의 대표적인 질환과 예방법을 말해보시오.

공기매개감염의 대표적인 질환으로는 수두(Varicell), 홍역(Measles), 활동성 호흡기 결핵(Tuberculosis)등이 있습니다. 이를 예방하는 방법은 표준주의 격리방법에 공기주의 격리를 시행하는 것입니다.

더 알아보기 공기주의 감염원
감염을 유발하는 작은 입자(5μm 이하)가 비말 또는 공기 중의 먼지 입자와 함께 떠다니다가 흡입하여 감염

더 알아보기 표준주의와 함께 다음의 추가조치 시행
① **병실** : 음압이 유지되는 1인실, 출입 시 복도 쪽 문은 반드시 문 닫기
② **마스크** : 직원이나 보호자 등은 병실 들어가기 전 N95 마스크 착용, 병실을 나온 후 겉면에 손이 닿지 않게 벗은 후 손을 씻기
③ **환자이동** : 가능한 최소화, 불가피할 경우 환자에게 수술용 마스크 착용

더 알아보기 N95 마스크
① **착용법** : 손 위생 → 위 머리밴드 고정 → 아래 머리밴드 고정 → 코 고정 → 마스크 감싸고 공기누설 여부 확인

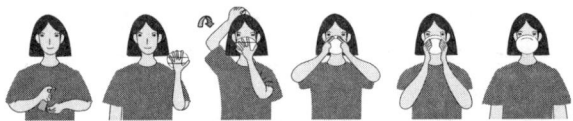

② **벗는법** : 손 위생 → 아래 머리밴드를 뒤에서 끈을 잡고, 머리 위로 당겨 벗음 → 위 머리밴드도 같은 방식으로 제거 → 끈만 잡고 버리기 → 손 위생

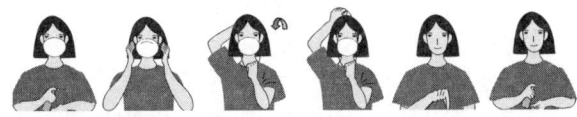

선배들의 TIP

마스크 어떻게 사용해요?
공기매개주의 환자를 간호할 경우에는 N95 마스크를 착용하며 호흡기 증상인 경우 KF80 이상의 마스크를 착용합니다.

2016 서울시의료원

08 ☐☐☐ **감염관리에서 가장 중요한 것을 말해보시오.**

감염안전에서 가장 중요한 것은 사후대처가 아닌 사전 예방입니다. 이를 위한 효과적인 방법은 '손 위생'입니다. 의료인뿐만이 아니라 병원 전체 직원, 환자 및 방문객들의 협조가 필요합니다. 따라서 정기적인 교육이 필요하며, 포스터나 안내문 등을 활용한 자료도 활용해야 합니다.

2021 성남시의료원 2020 제주대 2020 인제대일산백병원

09 ☐☐☐ **내과적 손 씻기에 대해 말해보시오.**

손이 팔꿈치보다 아래에 위치합니다. 깨끗하고 흐르는 미지근한 물에 손을 적신 후 비누를 사용합니다. 걸리는 소요 시간은 40 ~ 60초 이상(손을 문지르는 시간은 15초 이상)입니다. 일회용 티슈로 손을 말린 후, 사용한 티슈를 이용하여 수도꼭지를 잠급니다.

더 알아보기 손 위생에 대한 모든 것

손 위생은 손 씻기, 물 없이 적용하는 손 소독, 외과적 손 위생을 말합니다.

① 물과 비누를 이용한 손 위생이 필요한 경우(손 씻기)
- 평등한 간호 제공 : 간호사는 간호 대상자의 국적, 인종, 종교, 사상, 연령, 성별, 정치적·사회적·경제적 지위, 성적 지향,
- 손에 혈액이나 체액이 묻거나 눈에 보이는 오염이 있는 경우
- 화장실을 이용한 후
- Clostridium difficile 등 아포를 형성하는 세균에 오염되었을 가능성이 있는 경우(눈에 보이는 오염이 없다면 손 소독제를 이용하여 손 위생 가능)

② 알코올 젤을 이용한 손 소독(물 없이 적용하는 손 소독)
- 걸리는 소요 시간 : 건조될 때까지(20 ~ 30초 이상)
- 단계는 손 씻기 단계와 같다.
- 알코올 젤의 개봉 후 유효 기간은 1년이다.
- 알코올 젤을 펌핑 시 끝까지 누른 것이 1회 분량이다.

③ 외과적 손 위생
- 걸리는 소요 시간 : 2분 이상(일반적으로 2 ~ 5분 정도)
- 손을 팔꿈치보다 위로 하여 적절한 손 소독제를 이용한다.
- 손톱 밑, 각 손가락, 손바닥, 손등, 손목, 전완부, 팔꿈치 위 5cm까지 순차적으로 씻는다(되돌아가거나 다시 만지면 안 됨).

2014서울시의료원

10 ☐☐☐ **환자에게 약을 주려고 한다. 손 씻는 시점을 말해보시오.**

손 씻는 시점은 투여 약물 준비 전, 환자 접촉 전, 환자 접촉 후, 물품 정리 후입니다. 내과적 손 씻기를 준수하여 시행합니다.

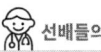 손 씻는 시점의 다른 예시(IV line 잡으면서 주사제 투여 시)

처방 확인 → 손 위생 → 투약원칙을 확인하면서 주사제 준비 → 필요한 물품을 가지고 환자에게 가서 환자확인 및 담당간호사임을 설명하면서 손 위생 → 토니켓 묶고 혈관 사정 등 후 → 손 위생 → 투약원칙 재확인 후 IV insert, 투여 → 손 위생 → 물품 정리 → 손 위생 → 차팅

> 🧑 선배들의 **TIP**
>
> **손 위생 습관 들이기!**
> 환자 침상 옆에 손 소독제가 있습니다. 들어오고 나갈 때, 무조건 누르는 습관을 들입니다. 그리고 임상에서 원칙대로 하는 손 씻는 시간은 엄청 깁니다. 그래서 저는 보통 손 위생을 하면서 그 시간 동안 환자에게 설명하거나 상태를 물어보고 눈으로 확인하는 편입니다.

2023국제성모병원 2023의정부성모병원 2023국민건강보험공단 2021성남시의료원

11 ☐☐☐ **손 위생이 필요한 경우는 언제인가?**

환자 접촉 전·후, 환자에게 치료적 행위(청결·무균시술) 시행 전, 환자의 신체 부위에서 접촉하고 다른 신체 부위 접촉 전, 체액 및 분비물 접촉 후 또는 노출되었을 가능성이 있는 행위 후, 환자의 주변 환경(의료장비 포함) 접촉 후, 장갑을 벗은 후, 투약과 음식 준비 전·후입니다.

2017중앙보훈병원

12 □□□ **MRSA의 Full Term과 간호중재를 말해보시오.**

메티실린내성황색포도알균(Methicillin-resistant Staphyloco-ccus aureus)입니다. 다제내성균으로 접촉주의에 해당하는 격리를 시행하면서 간호를 합니다. 즉, 1인실이나 코호트 격리로 분리하며 혈압계·체온계 등의 물품은 개별 사용 후 퇴원 시에는 적절한 소독 방법을 시행합니다. 오염이 우려 되는 경우에는 장갑과 가운을 착용하며, 병실에 나오기 전에는 벗고 나와야 합니다. 손 위생에 주의를 기울여야 하며, 병실 등의 주변 환경은 매일 소독하고 관리합니다.

> **더 알아보기** 의료관련 다제내성균 감염병의 6종류
> ① 반코마이신내성황색포도알균 감염증 : VRSA, Vancomycin-Resistant Staphylococcus Aureus
> ② 반코마이신내성장알균 감염증 : VRE, Vancomycin-Resistant Enterococci
> ③ 메티실린내성황색포도알균 감염증 : MRSA, Methicillin-Re sistant Staphylococcus Aureus
> ④ 다제내성녹농균 감염증 : MRPA, Multidrug-Resistant Pseu domonas Aeruginosa
> ⑤ 다제내성아시네토박터바우마니균 감염증 : MRAB, Multidrug-Resistant Acinetobacter Baumannii
> ⑥ 카바페넴내성장내세균속균종 감염증 : CRE, Carbapenem-Re sistant Enterobacteriaceae

2023은평성모병원

13 □□□ **공기주의에 대해 아는대로 설명해보시오.**

감염이 공기 중으로 전파될 가능성이 높을 때 필요한 중요한 조치입니다. 결핵, 홍역, 수두 등 공기 중의 미세한 물방울이나 입자로 전염되는 질병들이 포함됩니다. 공기주의를 적용할 때는 N95 마스크를 착용하거나 음압격리실에서 환자를 격리하는 등의 조치를 취해야 하며, 환자와의 직접적인 접촉을 최소화해야 합니다. 또한, 병원의 감염 관리 지침에 따라 환자와의 접촉 후 반드시 손 세정을 철저히 하고, 환자의 상태와 병원 환경을 지속적으로 모니터링하는 것이 중요합니다.

예상질문

14 ☐ ☐ ☐ **비말주의에 대해 설명해보시오.**

비말주의는 비말을 통해 감염될 수 있는 질병에 대해 적용되는 감염 예방 조치입니다. 기침, 재채기, 대화 등을 통해 호흡기를 통해 감염이 전파될 수 있습니다. 이러한 감염 경로를 차단하기 위해 마스크 착용, 환자와의 적정 거리 유지, 환자의 격리 등의 예방 조치를 취합니다. 환자와 접촉 시에는 의료진이 마스크와 보호구를 착용하고, 환자는 반드시 마스크를 착용하도록 하는 것이 기본적인 예방 방법입니다.

예상질문

15 ☐ ☐ ☐ **감염 단계에 대해 말해보시오.**

1단계 잠복기, 2단계 전구기, 3단계 질병기, 4단계 회복기로 구분할 수 있습니다. 먼저 1단계잠복기는 신체에 침입한 시간과 감염 증상이 나타나는 시간의 간격으로 병원체가 성장하고 증식합니다. 2단계 전구기는 질병 초기 징후로 미열, 피로, 권태감 등 비특이적 반응이 발생합니다. 3단계 질병기에는 감염의 종류에 따라 질병 기간, 증상, 중증도 발생이 나타나며 4단계 회복기는 감염에서 정상으로 회복하는 기간을 뜻합니다.

예상질문

16 ☐ ☐ ☐ **소독과 멸균의 차이를 말해보시오.**

소독은 유해한 미생물을 제거하거나 그 수를 줄이는 과정입니다. 멸균은 모든 미생물을 완전히 제거하는 과정입니다.

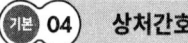 **상처간호**

2022 의정부성모병원

01 ☐☐☐ 욕창이란 무엇인가?

욕창은 신체에 압력이 가해져 모세혈관 순환 장애가 발생하여 피부조직에 괴사가 일어난 상태를 뜻합니다. 따라서 욕창은 사전 예방과 사후 악화 방지 및 회복이 중요합니다.

더 알아보기 욕창 호발 부위

① 측와위(Lateral position)

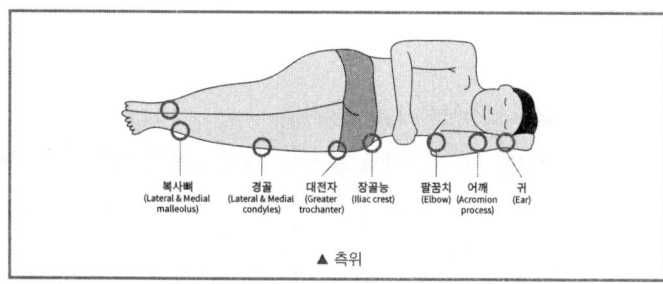

▲ 측위

② 복와위(Prone position)

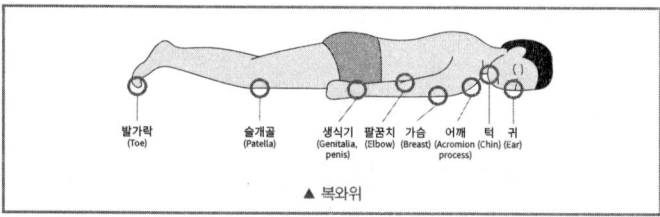

▲ 복와위

③ 앙와위(Supine position)

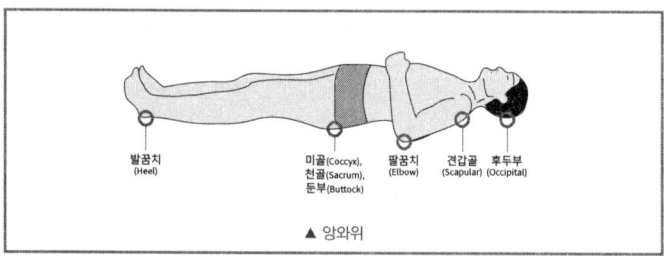

▲ 앙와위

2022 서울시의료원
02 □□□ **욕창이 발생하는 원인을 말해보시오.**

지속적인 압력에 의해 피부와 조직이 손상되어 발생합니다. 압력이 지속되면 혈액순환이 방해되어 조직이 괴사하고 욕창이 발생하게 됩니다.

2020 인제대해운대백병원
03 □□□ **욕창 발생률이 높은 환자를 말해보시오.**

주로 부동환자들 즉, 장기 침상에 있는 환자나 움직임이 제한적인 환자가 욕창의 위험이 높습니다. 이러한 환자들은 지속적인 압력이 특정 부위에 가해지기 때문에 혈류 공급이 부족해지고, 피부가 손상되기 쉽습니다. 또한 노인 환자, 영양 상태가 불균형한 환자, 당뇨병 환자, 심혈관 질환 환자 등은 혈액 순환에 문제가 있어 욕창 발생 위험이 더욱 높습니다. 따라서, 욕창의 발생률이 높은 고위험 환자들에게는 적극적인 예방과 관리가 필요합니다.

예상질문
04 □□□ **상처별 드레싱 사용에 대해 말해보시오.**

건조한 상처에는 습윤 환경을 유지할 수 있는 하이드로콜로이드 드레싱이나 하이드로겔 드레싱을 사용하여 상처 치유를 촉진합니다. 습윤 상처에서는 흡수 능력이 있는 알지네이트 드레싱을 사용하여 과도한 분비물을 흡수하고 주변 피부 손상을 방지합니다.

예상질문
05 □□□ **상처 치유 단계별 특징을 말해보시오.**

상처 치유는 크게 염증기, 증식기, 재형성기 세 단계로 나눌 수 있습니다. 먼저 염증기에서는 출혈, 부종, 발적, 열감 등이 나타나며, 상처 부위가 치유를 시작하는 단계입니다. 증식기에는 새로운 조직이 생기고, 콜라겐 합성과 상처 수축이 이루어집니다. 상처의 깊이가 채워지고, 혈관 재형성이 일어납니다. 재형성기에서는 새로운 피부 조직이 완전히 형성되며, 상처 부위의 강도와 탄력이 회복됩니다. 콜라겐 축소와 섬유화가 일어나면서, 상처는 점차 완전 치유됩니다.

2023·2011국민건강보험공단 2023부천성모병원 2020인제대해운대백병원 2019근로복지공단 2017대전보훈병원 2015대구보훈병원 2014중앙보훈병원

06 □□□ 욕창 단계별 간호에 대하여 말해보시오.

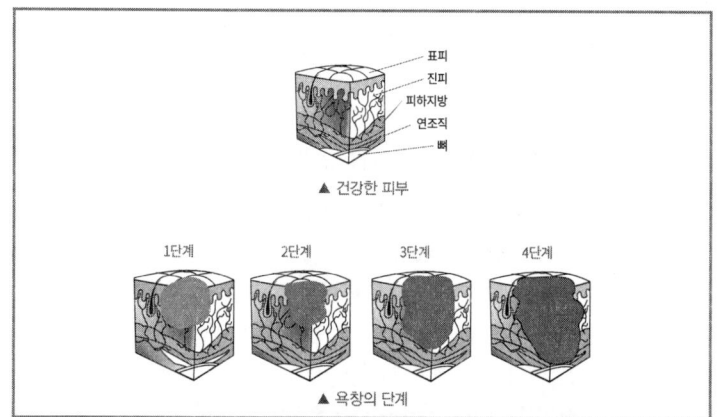

① 욕창 1단계 : 국소적인 비창백성 홍반으로 피부 손상은 없는 상태입니다. 압박이 30분 이상 제거 후에도 홍반은 지속됩니다. 하지만 체위변경 등의 예방적 조치만으로도 회복이 될 수 있으므로 관련 교육과 에어 매트리스 사용 등을 시행합니다.

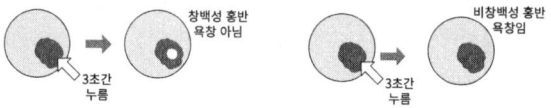

② 욕창 2단계 : 표피와 진피 일부의 부분적 손상이 있습니다. 통증, 물집, 찰과상 등이 관찰됩니다. 상태에 맞는 소독을 시행하고 욕창 관리를 지속합니다. 2단계부터 주 1회 이상 욕창 사정 및 치유 정도를 기록합니다.

③ 욕창 3단계 : 표피, 진피를 지나서 피하지방조직까지 손상된 상태입니다. 궤양이 발생하며 통증은 없습니다. 처방에 따라 항생제를 투여할 수도 있습니다.

④ 욕창 4단계 : 뼈, 인대, 근육 등의 노출, 심하게는 뼈까지 손상이 일어난 상태입니다. 수술적 치료가 필요합니다.

더 알아보기 욕창 환자 공통 간호

① 부동 등 위험성이 높은 환자는 욕창 발생 전 체위를 자주 변경하여 예방하며 관련 내용을 교육합니다. 이때 반좌위 또는 90° 측위 등 압력이 증가하는 자세를 피해줍니다.
② 욕창 발생 환자에게는 욕창 악화와 추가발생 가능성을 인지시킵니다.
③ 균형 잡힌 식이와 충분한 수분을 제공하며, 활동량을 증가시킵니다.
④ 피부 상태를 사정하고 실금 등을 관리하여 피부를 건조하고 청결하게 유지합니다.
⑤ 상처 부위 오염을 주의 깊게 보고 뼈 돌출부위는 직접 닿지 않도록 하며 베개 등으로 지지해 줍니다.
⑥ 감염예방을 위해 표준주의지침 및 손 위생을 준수합니다.

2020 서울시의료원

07 □□□ **욕창위험사정도구에 대해 설명해보시오.**

가장 많이 쓰이는 도구는 'Babara braden의 Braden scale' 입니다. 감각 인지, 습기, 활동, 움직임, 영양상태, 마찰·전단력의 여섯가지 요소로 구성되어있습니다. 점수 범위는 6 ~ 23점이고, 낮을수록 욕창 위험이 증가됩니다. 18점 이하부터 욕창 위험군으로 분류합니다.

더 알아보기 Braden scale 욕창 위험군 분류

분류	중증도	점수
욕창발생 고위험군	초고위험군	9점 이하
	고위험군	10 ~ 12점
욕창발생 위험군	중위험군	13 ~ 14점
	저위험군	15 ~ 18점

더 알아보기 욕창 사정 시점(병원 내규마다 다름)

① 입원 시 : 24시간 이내에 욕창 초기평가를 실시하고 간호기록에 피부 상태를 확인하여 기록
② 정기적 : 중환자실(최소한 24시간마다), 일반병동(주 1회, 고위험군 또는 욕창환자의 경우 24시간마다)
③ 수술 후, 전동 시
④ 대상자의 상태 변화 시

2018중앙보훈병원

08 □□□ 부동환자 간호에 대해 말해보시오.

부종, 욕창, 위축, 구축, foot drop 등을 예방하기 위해 잦은 체위변경 및 ROM 운동, 피부 사정, 에어매트리스 사용 등을 시행합니다. 호흡기계 합병증 예방으로 EDBC 교육, 위장관계 및 비뇨기계 합병증 예방을 위해 I/O 사정, 수분 섭취 격려 등이 필요합니다.

더 알아보기 한눈에 확인하기

계통	합병증	예방
근골격계	위축, 구축, Foot drop(피부, 힘줄, 인대의 수축 및 탄력 저하, 근육 손실), 골다공증, 고칼슘혈증	잦은 체위변경, ROM(Range of motion) 운동
피부계	피부손상, 욕창, 부종, 감각상실,	잦은 체위변경, 피부 상태 사정, 에어매트리스 사용
호흡기계	• 초기 : 느린 호흡 (대사 감소로 산소 요구량 감소), • 후기 : 폐렴, 무기폐(폐의 팽창 및 효율 저하)	EDBC(Encourage deep breath and cough) 교육 등
위장관계	변비, 식욕감소, 영양실조, 빈혈, 비만	I/O 사정 등
비뇨기계	요로감염(UTI)	수분 섭취 격려

2014국민건강보험공단

09 □□□ Contusion이 무엇인지 설명해보시오.

Bruise, 멍·좌상·타박상을 일컫는 말입니다. 외부 상처는 없지만 피부 밑의 혈관 및 조직 손상으로 출혈과 부종을 보입니다. 초기 하루 이틀 정도는 냉찜질로 출혈과 부종 감소시키고, 이후에는 온찜질로 재흡수 되도록 합니다.

더 알아보기 뇌진탕(Concussion)과 뇌좌상(Contusion)

① 뇌진탕 : 일시적인 신경학적 기능이상
② 뇌좌상 : 뇌 실질 손상이 일어난 경우

> **더 알아보기** 염좌(Sprain)와 좌상(Strain)
> ① 염좌 : 뼈와 뼈 사이의 인대(Ligament) 손상
> ② 좌상 : 뼈와 근육 사이의 힘줄(Tendon) 손상
> ③ 치료 : RICE(Rest, Ice, Compression, Elevation)

예상질문

10 ☐☐☐ **상처를 분류하는 기준을 말해보시오.**

대표적으로 상처의 원인(비의도적 상처; 외상성 상처, 의도적 상처; 수술적 상처), 상처의 깊이(표재성 상처, 근육·뼈를 포함한 심부상처, 복합 상처), 상처의 모양(타박상, 찰과상, 절개상, 열상, 자상, 관통상), 피부 파열(개방 상처, 폐쇄성 상처)이 있습니다. 이밖에도 치유 상태(비치유성 상처, 급성 상처, 만성 상처), 감염 여부(감염 상처, 비감염성 상처), 치유 환경(습윤 상처, 건조 상처)에 따라 분류할 수 있습니다.

예상질문

11 ☐☐☐ **욕창 고위험군 환자 특징에 대해 말해보시오.**

욕창 고위험군 환자들은 이동이 불편하거나 영양 상태가 불량하여 단백질 결핍이나 저체중, 체중 감소 등이 있습니다. 척수 손상이나 당뇨병으로 인해 감각이 둔하고 혈류 순환에 문제가 있습니다. 또한 나이가 많을수록 피부의 탄력성과 복원력이 떨어져 욕창이 발생할 위험이 커집니다. 따라서 이러한 고위험군 환자들에게는 정기적인 피부 관리와 자세 변화, 영양 관리 등이 필요합니다.

예상질문

12 ☐☐☐ **상처 부위를 자주 긁거나 문지르는 환자의 관리는 어떻게 할 것인가?**

상처 부위를 자주 긁거나 문지르는 것은 상처 치유를 방해하고 감염의 위험을 증가시킬 수 있습니다. 환자에게 부정적인 영향을 설명하고, 치유를 돕기 위해 상처를 건드리지 않는 것이 중요함을 강조합니다. 또한 드레싱을 자주 교환하여 깨끗하게 유지하고, 필요시 보호용 외부 장치를 사용할 수 있습니다. 의료용 밴드나 의약품을 사용하여 상처를 보호하고, 불편함을 덜어줄 수 있습니다. 그리고 긁는 행동은 스트레스나 불안에서 비롯될 수 있기 때문에, 심리적 지원을 통해 환자의 불안감을 완화시킬 것입니다.

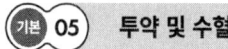 투약 및 수혈

2024창원파티마병원 2020대구의료원 2018·2016서울시의료원 2014인천광역시의료원 2014중앙보훈병원

01 ☐☐☐ **5Right에 대하여 말해보시오.**

5right는 투약 시 확인해야 하는 다섯 가지를 말합니다. 정확한 환자(Right patient), 정확한 약물(Right drug), 정확한 용량(Right dose), 정확한 시간(Right time), 정확한 경로(Right route)입니다.

더 알아보기 **6R과 7R**

① 6R : 5R + 정확한 기록(Right record)
② 7R : 6R + 정확한 교육(Right education)

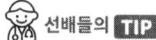 **선배들의 TIP**

5R은 쉬운데 6R, 7R을 자꾸 잊어버려요!
저의 주관적인 생각으로 외운 방법입니다. 기존 5right에서 추가된 이유는 아무래도 소송이지 않을까요? 5right 확인 후 정확히 투약을 해도 기록이 틀리면 '오투약'인 거죠. 그래서 정확한 기록이 추가된 것이고 '줬다'는 기록만 있으면 뭐합니까, 환자가 주의사항을 못 듣고 부작용이 나타나서 고소하겠다고 하는데요. 그래서 교육, 정확히 말해서 복용 방법 및 부작용 등등을 '교육했다!'는 차팅이 추가된 것이지요.

2014중앙보훈병원

02 ☐☐☐ **투약오류에 대해 말해보시오.**

투약오류는 5right 미준수를 비롯하여 유효기간 지나거나 불순물이 포함된 의약품, 잘못된 의사처방, 투여 전 적절한 환자상태 파악 등 확인하지 않고 투약을 시행하였을 경우 나타나는 오류입니다.

2014인천광역시의료원

03 ☐☐☐ **투약오류를 줄이기 위해서 어떻게 해야 하는가?**

5right 확인하고, 환자확인 시 개방형 질문으로 질문합니다. 헷갈릴 수 있는 비슷한 발음, 비슷한 모양과 용량이 다양한 약물은 미리 숙지하고 주의합니다. 투약을 정확하게 수행하기 위한 기술을 습득합니다. 환자를 개별적으로 사정하고 투여 전 유효기간을 비롯한 약상태를 확인합니다. 처방이 부정확한 경우 의문을 제기하고, 잘 모르거나 확실하지 않은 약은 반드시 확인 후에 투약합니다.

2014국민건강보험공단

04 □□□ **AST 시 바늘 G와 몇 cc주사기를 사용하는가?**

1cc 주사기, 26G 바늘입니다.

더 알아보기 주사기와 주사바늘

① 1cc 주사기 : 26G needle
② 3cc 주사기 : 23G needle
③ 5cc 주사기 : 23G needle
④ 10cc 주사기 : 21G needle
⑤ 26G needle : 피하주사 및 피내주사 시 사용
⑥ 23G needle : 근육주사 시 사용

2014국민건강보험공단

05 □□□ **AST를 시행해야 하는 항생제 이름을 말해보시오.**

AST를 하는 항생제는 보통 페니실린계, 세팔로스포린 계열입니다.

더 알아보기 AST 검사를 진행하는 항생제 성분명(제품명)

① 페니실린계 : 암피실린나트륨(오구멘틴주, 오구멘틴정, 오구멘틴시럽), 설박탐나트륨+암피실린나트륨(유바실린주, 유박탐주, 암박탐주), 타조박탐+피페라실린(타조신주, 타박신주)

② 세팔로스포린 1세대 : 세프테졸나트륨(세프테졸주), 세파제돈나트륨(세파제돈주, 파지돈주), 세파졸린나트륨(세파졸린주), 세프라딘수화물(메가세프캡슐)

③ 세팔로스포린 2세대 : 세프메타졸나트륨(메타키트주), 세포테탄(세포테탄주), 플로목세프나트륨(후루마린주), 세포티암염산염(곰티암주), 세파클러수화물(세파클러캡슐)

④ 세팔로스포린 3세대 : 세프트리악손나트륨(뉴락손주), 세포탁심나트륨(세포탁심주), 세픽심수화물(포세프캡슐), 세프타지딤수화물(세프타지딤주, 딤세프주, 딤세프캡슐)

 선배들의 TIP

입사를 하게 되면!
입사하자마자 항생제는 페니실린계, 세팔로스포린 세대별 등의 계열별 약품명, 제품명 정도는 공부합시다. 경구 약도 포함해서요. 또한 주의사항, 금기사항도 같이 요약해서 적어두는 것이 좋습니다.
  예 퀴놀론계 항생제 : 근무력증 악화 위험성, QT연장 위험성, 간질 환자 금기, 티자니딘·케토프로펜 투여환자 금기

06 □□□ AST 검사방법을 설명해보시오.

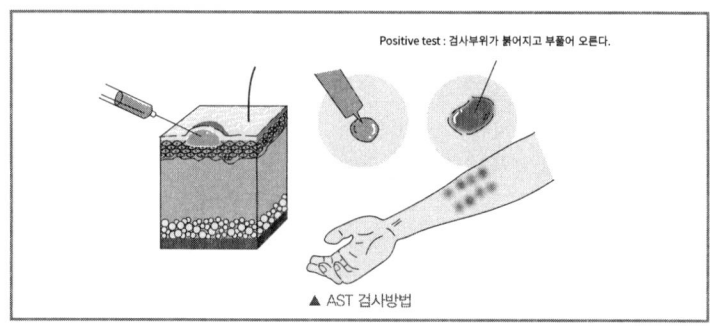

▲ AST 검사방법

의사처방이 나면 5right를 확인합니다. 손 위생 후 AST 약품을 준비합니다. 환자에게 다가가 손 위생을 하면서 개방형 질문으로 환자 확인 후, 자기소개와 투약 목적, 방법을 설명합니다. 피부 사정을 시행 후 다시 5right를 재확인합니다. 손 위생 후 알코올 솜으로 피부를 소독하고, 엄지와 검지를 이용하여 주사할 부위의 피부를 팽팽하게 당깁니다. 주사기 바늘의 사면이 위를 향하도록 하고 5~15° 각도로 5~10mm 수포가 형성 되도록 0.1mL 이하의 약물을 주입합니다. 바늘 제거 후 볼펜으로 표시하고 약간 떨어진 곳에 시간 및 약물이름을 씁니다. 15분 뒤 확인 설명 후 손 위생을 하면서 나옵니다. 15분 뒤 AST 주입 주위를 확인합니다.

선배들의 TIP

다 같은 방법이 아닌 것을...!
AST하는 항생제의 종류, 희석 농도, 만드는 직경 크기, 판독 크기 및 시간 등의 기준은 병원마다 다를 수 있습니다. 그리고 AST하여 사용했던 항생제라도 장기간 입원 환자일 경우 다시 항생제를 시작하는 경우가 있습니다. 다시 AST를 해야 하는지에 대해서도 병원 내규마다 다르므로(보통 마지막 항생제 투여 후 1~2주 경과 시 시행) 입사 후 숙지가 필요합니다.

2023은평성모병원 2023·2014국민건강보험공단

07 □□□ **AST 양성을 어떻게 확인하는가?**

10mm 이상의 발적이나 팽진 시, 어지러움·오심·두통·이명 등의 이상 증세 발생 시에 양성 판정을 내립니다. 발적 경계가 모호하거나 알 수 없는 경우 담당 의사에게 보고 후 처방대로 시행합니다.

더 알아보기 AST 판독 기준(병원 내규마다 다름)

① 양성 : 10mm 이상의 발적이나 팽진 시, 이상 증세가 나타날 시
② 의양성 : 6 ~ 9mm 발적이나 팽진 시 → N/S 대조검사 시행
③ 음성 : 5mm 이하의 발적이나 팽진 시

2014인천광역시의료원

08 □□□ **환자가 알고 있는 혈액형과 전산상의 혈액형이 달라 혈액검사를 진행해야 한다. 시간이 오래 걸릴 것으로 예상될 때 병동에 올라온 혈액은 어떻게 해야 하는가?**

① 이미 병동으로 올라온 혈액은 혈액의 보관방법에 따라 실온보관이 필요한 경우 실온보관, 냉장 보관이 필요한 경우 병동 내 혈액전용 냉장고가 있다면 냉장보관 합니다.
② 혈액은행에 연락 후 즉시 간호 보조 인력을 통해 혈액은행에 반납합니다. 병원 내 혈액 반납 시스템을 통해 혈액을 반납하고 만약 혈액 반납 기준에서 벗어나는 경우 병원 내 절차에 따라 폐기합니다.

더 알아보기 혈액 반납 기준

혈액제제	반납 기준
WB, RBC	냉장보관(1 ~ 6℃), 불출 24시간 내, 실온노출 30분 미만
PC, Plt, Pheresis	실온보관, 불출 2시간 내
FFP	냉장보관(1 ~ 6℃), 불출 2시간 내

2017국립중앙의료원

09 ☐☐☐ IV를 거듭 실패한 후 환자가 화를 내며 다른 간호사를 부를 경우 어떻게 대처할 것인가?

먼저 죄송하다고 사과부터 합니다. 지혈을 취해준 후 다른 선생님이나 IV 전담팀이 있는 경우에 전담팀에게 연락을 취합니다.

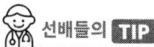 선배들의 **TIP**

신규로서 IV 부탁 시 주의사항을 알려줄게요!

일단 세팅은 완벽하게 준비해주세요. 몇 번 실패했으며 왜 실패했는지(혈관이 좋은데 찌르자마자 터졌다, 움직여서 안 들어가 피도 나오지 않았다 등), 환자 성향은 어떤지, 어떻게 응대했는지도 함께 알려주세요! 선임 간호사도 마음의 준비가 필요하잖아요. 도착하면 빠르고 정확한 피드백을 해줄 수 있답니다. 사실 제일 중요한 것은 '거듭'이 안 된다는 것이에요. 한 번만 묶어보고 혈관이 잘 안보이면 환자에게 말을 건네 보세요. '이전에는 어디에 놨었나요?', '혈액검사는 어디서 했나요?' 예민하거나 혈관을 찾기 힘든 사람이라면 바로 대답이 나옵니다. 그럼 try! 자신 있으면 해보고 아니라면 바로 도움을 요청하세요.

2024창원파티마병원

10 ☐☐☐ 투약오류가 발생했을 경우 어떻게 할 것인가?

즉시 투여를 중단합니다. 환자상태를 사정합니다. 상급자 및 담당 의사에게 보고하고 병원 내규에 맞춰 진행합니다.

 선배들의 **TIP**

투약오류 정말 많아요.

같은 환자와 같은 약인 경우에도 투약오류가 일어납니다. 왜? 포장지에 적혀있는 아침 약과 저녁 약을 반대로 주는 것 때문이죠. 부작용이 있든 없든 투약오류가 발생한 경우에 대한 질문은 위와 같이 답변합시다.

2023용인세브란스

11 ☐☐☐ 피하주사 시 돌아가면서 주사하는 이유를 말해보시오.

같은 부위에 반복적으로 투여 시 지방 위축, 지방 증식 및 비후가 생길 수 있습니다. 또한 인슐린의 주사 효과를 반감시켜 흡수속도가 느려지기 때문에 이를 예방하기 위하 여 주사부위를 옮겨 사용해야 합니다.

더 알아보기 인슐린 흡수율

인슐린은 '복부 → 상완부 → 대퇴부 → 둔부' 순서로 흡수율이 큽니다.

2015국민건강보험공단 2015국립암센터

12 ☐☐☐ **모르핀 투여 전 대상자에게 사정해야 할 것은 무엇인가?**

호흡수입니다. 모르핀은 이산화탄소에 대한 호흡중추의 민감성 감소로 호흡억제가 가능하기 때문입니다. 투여 전 12회/분 이하일 경우 담당 의사에게 보고합니다.

2021서울의료원 2015대구보훈병원

13 ☐☐☐ **항암주사 시 주의사항을 말해보시오.**

항암제는 항암제임을 표시하여 다른 약품과 구분하여 보관하고 투약 준비 시 무균조제대(BSC, Biologic safety cabinet)에서 준비합니다. 항암제 투여 동의서를 확인하고 48시간 이내 시행된 검사 결과를 확인합니다. 투여 전 손을 씻고 마스크, 장갑(필요시 가운, 보안경)을 착용 후 5Right에 맞게 항암제를 투여합니다. 혈관 내로 항암제 투여 시 혈관의 개방성 확인을 위해 주입 중 주기적으로 혈액역류를 확인하고 항암제 과민반응이나 일혈 발생여부를 주의 깊게 관찰합니다. 주입 종료 시 생리식염수를 충분히 관류하고 엎지르거나 파손될 경우를 대비하여 spill kit를 준비해둡니다. 항암제 투여 종료 시 항암제용 폐기봉투에 담아 의료폐기물 전용 용기에 폐기합니다.

2023강남차병원 2022용인세브란스

14 ☐☐☐ **근육주사 시 주의사항을 말해보시오.**

1회 용량은 2 ~ 2.5cc 정도이며 최대 5cc 이내로 제한됩니다. 바늘은 보통 23G를 사용합니다. 먼저 맞았던 부분은 피하며 최대한 빠르게 찌르고 약물은 천천히 주입합니다. 주사 후에는 주사부위의 통증, 가려움, 경결 등의 증상이 나타나는지 사정합니다.

2023용인세브란스

15 ☐☐☐ **중심정맥관으로 사용할 수 있는 vein 중 가장 오래 사용 가능한 vein은 어디며 이유는 무엇인가?**

중심정맥관 삽입 시, 가장 오래 사용할 수 있는 정맥은 쇄골하정맥입니다. 다른 정맥보다 넓고 혈류량이 많아 혈전 형성 위험이 적으며 피부 주름이나 습기가 적어 감염 발생률이 낮습니다. 또한 카테터 고정이 용이하여 움직임에 따른 합병증 위험이 낮습니다.

2023 용인세브란스

16 ☐☐☐ **정맥주사 합병증(부작용)에 대해 말해보시오.**

정맥주사는 신속한 효과를 기대할 수 있지만, 침윤, 정맥염, 색전, 감염의 위험이 높습니다.

더 알아보기 합병증 간호중재

① 국소적 합병증
- 침윤 : 정맥주사를 즉시 제거하고 주사 부위를 변경합니다.
- 정맥염 : 정맥주사를 즉시 제거하고 얼음팩을 적용합니다.

② 전신적 합병증
- 색전 : 공기를 완전히 제거한 후 정맥주사를 제거합니다.
- 감염 : 정맥주사를 즉시 제거하고 주사 부위를 변경합니다. 검사 결과에 따라 항생제를 투여합니다.

2023 의정부성모병원

17 ☐☐☐ **정맥주사 환자에게 어떤 내용을 교육할 것인가?**

주사 부위 관리, 합병증 예방, 이상 증상 시 대처 방법을 중심으로 교육할 것입니다.

더 알아보기 정맥주사 합병증 예방

① 주사 부위 관리
- 부위가 붉어지거나 부종, 통증이 생기면 즉시 보고해야 합니다.
- 주사 부위는 문지르거나 긁지 않도록 합니다.
- 주사 부위에 과도한 움직임이나 압력이 가해지지 않도록 주의해야 합니다.

② 전신적 합병증
- 혈전 형성 예방을 위해 손을 가볍게 움직이고 수분을 충분히 섭취해야 합니다.
- 감염 예방을 위해 철저한 손위생을 준수해야 합니다.

③ 이상 증상 발생 시 대처 방법 : 통증, 부종, 발열, 삼출물 발생 시 즉시 보고해야 합니다.

2022용인세브란스

18 ☐☐☐ **중심정맥관을 유지하는 환자가 통증을 호소하며 샤워하겠다고 할 때 어떻게 할 것인가?**

먼저 통증의 원인과 감염 여부를 파악한 후 샤워 가능 여부를 판단할 것입니다. 통증 부위, 카테터 위치, 약물 주입 여부를 확인하고 감염이 의심될 경우 샤워를 금지하고 즉시 담당 의사에게 보고하겠습니다. 단순한 피부자극이라면 드레싱을 보강하고 샤워를 원할 경우 방수 드레싱을 적용하겠습니다.

2016중앙보훈병원

19 ☐☐☐ **지속형 인슐린 처방을 받은 당뇨병 환자가 고혈당일 경우 추가로 무엇을 투여할 것인가?**

초속효성 인슐린을 추가 투여할 것입니다.

2015대구보훈병원

20 ☐☐☐ **인슐린이 체내에서 하는 역할을 말해보시오.**

인슐린은 혈당 조절에 중요한 역할을 합니다.

2023여의도성모병원 2023국민건강보험공단

21 ☐☐☐ **수혈의 종류를 말해보시오.**

전혈(WH), 농축적혈구(P-RBC), 농축혈소판(PC), 신선동결혈장(FFP), 동결침전제제)(CRYO)가 있습니다.

2016서울시의료원 2014광주보훈병원

22 ☐☐☐ **수혈 부작용 증상을 말해보시오.**

수혈 부작용으로는 발열, 알레르기 반응, 호흡곤란, 급성 용혈반응이 있습니다. 이 가운데 가장 흔한 증상은 발열입니다.

23 ☐☐☐ **수혈 전·중·후 간호에 대하여 말해보시오.**

① 수혈 전 간호
- 수혈 전 환자의 ABO, Rh type 검사를 시행합니다.
- 수혈을 위한 정맥 Route(18G ~ 20G)를 확보합니다.
- 환자에게 과거 수혈 받은 경험 및 수혈 부작용 유무, 환자가 알고 있는 혈액형을 확인합니다.
- 활력징후를 측정하여 발열 유무를 확인합니다.
- 혈액은행에서 혈액을 수령한 후 의료인 2인 이상이 수령한 혈액을 확인해야 합니다.

② 수혈 중 간호
- 수혈 여과장치가 있는 수혈세트를 사용합니다.
- 생리식염수 이외에 수혈 중인 정맥로에 다른 수액제제를 같이 주입하면 용혈반응을 유발할 수 있으므로 따로 주입합니다.
- 수혈 시작 후 첫 15분 이내에 대부분의 부작용이 발생한다. 부작용 여부를 관찰하고 발생하면 즉시 수혈을 중단하고 의사에게 보고합니다.
- 수혈기록지에 수혈 시작 시간, 종료시간, 부작용 발현 유무, 이상반응 등을 기록합니다.

③ 수혈 후 간호
- 수혈 종료 후 Clamp를 잠그고 생리식염수(30 ~ 50ml)를 주입합니다.
- 활력징후를 측정하며 수혈 시간, 양, 혈액 종류 등을 기록합니다.

24 ☐☐☐ **수혈 과정에 대하여 말해보시오.**

수혈 처방과 수혈동의서를 확인합니다. 혈액은행에서 수령한 혈액을 의료인 2인이 확인하고 서명합니다. 적십자 혈액원 스티커와 후면의 본원 혈액 부착 스티커에 기재된 환자의 이름, 성별, 나이, 등록번호, 혈액제제, 혈액고유번호, 혈액형, 방사선 조사 유무, 교차검사 결과, 유통기한, 혈액의 상태(혼탁도, 색깔이상 등)을 확인합니다. 손을 씻은 후 필요한 물품을 준비합니다. 환자를 확인한 후 혈액형을 말하도록 하여 준비한 혈액과 환자가 동일한 지 확인합니다. 이때 의료인 2인이 직접 실시합니다. 환자에게 과거 수혈 여부, 수혈 부작용 여부를 확인하고 수혈의 필요 목적 및 부작용을 설명합니다. 수혈세트와 혈액백을 연결합니다. Drip Chamber에 2/3 ~ 3/4 이상 혈액을 채운 후, 수혈세트의 공기를 완전히 제거합니다. 수혈을 시작하면서 수혈 첫 15분 동안 15 ~ 20gtt/min 속도로 주입합니다. 수혈 직후 15분간 주의 깊게 관찰합니다. 사용한 물품을 정리한 후 손을 씻습니다. 간호기록지에 혈액 종류, 혈액형, 방사선 조사 유무, 혈액 주입 시작 시간과 주입 속도, 수혈 전·중·후 활력징후, 수혈 부작용 발생 유무 등을 기록합니다.

25 ☐☐☐ **수혈 부작용이 일어났을 경우 증상에 따른 간호를 말해보시오.**

① **발열** : 처방에 따라 해열제 투여 및 배양검사를 진행하게 됩니다. 예방을 위해서는 수혈 시 손 위생과 침습적 처치 시 무균적으로 시행합니다.

② **알레르기** : 가려움, 두드러기, 부종, 발진, 호흡곤란 등을 호소할 수 있습니다. 처방에 따라 항히스타민제, 에피네프린 등을 투여합니다.

③ **호흡곤란** : 체액 과부담으로 인한 호흡곤란에 대한 처치는 적절한 주입속도를 준수하는 것입니다. 처방에 따라 산소 공급 및 이뇨제를 투여합니다.

④ **급성 용혈반응** : 오한, 발열, 혈압 하강, 옆구리·등 통증, 혈뇨 등을 호소합니다. 예방으로는 보통 부적합 수혈로 유발되므로 수혈 원칙 확인을 잘 해야 합니다. 처방에 따라 N/S hydration, 검사, 이뇨제 투여, foley cath. 삽입, I/O 등을 시행합니다.

2023천안순천향대 2014인천광역시의료원

26 ☐☐☐ **수혈 시 준비한 혈액과 환자가 말하는 혈액형이 다른 경우 어떻게 대처할 것인가?**

환자에게 혈액형을 다시 묻고 전산상의 환자의 혈액형과 일치하는지 확인합니다. 진단검사의학과에 문의를 합니다. 준비된 혈액형이 맞을 경우 담당의에게 보고 후 재검사 여부 등의 처방을 받습니다.

① 환자가 알고 있는 혈액형과 전산상의 혈액형이 일치할 경우 : 즉시 혈액은행에 연락합니다. 혈액을 반납하고 혈액을 재요청하여 수혈을 진행합니다. 안전사고 재발을 막기 위해 간호 상급 관리자에게 보고하고 병원 내 환자안전사고 보고시스템에 보고합니다.

② 환자가 알고 있는 혈액형과 전산상의 환자의 혈액형이 다를 경우 : 혈액형 검사를 재시행합니다.

더 알아보기 수혈사고 예방하기

① 수혈처방 후 채혈 시 두 가지 지표를 사용한 개방형 질문으로 환자 확인합니다.
② 채혈 후에 환자 자필 서명을 합니다.
③ 혈액형 결과가 나오면 환자가 알고 있는 혈액형과 비교 후 일치하지 않은 경우 재검사를 의뢰합니다.
④ 출고된 혈액은 의사와 간호사가 이중으로 확인합니다.
⑤ 수혈 직전, 의료인 2명이 개방형 질문으로 환자 확인을 다시 합니다.

예상질문

27 ☐☐☐ **수혈 중 두드러기, 천식, 전신가려움, 발적 등이 보일 때 어떻게 할 것인가?**

수혈 중 두드러기, 천식, 전신가려움, 발적 등의 증상을 미생물에 오염된 혈액을 수혈할 때 발생하는 패혈증입니다. 이때 즉시 수혈을 중단하고 생리식염수를 주입합니다. 담당 의사에게 보고하여 처방에 따라 수액 및 항생제 투여, 혈액배양검사를 실시할 것입니다.

예상질문
28 ☐☐☐ **수혈 기록지에 기록할 내용은 무엇인지 말해보시오.**

혈액의 종류, 혈액형, 방사선 조사 유무, 혈액 주입 시작 시간과 주입 속도, 수혈 전·중·후 활력징후, 수혈 부작용 발생 유무를 기록합니다.

예상질문
29 ☐☐☐ **비경구 투약 시 흡인 예방을 위한 간호중재를 말해보시오.**

가능한 경우 복용은 스스로 수행하도록 합니다. 과일 넥타와 같은 농도가 진한 음료와 함께 섭취하며, 한번에 한 알씩 복용하도록 합니다. 빨대는 흡인 위험이 있으므로 권장하지 않으며 가급적 식사시간에 맞춰 진행하도록 합니다.

예상질문
30 ☐☐☐ **약물 오용과 남용의 차이에 대해 말해보시오.**

약물 오용은 부적절한 약물 사용으로 급·만성의 독성을 초래한 경우를 말하며, 약물 남용은 처방되지 않은 부적절한 약물 사용이 지속되는 경우입니다.

더 알아보기 약물 의존성과 습관성 차이
① 약물 의존성 : 약물을 복용하고자 하는 강한 의존심입니다.
② 약물 습관성 : 가벼운 형태의 정서적 의존입니다.

영양

2017중앙보훈병원
01 □□□ **장관 튜브의 종류를 말해보시오.**

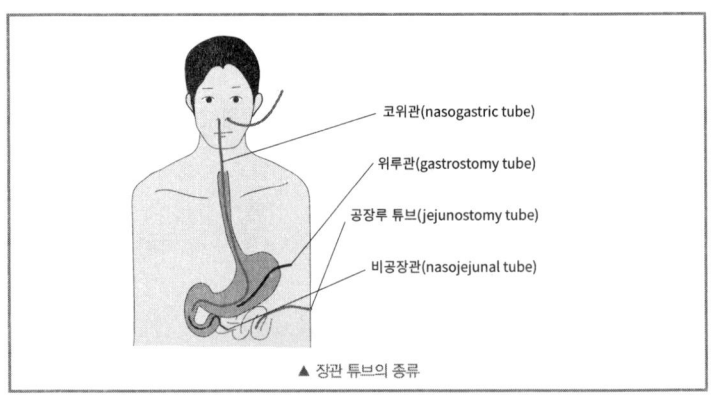

▲ 장관 튜브의 종류

코에서 시작하여 연결부위에 따라 나뉘어 집니다. 위까지 연결해주는 비위관(Nasogastric tube), 장까지 연결해주는 비장관(Nasoenteric tube)이 있습니다. 비장관은 비십이지장관(Nasoduodenal tube)과 비공장관(Nasojejunal tube)이 있습니다. 가장 대표적으로 많이 쓰이는 것은 비위관의 Levin tube입니다.

2023은평성모병원 2023국민건강보험공단
02 □□□ **L-tube의 사용 목적에 대하여 말해보시오.**

연하곤란 등으로 인해 구강섭취가 어려운 환자에게 영양분을 공급하고 투약의 경로를 확보하기 위함입니다. 또한 위장 내의 가스 감압이나 내용물 제거, 독성물질 섭취 후 위세척을 위해 삽입합니다. 진단적 검사 또는 상부 위장관 출혈 확인 등의 모니터링을 위해 삽입할 수도 있습니다.

2023국민건강보험공단 2016인천성모병원

03 ☐☐☐ **L-tube 삽입 길이 측정과 위치 확인 방법에 대하여 말해보시오.**

튜브 끝에 주사기를 꽂아 위액을 흡인하고, 흡인한 위액 산도를 측정합니다. 이때, 위액 산도는 pH0 ~ 4여야 합니다. 튜브 끝에 주사기를 연결 후 공기를 10 ~ 20ml를 주입하면서 청진기로 상복부를 청진하면서 방사선 영상을 통해 튜브의 위치를 확인합니다. 위장에 위치하면 '획'하고 공기가 위장으로 들어가는 소리가 나는데, 트림이 발생하면 튜브가 식도 내에 위치한 것입니다.

2023서울순천향대

04 ☐☐☐ **TPN의 Full Term과 간호중재에 대하여 말해보시오.**

TPN이란, Total Parenteral Nutrition으로 총 비경구 영양요법을 의미합니다. TPN을 주입하는 수액세트는 24시간마다 교체하여 감염의 위험을 예방하고, 사용 직전에 개봉하고 필터를 사용하여 미생물, 침전물 및 오염을 예방합니다. 또한 고농축 약물이므로 말초혈관으로 주입하는 경우 혈관 자극이 있을 수 있으므로 환자의 혈관상태를 살피고, 당뇨 환자의 경우 TPN 주입으로 인한 혈당의 변화를 확인하도록 합니다. TPN 시 감염, 고혈당, 수분 과다, 공기색전에 주의해야 합니다.

2015중앙보훈병원

05 ☐☐☐ **위관영양 시 주의사항을 말해보시오.**

유동식은 적정온도로 준비합니다. 주입 전 환자의 상태를 확인합니다. 필요시 기도분비물을 흡인할 수 있습니다. 상체를 좌위 혹은 반좌위를 취해주고 목에 수건을 대줍니다. 위관의 내용물을 흡인하여 위관 위치 및 소화 양상을 확인합니다. 만약 흡인된 내용물이 100cc 이상이거나 이전 식사량의 1/3 ~ 1/2 이상인 경우 담당 의사에게 보고합니다. 주입 전후로 20cc 정도의 물을 주입합니다. 유동식은 처방된 속도로 천천히 들어가도록 합니다. 이상 증세 호소 시 정도에 따라 속도를 줄이거나 중단하고 담당 의사에게 보고합니다.

2014인천광역시의료원

06 □□□ **덤핑증후군(Dumping Syndrome)이 무엇인지 설명해보시오.**

덤핑증후군이란 위에 있던 다량의 음식물들이 소장에 급속이동 하면서 발생하는 증상입니다. 보통 위절제술 후 합병증으로 나타납니다. 증상은 복부팽만, 복통, 오심, 구토, 빈맥, 어지러움, 발한 등이 있습니다.

더 알아보기 덤핑증후군의 증상

① 조기 덤핑증후군(식후 30분 ~ 1시간)
  - 소화기증상(장의 팽창) : 복부팽만, 복통, 오심, 구토
  - 탈수증상(혈액량 감소) : 빈맥, 어지러움, 발한
② 후기 덤핑증후군(식후 1시간 반 ~ 3시간) : 저혈당 증상(탄수화물 흡수, 혈당↑, 인슐린분비 상승)으로 인한 발한, 어지러움, 빈맥, 혼미

2023국민건강보험공단

07 □□□ **덤핑증후군 간호중재에 대하여 말해보시오.**

덤핑증후군은 사전 예방을 위한 교육이 중요합니다. 관련된 식이 교육을 진행 후 제공합니다. 또한 나타날 수 있는 증상과 호출 방법에 대해서도 교육을 합니다.

더 알아보기 덤핑증후군 예방을 위한 식이 교육

① 적게 자주 먹기(소량의 아침, 점심, 저녁 외 2 ~ 3회 이상의 간식)
② 식사 시 천천히 씹기
③ 식간 사이에만 물 섭취(속도 지연)
④ 저탄수화물, 저수분, 고지방, 고단백 식이
⑤ 찬 음식 피하기(위 운동 증가)
⑥ 식사 시 횡와위, 반횡와위, 식사 후 누운자세(속도 지연)로 30분간 휴식

예상질문

08 □□□ **비장관 삽입의 목적에 대해 말해보시오.**

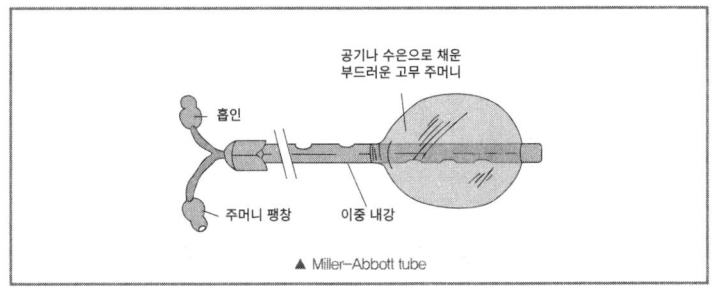
▲ Miller-Abbott tube

보통 장폐색 환자에게 기계적 장폐색의 일시적 치료나 장내 압력 감소를 위해 시행합니다. 지속적인 흡인을 위해 곰코 흡인기(Gomco suction)를 연결할 수 있습니다. 흡인의 위험이 비위관보다 적습니다. 영양 공급을 위한 목적으로 사용하며 흡인의 위험이 높은 경우, 위무력증이나 식도 연류가 있는 경우에 시행합니다.

> **더 알아보기** 장폐색 시 많이 쓰이는 비장관 (Miller-Abbott tube)
> 비장관은 비위관보다 흡인의 위험성이 작지만, 덤핑증후군의 위험성은 더 높습니다.

예상질문

09 □□□ **TPN 주입 속도가 빠른 경우 생기는 부작용을 말해보시오.**

TPN 주입 속도가 빠를 경우 고혈당, 탈수, 삼투성 이뇨 등이 발생합니다.

예상질문

10 □□□ **EN의 합병증에 대해 말해보시오.**

비위관 위치가 부적절할 경우 흡인의 위험이 있습니다. 빠른 주입은 오심 및 구토를 유발하고, 고농도 식이는 설사와 고혈당을 야기합니다. 차가운 영양액일 경우 장 경련을 일으킬 수 있으며, 영양이 부족할 경우 저혈당 증상이 나타납니다. 섬유소 및 수분 부족 시 변비 및 탈수 증상이, 나트륨 및 수분 과다 시 부종이 발생합니다.

예상질문
11 □□□ **비장관 영양액의 목적과 주의사항을 말해보시오.**

비장관 영양액은 코에서 소장으로 연결하는 방법으로, 기계적 장폐색의 일시적 치료나 장내 압력 감소를 위해 시행됩니다. 소화 흡수가 정상적인 대상자에게 적용하나, 유문관을 지나쳐 위치하기 때문에 덤핑 증후군 발생 위험성이 큽니다.

예상질문
12 □□□ **위루 영양과 공장루 영양의 차이를 말해보시오.**

위루 영양은 위장관 질환자와 연하곤란 대상자에게 적용하는 것으로, 흡인성 폐렴 환자에게는 금기입니다. 기관지로 잘못 삽입할 위험이 적다는 장점이 있습니다. 반면에 공장루 영양은 흡인성 폐렴 가능성 대상자에게 적용하며 위장 수술 후 바로 삽입이 가능하다는 장점이 있습니다.

예상질문
13 □□□ **TPN 대상자를 말해보시오.**

경구 영양이 불가능하거나 위장관 흡수가 방해받는 대상자 또는 궤양성 장염 등 위장관 손상 치료 대상자, 수술 전후 적절한 영양이 필요한 대상자에게 적용합니다.

  산소화 요구

2023국민건강보험공단
01 □□□ **ABGA의 Full Term을 말해보시오.**

ABGA란, Arterial Blood Gas Analysis으로 동맥혈 가스분석을 말합니다.

2022의정부을지대
02 □□□ **ABGA 정상수치를 말해보시오.**

ABGA(Arterial blood gas study)의 pH 정상수치는 7.35 ~ 7.45, PO_2 80 ~ 100mmHg, $PaCO_2$ 35 ~ 45mmHg, HCO_3 22 ~ 26mEq/L입니다.

2016서울시의료원

03 □□□ ABGA 검사보고 판단 및 증상설명을 해보시오.

① 산 염기 균형

증상	pH	PCO_2	HCO_3^-
대사성산증	감소	정상	감소
호흡성산증	감소	증가	정상
대사성알칼리증	증가	정상	증가
호흡성알칼리증	증가	감소	정상

② ABGA 정상범위

구분	정상범위
pH	7.35 ~ 7.42
PCO_2	35 ~ 45mmHg
PO_2	80 ~ 100 mmHg
HCO_3^-	22 ~ 26Eq/L

③ 호흡성산증
- 원인 : 호흡기 질환, 호흡중추 억제 등의 이유로 폐포의 산소와 이산화탄소 교환 장애 시 이산화탄소가 축적되어 발생합니다. 체내 이산화탄소 농도가 증가하고 보상기전으로 신장의 수소이온 배출 증가, 중탄산염 생산이 증가합니다.
- 증상 : 빈맥, 불안정, 흥분, 허약, 심실세동
- 간호 : 기도유지 및 환기

④ 호흡성알칼리증
- 원인 : 고지대 저산소증이나 과호흡 등으로 이산화탄소가 과잉배출되어 발생합니다. 이산화탄소 농도가 감소하고 보상기전으로 신장에서 중탄산이온의 배출이 증가합니다.
- 증상 : 근경련, 입주위 감각이상, 무감각, 저림, 하복부통증

⑤ 대사성산증
- 원인 : 신부전, 설사, 당뇨 등의 이유로 산이 증가하거나 중탄산염이 부족하면 발생합니다. 보상기전으로 호흡중추는 호흡수와 깊이를 증가시키고 신장은 수소이온 배출, 중탄산염을 보유하며 수소와 소듐이온은 세포 내 이동, 포타슘은 세포외 이동합니다.

- 증상 : 오심, 구토, 복통, 허약감
- 간호 : 중탄산나트륨 공급 및 근본적인 원인 치료

⑥ 대사성알칼리증
- 원인 : 구토, 제산제 과다사용 등의 이유로 산이 감소하거나 중탄산염이 증가하면 발생하고 보상기전으로 호흡수와 깊이가 감소합니다. 신장은 수소이온 형성을 억제하여 중탄산염 배설이 증가합니다.
- 증상 : 식욕부진, 오심, 구토, 강직, 저칼륨혈증

2024국민건강보험공단 2023천안순천향대

04 □□□ 기관 내 흡인 다섯 가지 중요 사항을 말해보시오.

① 흡인은 정기적으로 하지 않고 필요성을 사정 후 시행합니다.
② 흡인 시간은 10 ~ 15초 미만이며 총 흡인 시간은 5분 미만으로 유지합니다.
③ 분비물이 제거될 때까지 3 ~ 4회 정도 반복합니다.
④ 흡인 후 적절한 시간(20 ~ 30초)을 유지합니다.
⑤ 식후 흡인은 금지하며 보통 식전에 시행합니다.

더 알아보기 다섯 가지 외의 주의사항

① 삽입 시 카테터 구멍을 막지 않는 이유 : 막아둔 상태일 경우 점막손상과 저산소증 유발 가능성 증가합니다.
② 흡인 시 카테터를 빙글빙글 돌리면서 제거하는 이유 : 점막이 들러붙는 것을 방지하기 위함입니다.
③ 카테터 삽입길이 확인 : 저항이 느껴지는 지점에서 1 ~ 2cm 빼낸 깊이(기관절개 환자의 경우 10 ~ 15cm, 기관 내 삽관 환자는 25 ~ 30cm로 거의 카테터 전체 길이), 더 깊을 경우 기관분지 미주신경 자극을 자극하고 서맥을 유발합니다.

2022은평성모병원

05 □□□ 기관절개관 소독 절차를 설명해보시오.

① 준비물 : Tracheal clean up set, 소독솜, small Y-거즈, 과산화수소, 생리식염수, N/S 소독솜(병원마다 다름), 멸균면봉, 거즈, 고정용 끈, 멸균 장갑, 멸균폴리글러브, 흡인용품

② 절차

- 손 위생을 하고 준비물을 준비합니다. 환자에게 다가가 손 위생을 하면서 자기소개 및 목적, 절차에 대해 설명합니다. 손 위생 후 멸균 장갑을 착용합니다.
- 흡인을 시행 후 손 위생을 합니다.
- 환자 베개를 제거 후 서있는 반대쪽 어깨에 수건 등을 받쳐 기관절개관이 잘 보이도록 합니다.
- 손 위생 후 멸균폴리글러브를 낍니다. 기관절개관 아래의 거즈를 제거합니다.
- 내관이 있는 tube의 경우에는 한손으로 테두리를 잡고, 반대 손으로 내관을 잡은 후 돌려 **빼냅니다**.
- 내관을 과산화수소에 담가 두고 멸균 장갑으로 바꾸어 착용합니다.
- 면봉에 거즈를 감싸 내관 내부를 닦아내고 생리식염수로 씻어냅니다. 마른 거즈로 물기를 제거 후 내관을 다시 끼웁니다.
- N/S 소독 솜으로 상처를 닦아 낸 후 하단에 다시 새로운 small Y-거즈를 대줍니다.
- 필요시 고정용 끈을 교환합니다. 끈 부분의 피부상태를 관찰하면서 너무 조이거나 느슨하지 않는지 사정합니다.
- 내관이 없는 경우 흡인 후 멸균 장갑으로 바꾸어 착용 한 후 소독 솜으로 상처를 닦아 낸 후 하단에 다시 새로운 small Y-거즈를 대줍니다.

2018강원대

06 □□□ **산소요법 진행 중, 대상자가 답답하다고 한다. 어떻게 대처할 것인가?**

산소포화도(SpO_2)를 비롯한 환자상태를 사정합니다. 호흡하기 편한 자세(반좌위)를 취해준 후 담당 의사에게 보고합니다. 필요시 산소 및 흡인 준비를 미리 해놓습니다. 처방대로 시행합니다.

 선배들의 TIP

산소 공급은 언제해?
산소분압이 55mmHg 미만, 산소포화도가 88% 이하일 때 합니다. 이 경우가 아니더라도 환자 증상이 있을 경우 담당의 판단하에 적용할 수 있습니다.

2018동국대

07 □□□ 기관절개관이 갑자기 빠진 환자를 발견하였다. 어떻게 대처할 것인가?

산소포화도(SpO_2) 및 환자상태를 사정합니다. 필요시 흡인을 시행합니다. 반좌위를 취해준 후 바로 담당 의사에게 보고합니다. 사정 상태 및 증상을 고려합니다. 증상이 없을 경우 구멍에 멸균 처리된 겸자를 사용하여 구멍이 패쇄되지 않도록 넓혀줍니다. 증상이 있다면 구멍 부위를 멸균 거즈로 막은 후 앰부 백(Ambu bag)으로 산소를 제공합니다.

 선배들의 **TIP**

해결해봅시다!
가장 좋은 해결 방법은 바로 다시 삽입하는 것입니다. 그러나 삽입 후 시간 얼마 지나지 않았을 경우 절개부위가 다물어질 수 있습니다. 이러한 예방을 위해 겸자를 사용하여 넓혀주는 것이고요. 하지만 증상이 있을 경우 제일 중요한 것은 호흡 유지입니다. 멸균거즈로 막고 앰부 백을 이용합니다. 다시 삽입을 위한 준비를 할 때에는 이전에 사용하던 기관절개관과 크기가 같거나, 작은 것(피부가 다물어졌을 가능성이 있으므로)을 함께 준비해서 바로 넣을 수 있도록 합니다.

예상질문

08 □□□ 타진법 금기 대상을 말해보시오.

척추, 유방, 흉골, 신장, 골다공증, 출혈성 질환이 있는 대상자에게는 금기합니다.

예상질문

09 □□□ 저산소증 징후에 세 가지만 말해보시오.

안절부절못함, 청색증, 빠르고 얕은 호흡 등이 있습니다.

예상질문

10 □□□ 신체 산소화요구 사정 방법을 말해보시오.

호흡 유형을 관찰하고, 활력 징후 측정 및 폐음을 청진합니다. 지남력과 의식수준을 사정하고 피부와 점막, 입술 및 손톱 양상을 관찰합니다.

예상질문

11 PaCO₂가 47mmHg일 때 의미하는 것은 무엇인가?

호흡성 산증을 의심할 수 있습니다. 35mmHg 미만일 경우 호흡성 알칼리증을 의심할 수 있습니다.

예상질문

12 알렌 테스트에 대해 말해보시오.

요골동맥이 손상·폐색됐을 경우, 척골동맥까지 혈액 공급 및 순환이 적절한지 평가하기 위해 시행하는 동맥 순환 상태 평가 테스트입니다. 손목 주름 아래에 위치한 요골동맥과 척골동맥을 압박하며 순환을 차단하고, 압박한 상태로 주먹을 쥐었다가 폈다가를 10회 반복합니다. 새끼손가락 쪽의 동맥에서 손을 떼고 혈색이 돌아오는 시간을 확인하는데 이때 5초 이내에 혈색이 돌아오면 정상입니다.

기본 08 배뇨·배변

2022국민건강보험공단

01 단순도뇨의 목적을 말해보시오.

단순도뇨의 목적은 첫째, 요정체 등으로 자연 배뇨가 불가능한 경우 방광을 비우기 위함입니다. 둘째, 무균적 소변검사를 위해서도 시행합니다. 마지막으로 자연 배뇨 후 남아 있는 잔뇨량을 측정하기 위해 시행합니다.

더 알아보기 임상술기 p.326

2014국민건강보험공단

02 유치도뇨 소변백이 낮게 위치해야 하는 이유를 말해보시오.

방광으로부터의 소변 배출을 용이하게 하고, 방광으로의 역류를 막아 감염을 예방하기 위함입니다.

2023분당차병원 2015국민건강보험공단

03 □□□ **유치도뇨 시 카테터가 방광에 들어간 것을 어떻게 확인하는가?**

방광으로 삽입이 되었다면 소변이 카테터를 통해 배출됩니다.

 선배들의 **TIP**

> **이런 경우!**
> ① 만약 소변줄이 빠진 후 다시 삽입해야 하는 경우 : 바로 소변이 배출되지 않을 수 있습니다. 이런 경우 살짝 방광 위치의 복부를 눌러보세요. 약간이라도 나옵니다.
> ② 카테터 주위로 소변이 새는 경우
> - 소변 줄이 빠져있는지 확인해보세요. 소변 줄이 꺾이거나 clamp가 잠겨있지는 않은지도 확인합니다.
> - 공기주입(ballooning)을 재시행해 보세요. 이때에는 멸균 증류수의 양을 확인해 보고 약간 더 많은 양으로 시행합니다.
> - 이런 중재에도 불구하고 지속적으로 누출될 경우 카테터를 제거 후, 새로운 카테터(직경이 더 큰 카테터 고려)로 재삽입합니다.

2022은평성모병원 2021분당차병원

04 □□□ **유치도뇨관 환자 간호 시 주의할 점을 말해보시오.**

수분 섭취를 권장하고 소변량을 증가시켜 도뇨관 내에 침전물 축적을 억제시켜야 합니다. 도뇨관 삽입 부위에 분비물이 축적되면 감염의 원인이 되므로 도뇨관이 꼬이거나 접히지 않게 관리하며 소변주머니는 항상 방광보다 낮게 하되, 바닥에 닿지 않도록 주의해야 합니다. 또한 이동 시에는 소변주머니 안에 소변을 다 비우고 배액관을 잠근 상태에서 이동하게 해야 합니다.

2023의정부성모병원 2021은평성모병원

05 □□□ **관장의 종류를 말해보시오.**

관장은 대표적으로 두 가지입니다. 대장에 용액을 주입하여 5 ~ 10분 후 즉시 배출하는 배출형 관장과 30분 정도의 일정 시간 대장 내에 용액을 보유하게 하는 정체형 관장이 있습니다. 이 밖에 용수관장(Finger enema), 연동운동을 자극하고 장내가스를 배출하기 위한 역류관장 등 추가로 구별합니다.

더 알아보기 배출형 vs 정체형

① 배출형 관장의 종류 : 생리식염수 관장, 비눗물 관장, 글리세린 관장 등
② 정체형 관장의 종류 : 구풍관장, 투약관장, 구충관장, 영양관장 등

2024국민건강보험공단

06 □□□ **관장의 방법에 대해 설명하시오.**

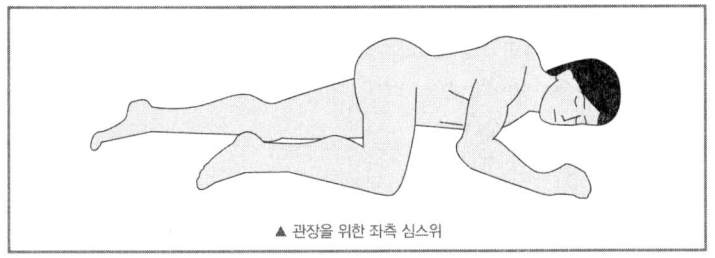

▲ 관장을 위한 좌측 심스위

손 소독을 시행하고 물품을 준비합니다. 환자에게 다가가 커튼을 칩니다. 손 위생을 하면서 자기소개, 환자확인, 목적, 절차를 설명합니다. 환자의 자세(좌측 심스 체위)를 잡아줍니다. 움직이면 안 된다고 설명 후 준비물을 펼칩니다. 손 위생 후 장갑을 착용합니다. 관 끝에 윤활제를 바르고, 배꼽 쪽으로 집어 넣으면서 심호흡을 격려합니다. 10 ~ 15cm 정도 삽입 후 천천히 용액을 주입합니다. 이상 증세가 보일 경우 즉시 주입을 중단합니다. 주입 후 준비된 휴지로 항문을 막으면서 관을 제거합니다. 주의사항에 대해 재설명합니다. 장갑을 벗은 후 물품 및 주변을 정리하고 손 위생을 합니다.

2019은평성모병원

07 □□□ **간경변(Liver cirrhosis) 환자는 어떤 관장을 해야 하는가?**

환자는 간의 손상으로 체내에 독성물질인 암모니아가 축적되어 간성 혼수가 발생할 수 있습니다. 이를 예방하기 위해서는 대변으로 암모니아를 배출하여 제거해야 합니다. 따라서 정체관장의 일종인 Lactulose 관장을 합니다.

 선배들의 **TIP**

> **어떤 약물을 왜?**
> Lactulose 약물을 사용하는 이유는 산성화하여 박테리아의 성장을 억제하고 배설을 돕기 때문이에요. 하지만 관장은 설사를 유발하고 탈수가 심해지면 오히려 간성혼수가 진행될 수 있기 때문에 주의해야 합니다.

더 알아보기 정체관장에 사용되는 약물

① 카리메트 : 고칼륨혈증 시

② 락툴로오스 : 장내 독성물질 제거 시

2023 국민건강보험공단

08 □□□ **관장의 목적에 대해 설명해보시오.**

관장의 가장 큰 목적은 변의 배출입니다. 변이 배출되어야 하는 이유는 심한 변비 뿐 아니라, 검사·수술 전의 장 준비, 특정 물질의 배출 등을 위해서입니다. 또한 약물·조영제 주입이나 영양을 공급하기 위해서도 시행되기도 합니다.

예상질문

09 □□□ **장루 간호중재 시 가장 중요하게 생각하는 것을 말해보시오.**

장루 주위 피부 청결 및 피부 합병증 예방이 가장 중요하다고 생각합니다. 장루에서 배출되는 변과 소변이 지속적으로 피부에 닿을 경우 자극성 피부염, 감염, 궤양 등의 합병증이 발생하기 때문입니다. 따라서 장루 주위 피부 발적, 궤양, 자극 등을 관찰하고 면도하여 모낭염을 예방, 장루 주위 피부를 중성 비누를 사용하여 청결하게 하고 건조하게 유지해야 합니다.

예상질문

10 □□□ **하제 종류에 대해 말해보시오.**

하제 종류로는 물과 지방이 대변을 윤활하게 하여 배출시키는 대변연하제, 장으로부터 흡수되고 변을 무르게 하는 윤활제, 장의 점막과 신경 말단을 자극하여 연동운동을 촉진하는 자극제, 대변이 물을 흡수하여 부피를 팽창시키고 연동운동을 촉진하는 부피형성제, 삼투압 작용으로 장내 수분량을 증가시켜 연동운동을 촉진하는 삼투성 완화제가 있습니다.

예상질문

11 □□□ **긴박성 요실금의 증상을 말해보시오.**

긴박성 요실금은 운동 신경장애로 발생하며, 갑작스럽고 강한 요의 및 방광수축 증상이 나타납니다.

예상질문

12 ☐☐☐ **다뇨의 기준을 말해보시오.**

다뇨는 평균 배뇨량보다 많은 경우로, 300ml/24hr 이상일 때 다뇨라고 판단합니다.

더 알아보기 배뇨 기준

① 무뇨(Anuria) : 100ml/24hr 이하

② 핍뇨(Oliguria) : 100 ~ 400ml/24hr 이하, 30ml/hr 이하

② 다뇨(Polyuria) : 3,000ml/24hr 이상

예상질문

13 ☐☐☐ **정상배뇨 요비중은 얼마인가?**

정상배뇨의 요비중은 1.010 ~ 1.025입니다. 콩팥 질환이 없는 경우 높은 비중은 탈수를 의미하고 낮은 비중은 과다 수분 공급을 의미합니다.

더 알아보기 정상배뇨 기준

구분	내용	구분	내용
색깔	옅은 노란색 혹은 호박색	요비중	1.010 ~ 1.025
혼탁도	맑거나 투명	포도당	나타나지 않음
pH	4.6 ~ 8.0	단백질	8mg 이하/100mL

기본 09 안전·안위·임종

2023은평성모병원 2014인천광역시의료원

01 ☐☐☐ **낙상의 의미를 말해보시오.**

낙상은 떨어지거나 다치는 것을 말합니다.

더 알아보기 낙상의 정의

① 세계보건기구(WHO) : 갑작스럽게 바닥, 마루, 또는 낮은 위치에 놓이게 되는 것으로 가구, 벽, 또는 다른 물건에 기대기 위해 의도적으로 체위를 변경한 경우는 제외합니다.
② 미국보건의료관리청(CMS) : 실무자 중재에 의한 것이 아니라면 대상자가 균형을 잃고 쓰러진 모든 에피소드를 말합니다.

더 알아보기 모스낙상척도(Morse fall scale)

낙상 위험 사정도구인 모스낙상척도는 3개월 동안의 낙상 경험, 이차 진단, 보행 보조기구, 수액요법 여부, 보행·이동 장애, 정신상태 등 6가지 평가를 통하여 낙상 위험을 평가하는 도구입니다. 51점 이상은 고위험, 25~50점은 저위험, 0~24점은 위험 없음을 나타냅니다.

구분	평가 항목	점수
과거 낙상 경험 (지난 3개월간)	있음	25
	없음	0
이차적인 진단	있음	26
	없음	0
보행 보조 기구	기구를 잡고 이동	30
	목발/지팡이/보행기 사용	15
	보조기구 없음/침상안정/휠체어사용	0
정맥 수액요법 / heparin lock	있음	20
	없음	0
걸음걸이	장애가 있음	20
	허약함	10
	정상/침상안정/부동	0
의식상태	자신의 기능수준을 과대평가하거나 잊어버림	15
	자신의 기능수준에 대해 잘 알고 있음	0

2024창원파티마병원 2023대청종합병원 2022은평성모병원 2022의정부성모병원 2020제주대

02 □□□ **낙상사고 발생 시 대처방법에 대해 설명해보시오.**

V/S을 포함하여 환자 사정을 합니다. 사정 내용에는 의식상태, GCS를 비롯한 신경학적 내용, A(Airway), B(Breathing), C(Circulation) 등이 있습니다. 만약 경추 손상의 경우, 움직이지 않도록 하고 즉시 담당 의사에게 보고합니다. 환자가 움직여도 된다는 판단이 들 때까지 옮기지 않습니다. 관찰 가능한 손상, 호소하는 증상이 없더라도 침상안정을 취하도록 합니다. 상급자 및 담당 의사에게 보고하고 추가검사 처방 시 시행합니다. 보호자에게 연락하여 환자상태에 대해서 설명하고 주의 깊게 지속적으로 사정을 합니다.

2018강원대

03 □□□ **휠체어 낙상예방활동에 대하여 말해보시오.**

잘 보이는 곳에 '낙상주의' 표시, 휠체어 사용방법에 대한 설명문을 부착합니다. 고정장치와 바퀴상태를 수시로 점검하고 환자의 손에 닿는 곳에 휠체어를 위치하도록 합니다. 휠체어로 타고 내릴 때에는 반드시 바퀴를 고정합니다. 휠체어를 타면 발판을 올리고 등을 밀착시킵니다. 경사진 곳에 세워두지 않습니다. 수액줄·소변줄 등이 걸리거나 당겨지지 않도록 정리하여 주의합니다.

2024·2023국민건강보험공단 2023은평성모병원 2023천안순천향대 2020제주대

04 □□□ **낙상 예방법에 대하여 말해보시오.**

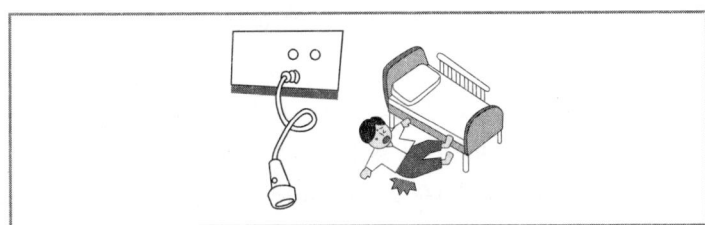

가장 중요한 낙상 예방 방법은 '교육'입니다. 입원 시 낙상 예방 교육을 시행합니다. 또한 낙상 평가 후 고위험군에게는 EMR 표시 및 위험표지판을 설치해 관련 정보를 직원들이 알 수 있도록 공유해야 합니다.

> **더 알아보기** 낙상고위험군 환자별 추가 주의사항
>
> ① 공통 : 보호자와 함께 교육시킵니다. 또한 평상시에는 커텐을 열어두어야 하며 이동 시에는 반드시 도움을 요청하도록 교육합니다.
>
> ② 노인 환자의 경우 : 지속적인 교육이 필요합니다.
>
> ③ 소아환자인 경우
> - 환아를 혼자 두지 않도록 합니다. 만약 자리를 잠깐이라도 비울 경우 도움을 요청해야 합니다.
> - 특히 침대에 일어서거나 난간에 기대어 장난하거나 뛰지 않도록 합니다.
> - 이동식 수액걸이에 올라타지 않도록 합니다.
> - 유모차나 휠체어 사용 시 안전띠를 항상 착용하도록 합니다.

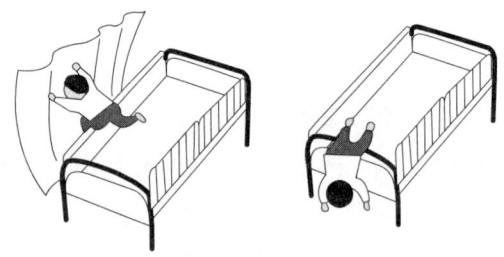

2022용인세브란스

05 □□□ **억제대를 적용하는 목적에 대하여 말해보세요.**

환자의 움직임을 제한하여 환자 자신이나 타인의 손상을 예방합니다.

2022은평성모병원

06 □□□ **억제대 적용 환자 간호중재에 대하여 말해보시오.**

순환 상태, 피부상태, 운동·감각기능을 평가합니다. 환자의 섭취 및 배설 등의 욕구를 확인 후 충족시킵니다. 욕창 예방을 위해 체위 및 억제대 위치를 2시간마다 사정하며 변경시킵니다. 꽉 조이게 고정하지 않고 손가락 2개 정도의 공간을 확보합니다. 뼈가 돌출된 부위에는 패드 등의 조치를 취합니다. 침상 난간이 아닌 침대 틀에 고정하며 응급상황 시 바로 제거할 수 있도록 준비합니다.

> **더 알아보기** 억제대 사정 시간(병원 내규마다 다름)
>
> ① 억제대 부위 순환 상태 사정 : 2시간마다
>
> ② 억제대 부위 피부 상태 사정 : 2시간마다
>
> ③ 억제대 유지 필요성 사정 : 4시간마다
>
> ※ 억제대는 반드시 의사처방과 동의서가 필요합니다.

2021대구파티마병원

07 ☐☐☐ **ABR의 Full Term을 말해보시오.**

ABR이란 Absolute Bed Rest로 절대 침상 안정 즉 머리, 등, 하지 모두가 침상에 닿아 누워있는 상태를 말합니다.

2020국립암센터

08 ☐☐☐ **임종환자의 신체적 변화를 말해보시오.**

임종환자의 특징적인 신체 변화는 점점 쇠약해져 침상에서만 생활하고 조금만 움직여도 피로감을 호소하는 것입니다. 대부분 시간을 수면으로 보내며 깨어나도 의식과 지남력이 저하되어 있습니다. 식사와 수분 섭취가 감소하여 대소변량도 감소합니다. 호흡 양상의 변화가 오고 잡음과 분비물이 증가합니다. 피부는 건조하고 차가우며 창백합니다. 가끔 불수의적으로 손이나 다리, 얼굴을 떨기도 합니다.

2020국립암센터 2020은평성모병원

09 ☐☐☐ **임종환자의 간호에 대하여 말해보시오.**

임종환자 간호목표는 통증을 최소화하고 편안하도록 돕는 것입니다. 따라서 통증은 적극적으로 해결합니다. 탈수 증세와 흡인 위험성을 사정하고 수분 섭취를 격려합니다. 정기적인 구강 간호를 시행합니다. 환기를 통해 공기를 순환시키고 공감적 경청, 안정된 환경, 이완 요법 등 정서적 지지를 취해줍니다.

2023국민건강보험공단

10 □□□ **면회 금지상황에서 임종을 앞둔 어머니를 몰래 보러 들어가게 해달라는 보호자의 요청이 있을 경우 호스피스 근무 간호사라면 어떻게 할 것인가?**

호스피스 병동에서는 환자의 편안함과 가족의 정서적 지지를 중요하게 생각하지만, 병원의 정책과 공정성 또한 고려해야 합니다. 따라서, "보호자님의 간절한 마음을 충분히 이해합니다. 하지만 병원에서는 모든 환자와 보호자분들께 동일한 기준을 적용해야 하며, 원칙을 지키는 것이 다른 환자분들께도 공정한 환경을 제공하는 길입니다. 대신 병원의 면회 기준 내에서 최대한 보호자님께서 어머니를 보실 수 있도록 도울 방법을 찾아보겠습니다. 담당 의료진과 상의하여 가능한 방법을 안내해 드리겠습니다." 라며 보호자의 감정을 공감하면서도 병원의 규칙을 설명하고, 대안을 함께 모색하겠습니다.

2022용인세브란스

11 □□□ **A환자가 임종이라 임종 면회를 시켜줬는데 B환자의 보호자가 왜 우리는 면회 안 시켜주냐, A환자가 임종이라는 증거가 있냐고 항의할 때 어떻게 할 것인가?**

보호자의 감정을 이해하면서도 공정하고 원칙적인 기준을 설명해야 합니다. 따라서, "보호자님께서 걱정되시는 마음 충분히 이해합니다. 현재 병원에서는 환자의 상태에 따라 면회 기준을 정하고 있으며, A 환자는 담당 의료진이 임종 단계라고 판단한 경우에 해당하여 면회가 허용되었습니다. B 환자분의 상태도 의료진이 지속적으로 평가하고 있으며, 보호자님께서 걱정되시는 부분은 담당 의료진과 상담하실 수 있도록 도와드리겠습니다. 보호자님께서 불편함을 느끼지 않도록 최선을 다하겠습니다."라며 병원의 정책을 설명하면서 보호자의 감정을 고려하여 안내하도록 하겠습니다.

예상질문

12 □□□ **ABR인 상태의 환자가 어디까지 움직일 수 있는지 물어본다면 어떻게 대답할 것인지 말해보시오.**

앉는 자세도 금지하며, 필요시 앉는 각도는 담당의사의 별도 처방이 필요합니다. 그러므로 식사나 개인위생 등은 침상에서 옆으로 돌아누워서 도움을 받아야 합니다. 대소변은 침상용 변기나 기저귀를 사용합니다.

예상질문

13 ☐☐☐ **임종의 5단계에 대하여 말해보시오.**

죽음의 선고를 받은 사람들 대부분 이를 인지하고 받아들이기까지의 과정을 5단계로 구분한 것으로 '부정 → 분노 → 협상 → 우울 → 수용'의 단계를 거칩니다.

더 알아보기 임종의 5단계
미국의 심리학자 엘리자베스 퀴블러-로스가 '죽음과 죽어감'(On Death and Dying, 1969)에서 선보인 모델로 다브다(DABDA)모델이라고 불립니다.
① **부인**(Denial) : 아니야, 나는 아닐거야.
② **분노**(Anger) : 왜 나야!
③ **협상**(Bargaining) : 이렇게 하면 더 살 수 있을 거야.
④ **우울**(Depression) : 하고 싶은 일이 많은데 할 수 없다니….
⑤ **수용**(Acceptance) : 그래, 떠날 준비를 하자.

예상질문

14 ☐☐☐ **복부 수술 환자가 통증척도 8점 호소 시 간호에 대하여 말해보시오.**

V/S 및 환자상태 사정합니다. 통증 자가 조절 장치(PCA, Patient controlled analgesia)가 있는데 누르지 않았다면 사용법을 재교육합니다. PCA 사용 후에도 경감되지 않으면 담당의에게 보고하고 처방대로 진통제를 투여합니다.

 선배들의 **TIP**

> **확인하기!**
> 일반적으로 통증척도 4점 이상일 때 중재 후 결과 확인이 필요합니다. 주사제라면 30분 후, 경구약이라면 1시간 후 effect 확인!

예상질문

15 ☐☐☐ **퇴근하는 중에 병동에서 환자가 낙상을 당한 것을 발견했다면 어떻게 대처할 것인가?**

우선 환자의 의식 상태와 주요 신체 손상 여부를 신속하게 평가하고 필요 시 응급처치를 시행하겠습니다. 환자의 안전을 확보한 후 담당 의료진에게 즉시 보고할 것입니다. 이후 낙상 사고를 문서로 기록하겠습니다.

예상질문

16 ☐☐☐ 억제대 적용 시 고려해야 할 윤리적 측면은 무엇이라고 생각하는지 말해보시오.

억제대 사용은 환자 안전을 위한 조치이지만 신체적 구속이라는 점에서 윤리적 고려가 필요합니다. 환자의 자율성과 존엄성을 존중해야 하며, 최소한의 강도로 최단 시간만 적용해야 합니다. 또한 보호자에게 충분히 설명하고, 억제대 적용 중에는 부위 순환 상태를 사정하며 2차 손상이 발생하지 않도록 주의해야 합니다.

예상질문

17 ☐☐☐ 사후 신체 변화 순서에 대해 말해보시오.

사후 강직 후 체온이 서서히 하강하며, 피부 변색이 발생하고 각막 혼탁이 나타납니다. 이후 조직은 연화되며 마지막으로 연조직 액화가 발생합니다.

예상질문

18 ☐☐☐ 임종 후 기록지에 어떤 내용들이 기록되는가?

사망 시각, 사망 선언을 한 의사, 기증의 형태 및 준비, 개인 물품 정리, 사체 분비물 배액 시간 및 삽입된 관의 위치, 기타 진술, 퇴실 시각과 목적지가 기록됩니다.

예상질문

19 ☐☐☐ 임종 후 사후 사체 처치에 대해 말해보시오.

사용한 의료기구를 제거하고 분비물에 의한 신체 부위는 따뜻한 물수건으로 닦습니다. 둔부 밑에 흡수용 패드를 대어주고 홑이불로 사체를 완전히 감싸고 두 번째 이름표를 부착합니다. 이후 병실 정리 후 환기 및 10초 이상 손을 씻습니다.

기본 10   수술 주기 간호

2020부천순천향대 2014중앙보훈병원

01 ☐☐☐ **수술에 필요한 MRI 검사 전 무엇을 확인해야 하는가?**

MRI 검사 전 가장 먼저 해야할 일은 환자에게 검사 목적, 과정 등을 설명한 후 동의서를 확인하는 것입니다. 그리고 체내 금속 물질을 가지고 있는지, 폐쇄공포증 등에 대해 사정합니다. 마지막으로 처방에 따라 부위나 조영제·진정제 유무 등을 사전에 준비를 합니다.

2011국민건강보험공단

02 ☐☐☐ **전신마취를 앞둔 환자의 수술 전 간호를 말해보시오.**

전신마취는 기관 내 삽관을 하기 때문에 치아 상태는 반드시 확인해야 합니다. 또한 기도 삽관으로 인해 수술 후 며칠 정도는 인후통(Sorethroat) 등이 있을 수 있음도 설명해 줍니다. 그리고 EDBC 교육을 시행합니다. 필요시 강화폐활량계(Inspirometer) 사용 방법을 교육합니다. PCA를 사용하는 경우 미리 설명을 제공합니다. 마지막으로 전신마취에 대한 설명과 정서적 지지를 해 줍니다.

 선배들의 TIP

> **기억해둡시다!**
> 전신마취는 환자들이 불안감을 제일 많이 호소하는 마취 방법이에요. 따라서 간호사의 정서적 지지가 가장 중요한 부분이라고 할 수 있어요.

2014국민건강보험공단

03 ☐☐☐ **수술 전에 피부준비를 하는 이유를 설명해보시오.**

피부 청결 및 감염예방을 위해서 입니다.

더 알아보기   수술 전 피부 간호

필요시 제모 시행, 상처·발진·부종 등의 이상 상태 확인, 화장 및 매니큐어 등 지우기

 선배들의 TIP

> **면도기 사용 안 해요!**
> 요즘 제모제를 사용합니다. 면도기의 경우 상처가 나면 오히려 감염 위험성이 증가하기 때문입니다. 제모제 사용 시에는 국소 피부 테스트를 먼저 한 후 시행합니다.

2023부천순천향대

04 □□□ **수술 전 금식이유에 대하여 말해보시오.**

① 부분마취 : 부분마취가 안 될 경우 전신마취의 가능성이 있기 때문에 전신마취와 동일하게 금식합니다.
② 전신마취 : 구토, 장폐색, 흡입성 폐렴 등을 예방하기 위함입니다.

 답변 외 추가적인 금식 이유

① 부분마취인 경우 : 국소마취(Local anesthesia) 또는 시술 시 수술실에서 들어가는 약물(마취제) 등, 언제 생길지 모르는 응급상황에 대비하여 일정 시간의 금식을 유지해야 합니다.
② 전신마취인 경우 : 복부수술인 경우 수술 시 시야 확보 및 오염 방지 목적을 가집니다.

> **선배들의 TIP**
>
> '깜박하고 물 마셨어, 혹은 설명 못 들었는데?'
> 꼭 있습니다. 오리발도 내밀어요. 괜찮아요, 우리에게는 금식 교육 차팅이 있습니다. 저는 전날 이브닝, 당일 나이트 교육할 때, 보호자가 있거나 다른 환자들이 있을 때 큰! 소리로 설명합니다. 목격자 확보! 그리고 이미 먹은 거 어쩔 수 없죠. 당황하지 말고 언제, 얼마나 먹고 마셨는지 확인합니다. 금식에 대한 재설명과 수술시간 지연 가능성에 대해서도 꼭! 설명합시다. 그리고 상급자, 담당 의사 및 마취과에 보고합니다. 물 한 모금이라도 노티해야 해요. 확인하지 않은 책임은 간호사에게 돌아온답니다.
>
> '저 사람이 먼저 들어간다는데, 왜 금식시간은 같아요?'
> 수술시간과 순서는 늘 변동합니다. 만약, 앞 순서 환자들이 줄줄이 밤사이 상태가 안 좋아지면, 맨 뒤 순서의 사람이 제일 먼저 수술실에 들어갈 수 있어요. 수술을 기다리며 항의하는 환자에게도 응급상황 발생 시 바로 처치와 수술을 해야 할 수 있으므로 금식 시간이 같다는 것을 이해시켜 줍니다.

2014국민건강보험공단

05 □□□ **수술 전 수술 부위를 확인하는 방법을 말해보시오.**

수술 부위는 수술실 입실 전까지 의사가 표시해야 합니다. 수술 부위를 확인하는 과정은 환자도 참여해야 합니다. 수술 부위 표시를 거부한 환자는 의무기록과 환자 팔찌를 통해서 확인합니다.

더 알아보기 수술 부위 표시

① 수술 부위 표시 대상 : 좌우 방향이 있는 부위(예 다리), 다중 구조(예 손가락), 다중수준(예 척추) 좌우 양쪽, 여러 부위 수술일 경우에도 모두 표시합니다.
② 수술 부위 표시 제외 대상 : 단일장기(예 심장), 생식기에 관련된 수술, 항문·요도 등을 포함한 회음부 수술, 개방성 상처, 응급수술, 좌/우 구분이 확실하지 않은 경우, 표시 거부 경우

2023국민건강보험공단 2023용인세브란스 2023은평성모병원

06 □□□ 수술 전 준비에 대하여 말해보시오.

수술동의서에 서명 또는 날인을 하여 수술동의서를 작성합니다. 호흡곤란 시 기침, 심호흡, 체위 배액 등을 통해 분비물 제거를 시행하여 호흡기계 기능을 증진시킵니다. 영양상태가 불균형할 경우 균형 잡힌 식이 및 영양보충, 투약을 통해 교정합니다. 감염 가능성이 있으면 수술 전에 예방적 항생제를 투여해야 합니다.

① 위장문제 예방
- 수술 후 위장관계 기능이 저하되어 변비나 분변매복이 올 수 있으므로 수술 전 하제를 투여하고 관장을 시행합니다.
- 위장문제 예방 및 흡인 위험성을 감소시키기 위해 수술 전 6~8시간 금식상태를 유지합니다.

② 투약 확인
- Digoxin(Lanoxin), Phenytoin(Dilantin), 항고혈압제, 항응고제 등은 갑작스럽게 투여를 중단하면 상태를 악화시킬 수 있으므로 투여를 중단하기 전에 주치의와 상의를 해야 합니다.
- 아스피린, 항응고제와 같은 제제는 출혈 위험성을 증가시킬 수 있으므로 수술 7~14일 전부터 중단합니다.
- 심장약 또는 항고혈압제제는 수술 2시간 전 소량의 물과 복용하도록 합니다.

③ 수술 부위 준비
- 수술할 피부 준비 및 감염 예방을 위해 삭모를 시행합니다.
- 좌우 구분이나 다중 구조의 수술인 경우 수술 부위 착오를 예방하기 위해 주치의가 마커 펜을 이용하여 수술 부위를 표시합니다.

2020제주대

07 □□□ 거즈 카운트는 언제, 누가 하는가?

수술 직전, 수술 중 마지막 체강을 닫기 직전, 수술 부위 피부 봉합 직전입니다. 간호사 2인이 소리내어 확인하면서 카운트 시행 후 기록합니다.

더 알아보기 수술 계수(Counts)(병원 내규마다 다름)
① 정의 : 환자의 안전을 위해 수술 시 사용된 모든 물품을 집계
② 시점 : 조직절개 전, 환자의 체강 봉합 전, 피부 봉합 후, 소독·순환 간호사 교대 시, 새로운 물품 추가 시
③ 원칙 : 수술 의료팀이 다 같이 확인, 계수된 모든 물품은 수술실 안에 보관, 불일치 시 집도의에게 보고 후 재계수 시행

2014국민건강보험공단

08 □□□ 수술 후 합병증을 예방하기 위하여 어떤 것을 하는가?

EDBC(Encourage deep breathing&Cough), 조기이상조기보행(Early ambulation), 흡연자 금연 교육, 수술 부위의 RICE(Rest, Ice, Compression, Elevation), 압박스타킹 착용(Compression stocking), 수분 섭취 격려(순환기계 증진 및 변비 예방) 등을 시행합니다.

 선배들의 **TIP**

EDBC(Encourage deep breathing & Cough) 이유
전신마취 시 호흡하는 근육까지 전부 마비됩니다. 기계가 대신 산소를 밀어 넣어주어 필요한 산소가 공급되는 것이지요. 그래서 직접 호흡할 때와 달리 폐의 확장이 전체적으로 고르게 일어나지 않아 폐가 펴지지 않고 쭈그러진 곳이 있어요. 따라서, 무기폐 예방을 위하여 수술 후 숨을 깊게 쉬어야 합니다. 그리고 평상시에는 폐의 섬모 운동 등으로 분비물이 잘 배출되지만 마취 시에는 배출이 이뤄지지 않습니다. 폐렴 등의 합병증 예방을 위해서는 기침을 통해서 배출되지 않은 분비물을 배출해 주어야 합니다.

예상질문

09 ☐☐☐ **수술 전 방광을 비우는 이유를 말해보시오.**

마취 중 소변 정체로 인한 방광의 손상을 막기 위함입니다.

더 알아보기 수술 전 관장의 이유

① 수술 시 자연 배변 방지
② 복부 수술일 경우 장내 세균 감소 및 절개 부위 오염 예방
③ 장과 인접한 부위의 수술일 경우 수술 용이
④ 수술 후 복부팽만, 장폐색 예방

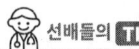 선배들의 TIP

'한 시간 전에 화장실 다녀와서 안 가도 돼'
수술실은 세균 번식을 막기 위해 매우 낮은 온도로 유지되고 있습니다. 이런 환경적인 상황 및 심리적인 이유, 수액 등의 이유로 금식을 해도 평소보다 화장실을 더 가고 싶을 수 있어요. 하지만 수술 중이나 수술 후에는 일정 시간 침상안정이 필요합니다. 이에 대해 설명을 하면서 반드시 화장실에 가서 방광을 비우도록 합니다.

예상질문

10 ☐☐☐ **척수 마취에 대해 설명해보시오.**

척수 마취는 요추(L_3-L_4 사이 지주막하강의 뇌척수액)에 국소 마취제를 주입하는 방법으로, 비용이 저렴하며 마취 유도가 빠르고 근육이완이 잘 된다는 장점이 있습니다.

예상질문

11 ☐☐☐ **척수 마취 부작용이 나타났을 경우 어떻게 할 것인가?**

저혈압 증상이 나타났을 경우엔 에피네프린, 에페드린을 투여하며 마취 초기에 머리를 상승시켜 호흡근 마비를 예방합니다. 두통이나 하반신 마비 증상이 나타날 경우 수술 후 베개 없이 평편하게 누워 안정을 취하게 합니다.

예상질문

12 ☐☐☐ **수술 후 회복실 입실 시 무엇을 사정해야 하는지 말해보시오.**

기도개방성, 호흡음 청진, 심전도 모니터링, 활력징후, 피부색, 의식수준 및 지남력, 수술 부위 상처배액, 출혈 유무, 섭취량과 배설량 등을 사정해야 합니다.

예상질문

13 ☐☐☐ **수술 직후 오심 및 구토를 호소하는 환자에게 할 수 있는 간호중재를 말해보시오.**

머리와 상체를 약간 높여 편안한 자세를 취하도록 돕습니다. 시원한 수건과 얼음을 제공하고 의사 처방에 따라 항구토제를 투여합니다. 구토로 인해 수분과 전해질이 손실될 수 있으므로 수분과 전해질을 보충하고 구토 후에는 기침을 유도하여 기도를 깨끗하게 유지할 수 있도록 합니다.

예상질문

14 ☐☐☐ **수술실 순환간호사로서 가장 중요하다고 생각하는 것은 무엇인가?**

환자의 안전과 수술이 원활하게 진행될 수 있도록 지원하는 것입니다. 필요한 장비와 물품을 적시에 제공하고 환자 상태에 대한 지속적인 모니터링과 예기치 못한 상황에 빠르게 대응하는 능력도 중요합니다.

예상질문

15 ☐☐☐ **수술실 물품 개수를 확인하는 이유는 무엇인가?**

거즈, 바늘, 수술 기구 등이 체내에 잔류하는 사고를 방지하기 위해 엄격히 관리해야 합니다.

Chapter 02 성인간호학

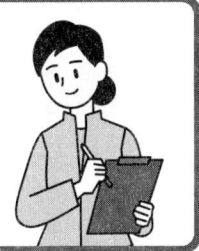

출제빈도 ●●●●●

키포인트 상황을 주고 판단을 요구하는 상황형 질문이 자주 출제됩니다. 질병 지식뿐만 아니라 상태와 조건에 따라 무엇을 먼저 시행해야 하는지 사고하는 능력, 그리고 간호중재의 흐름을 이해하고 설명할 수 있는 실무 중심 사고가 중요합니다.

성인 01 심혈관계

2014중앙보훈병원

01 ☐☐☐ QRS란 무엇인지 말해보시오.

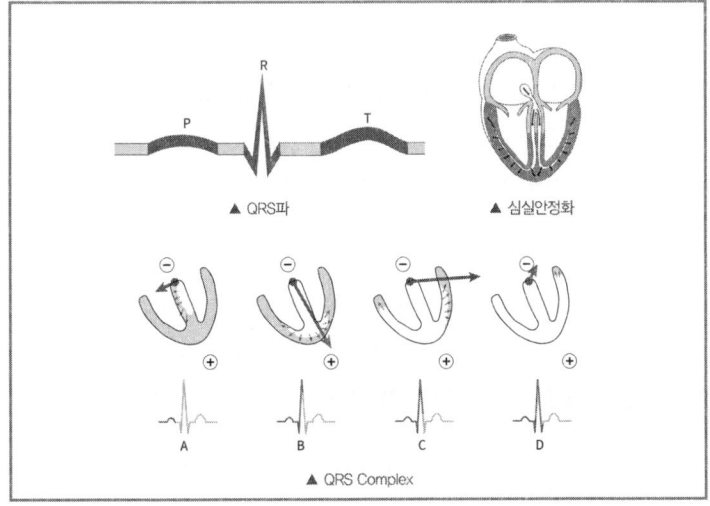

QRS complex는 심실의 탈분극 상태를 나타냅니다. 처음 나타나는 하향파 Q는 심실중격의 탈분극, 그 다음의 상향파 R은 심실의 탈분극, 그 다음 하향파 S는 좌심실 상외측벽의 탈분극을 뜻합니다. 심박동수 계산 및 심장 전기축과 회전 정도, 심실 내 전도이상 유무를 감별, 심실비대, 심근경색, WPW(Wolff-Pakinson-White syndrome) 증후군 진단 등에 도움이 됩니다.

> 더 알아보기

심전도상 심박수 계산

① 분당심박수 = 300/R사이칸수
  - 예 : R-R 간격이 2칸일 경우, 300 ÷ 2 = 150bpm
② 불규칙적 : 1500/작은눈금수
  - 예 : R-R 간격이 20칸일 경우, 1500 ÷ 20 = 75bpm
② 분당심박수 = 6초간 QRS 수 × 10
  - 예 : 6초간 QRS가 9개일 경우, 9 × 10 = 90bpm
③ 불규칙적 = 60 ÷ PR간격(초)
  - 예 : PR간격이 0.7일 경우, 60 ÷ 0.6 = 100bpm

> 더 알아보기

심전도 눈금 시간 및 전압

① 작은 눈금 1칸 = 0.04초
② 큰 칸 = 0.2(큰 칸 5칸=1초)
③ 수직 최소눈금 1mm = 0.1mV(10mm = 1mV)

2023강남성심병원 2023강남차병원

02 ☐☐☐ 고혈압환자 간호중재에 대하여 말해보시오.

① 제일 중요한 것은 위험요인 감소 및 생활 습관의 교정입니다. 과체중일 경우 체중감량과 적절하고 규칙적인 운동, 저염식, 금연, 절주, 스트레스 및 과로 방지 등이 있습니다.
② 고혈압을 처음 진단 받은 경우에 고혈압에 대한 내용 및 위험요인에 대한 교육이 필요합니다. 정기적으로 약물 복용이 필요함과 퇴원 후에도 주기적인 혈압측정이 이루어질 수 있도록 올바른 방법을 교육합니다.

> 더 알아보기

혈압 분류(2022년 개정안)

혈압분류	수축기혈압 (mmHg)	and/or	이완기혈압 (mmHg)
정상혈압	<120	그리고	< 80
주의혈압	120 ~ 129	그리고	< 80
고혈압전단계	130 ~ 139	또는	80 ~ 89
고혈압 1기	140 ~ 159	또는	90 ~ 99
고혈압 2기	≥ 160	또는	≥ 100
수축기 단독 고혈압	≥ 140	그리고	< 90

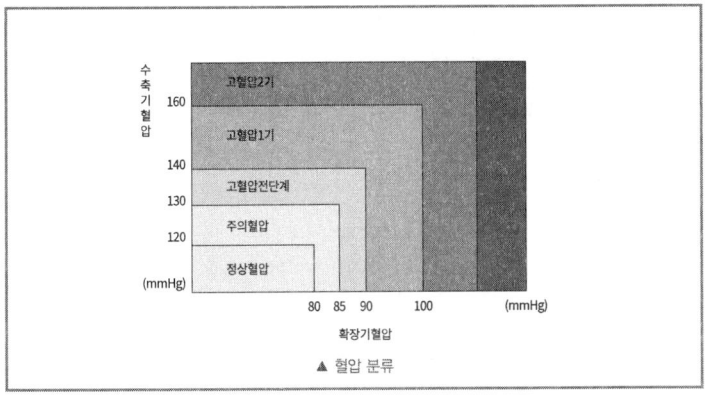

▲ 혈압 분류

> **더 알아보기** 고혈압 기준
> 수축기 혈압 140mmHg 이상 또는 이완기 혈압 90mmHg 이상으로 지속되는 상태입니다.

2020은평성모병원

03 ☐☐☐ **항고혈압제 처방 시, 투약과정을 간호과정에 맞게 설명해보시오.**

혈압을 잰 후 처방된 항고혈압제를 경구 투여합니다.

2022국민건강보험공단 2018서울시의료원

04 ☐☐☐ **CVP 측정 목적 및 정상수치를 말해보시오.**

중심정맥압(CVP, Central venous pressure)은 전신에서 우심방으로 돌아오는 혈액의 압력입니다. 이를 통해 우심장의 기능상태를 알 수 있으며 순환혈량으로 신체의 수분 상태를 알 수 있습니다. 정상 수치는 2 ~ 8mmHg(3 ~ 11cmH$_2$O)입니다(병원 내규마다 다름, 1mmHg = 1.36cmH$_2$O).

2017서울시의료원

05 ☐☐☐ **대동맥 질환으로 ER에 들어왔을 때 하는 검사의 종류를 말해보시오.**

심전도, X-ray, CT, 필요시 심초음파입니다.

> **더 알아보기** 응급이 아닌 추가 진행 가능 검사

① 대동맥조영술(Aortogram) : 금식 필요

② 초음파(Echography)
- 경흉부 심장 초음파(Transthoracic Echocardiography)
- 경식도 심장 초음파(Transesophageal Echocardiograhy) : 금식 필요

2023여의도성모병원 2022의정부성모병원 2021성남시의료원

06 ☐☐☐ 협심증과 심근경색의 차이점을 말해보시오.

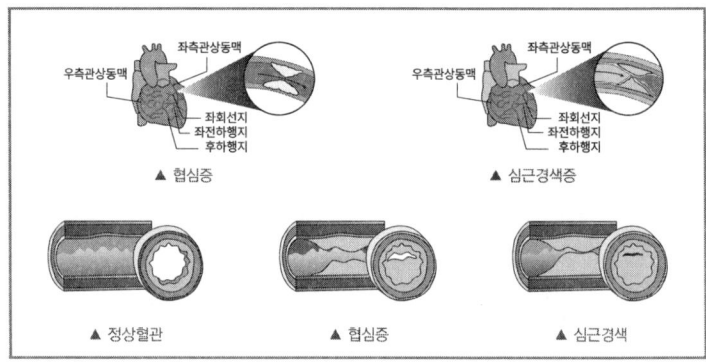

① 원인
- **협심증** : 동맥경화, 혈전 등에 의해 관상동맥의 지름이 좁아져 심장 근육으로의 혈액 공급이 요구량에 미치지 못해서 심장 근육의 일부가 괴사되어 갈 수 있는 상태입니다.
- **심근경색** : 이미 좁아진 관상동맥이 혈전으로 막힌 경우입니다. 혈액 공급이 완전히 차단되므로 심장 근육에 괴사가 일어납니다.

② 발생
- **협심증** : 협심증으로 인한 흉통은 평상시보다 격한 활동으로 인해 좁아진 혈관에서 심장이 필요한 산소를 부족하게 공급해서 발생합니다.
- **심근경색** : 심근경색으로 인한 흉통은 특정한 상황 없이 갑자기 발생합니다.

③ 증상 및 대처
- **협심증** : 통증은 5분 정도 지속되며 안정을 취하거나 NTG 복용 시 소실됩니다.
- **심근경색** : 휴식을 취하거나 NTG 복용을 해도 산소가 공급되지 않아 통증이 30분 이상 지속됩니다. 통증 강도는 매우 강하여 마약성 진통제로 완화되고 증상이 보이는 즉시 병원 응급실에 내원해야 합니다.

2018서울시의료원

07 □□□ **협심증과 심근경색 통증 지속시간의 차이를 말해보시오.**

원인에 따라서 통증시간이 결정됩니다. 협심증(AF, Angina pectoris)은 혈관이 안 막혀 있어서 5분 이내, 심근경색(MI, Myocardial infarction)은 혈관이 막혀서 쭉 지속되는 것이므로 30분 이상 지속됩니다.

2016서울시의료원

08 □□□ **심근경색의 EKG특징 세 가지를 말해보시오.**

① ST 분절의 하강 및 상승 : 보통 1시간 내에 심근괴사가 시작되면서 눈에 띄게 나타납니다.
② T파의 역전 : T파는 심실의 재분극 반영, 극초기에는 심내막의 허혈로 T파의 높이가 증가되나, 전층의 허혈이 발생되면서 T파의 역전이 발생합니다.
③ 이상Q파 : 부위에 따라 비정상적인 Q파가 발생합니다.

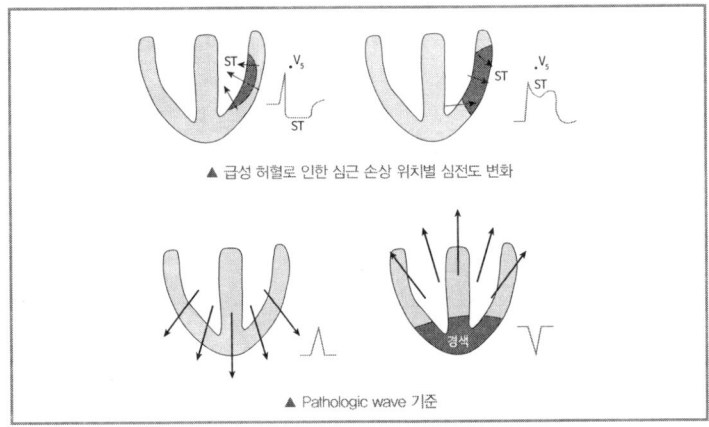

▲ 급성 허혈로 인한 심근 손상 위치별 심전도 변화

▲ Pathologic wave 기준

2022의정부성모병원

09 □□□ **심근경색일 때 검사수치 변화에 대하여 말해보시오.**

myoglobin, CK-MB, LDH1, Troponin이 상승합니다.

2024국민건강보험공단 2022의정부을지대 2014인천광역시의료원

10 ☐☐☐ **NTG를 복용하는 이유에 대해 설명해보시오.**

혈관 확장 작용으로 심장에 혈액 공급량을 증가시키기 위해서입니다.

더 알아보기 NTG 복용 효과

심장 평활근 이완 → 혈관 확장 → 혈관 저항과 혈압 하강 → 심부담 감소 → 관상동맥 순환량 증가

2017서울시의료원

11 ☐☐☐ **협심증 약은 무엇이며 약 투여 시 최대 몇 회, 몇 분 간격으로 투여해야 하는가?**

NTG(니트로글리세린)로 최대 3회, 5분 간격으로 투여합니다.

2018강원대

12 ☐☐☐ **협심증 환자가 소화가 안 된다고 할 경우 어떻게 대처할 것인가?**

우선, 환자의 통증 위치, 강도, 방사 통증 유무 등 양상을 사정합니다. 호흡곤란 여부와 심박수 및 혈압, 피부색과 땀 분비 상태 등을 확인합니다. 이후 활력징후 및 사정 내용을 바탕으로 담당 의사에게 보고 한 후 처방에 맞게 시행합니다.

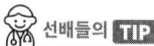 선배들의 TIP

심근경색과 소화불량
흔히 심근경색이나 협심증의 통증을 돌덩어리가 가슴을 누르는 느낌이라고 표현해요. 이는 Dyspepsia(소화불량) 증상이 혼돈 될 수 있으니 감별이 필요합니다. 무작정 PRN 처방 등으로 소화제를 주면 안돼요! 담당 의사에게 보고 후 처방을 시행하세요. 만약 소화제만 처방되었다면 그 후에도 증상 호전 여부를 잘 관찰해야 합니다.

2023대전을지대

13 ☐☐☐ **심근 강화에 필요한 약물을 물어보는 환자에게 어떻게 설명할 것인가?**

강심제, 대표적으로 디곡신이 있습니다. 심장은 온 몸으로 피를 보내는 펌프 작용을 하는 근육 기관입니다. 이상이 있는 경우 펌프기능이 감소하기 때문에 강심제를 사용하는 것입니다. 강심제는 펌프 누르는 힘을 느리지만 강하게 도와주는 역할을 합니다.

2017서울대

14 ☐☐☐ **NTG가 처방용량보다 10배 높게 투여되고 있는 경우, 우선순위 간호 세 가지를 말해보시오.**

투여 중이라면 즉시 중단합니다. V/S 및 환자상태를 사정 후 담당 의사에게 보고합니다. 응급상황을 대비하여 EKG monitor, O_2 등을 준비합니다. 처방대로 시행합니다.

더 알아보기 부작용
두통, 저혈압, 현기증, 오심, 구토 등이 발생할 수 있습니다.

2020분당차병원

15 ☐☐☐ **동성서맥에 대하여 말해보시오.**

동성 서맥(Sinus bradycardia)이란 정상적인 EKG 리듬에서 심박수 60회/분 미만인 경우입니다. 보통 운동을 많이 한 사람에게 나타날 수 있고 혈압약 복용 중에도 나타날 수 있습니다. 갑상샘기능저하증과 감별이 필요합니다.

 선배들의 **TIP**

지켜봅니다.
보통 무증상으로 지켜보는 편입니다. 만약 증상이 있다면 심전도, 24시간 활동 심전도 등의 검사를 통해 진단을 내리고 인공심박동 등의 시술을 할 수 있습니다.

2022은평성모병원

16 ☐☐☐ **심근경색과 협심증을 진단하는 검사가 무엇인가?**

대표적인 진단 검사는 심전도(ECG), 심근 효소 검사, 심초음파, 관상동맥 조영술입니다. 심전도는 빠르게 시행할 수 있고, ST 분절 변화나 T파 이상 등으로 허혈 여부를 판단할 수 있어 응급실에서도 가장 먼저 시행됩니다. 심근 효소 검사는 심장근육 손상의 정도를 확인할 수 있는 검사로, 심근경색과 협심증의 감별에 도움이 됩니다. 심초음파는 심장의 구조와 운동 기능을 확인해 심근 수축 저하 여부를 확인합니다. 관상동맥 조영술은 관상동맥의 협착이나 폐색을 직접 확인할 수 있는 검사로, 필요 시 시술까지 이어질 수 있는 가장 결정적인 진단 검사입니다.

2023일산백병원
17 ☐☐☐ **MI의 Full Term을 말해보시오.**

MI는 심근경색으로, Myocardial Infarction입니다.

2023부산보훈병원 2023대전보훈병원
18 ☐☐☐ **협심증 환자의 퇴원 교육은 어떻게 해야 하는가?**

단순히 정보를 전달하는 것이 아니라, 환자가 안전하게 일상으로 복귀하고 합병증 없이 생활할 수 있도록 돕는 중요한 과정입니다. 먼저 이해도와 인지 상태에 맞춘 설명이 필요하다고 생각합니다. 약물 복용 방법과 시간, 특히 니트로글리세린의 사용법과 보관법, 복용 후 주의사항을 반복적으로 교육하고, 필요 시 보호자 분과 함께 교육을 진행합니다. 또한 식습관 개선 등 생활습관 교육을 통해 심혈관계 재발 예방을 도와드리며, 퇴원 후에도 증상이 재발할 수 있다는 점과 흉통 발생 시 대처법을 구체적으로 설명합니다. 마지막으로, 정기 외래 진료와 혈압, 콜레스테롤 관리의 중요성을 강조하고, 환자 스스로 건강을 지켜나갈 수 있도록 지속적인 동기를 부여하는 데 중점을 둡니다.

예상질문
19 ☐☐☐ **심근경색 예방을 위해 환자에게 교육해야 할 생활습관 개선을 말해보시오.**

규칙적인 운동과 저염식, 저지방식, 고섬유질 식이를 권장합니다. 흡연은 혈관을 수축시키고 동맥경화를 촉진하므로 금연과 절주, 적절한 체중관리가 필요합니다. 특히 복부 비만이 있는 경우 체중감량을 권장하며 심리적 스트레스는 혈압과 혈관 건강에 악영향을 미치므로 스트레스 관리법에 대한 중요성을 안내해야 합니다. 주기적으로 혈압 및 혈당 체크를 하여 고혈압, 당뇨, 고지혈 등을 관리하고 약물 복용을 철저히 하도록 교육해야 합니다.

예상질문
20 ☐☐☐ **심근경색으로 응급실에 내원한 환자에게 투여할 수 있는 주요 약물 중 하나와 그 기전을 말해보시오.**

니트로글리세린을 투여할 수 있습니다. 혈관을 확장시켜 심장의 산소요구량을 감소시키고 협심증 증상을 완화하는 데 도움을 줍니다.

예상질문

21 ☐☐☐ **DVT에 대해 말해보시오.**

하지 내 정맥의 혈액이 저류되거나 혈관 내피세포 손상으로 인해 과응고되어 혈전이 생긴 상태입니다. 장기간 부동, 심부전, 비만, 탈수 및 경구용 피임약 장기복용 등이 원인이며 하지 피부색의 변화, 갑작스러운 하지 부종 및 감각이상, 압통, 열감 등의 증상이 있습니다.

더 알아보기 DVT 진단검사

① 정맥 도플러 초음파 검사, CT
② 호만씨 징후 : 누워서 다리 들고 발을 굽혔을 때 종아리 통증 및 압통 발생

예상질문

22 ☐☐☐ **대퇴정맥을 통해 심도자술을 한 환자의 간호를 말해보시오.**

시술부위 출혈양상 및 활력징후를 확인합니다. 조영제 배출을 위해서 수액 공급과 충분한 수분 섭취를 권합니다. 6시간 동안 지혈해야 하며, 대퇴부인 경우 Sand bag으로 지혈하고 ABR을 유지합니다. 이때 시술한 쪽 팔과 다리는 굽히지 않도록 합니다. 처방에 따라 lab f/u을 합니다(시술 3~4시간 뒤). 부정맥, 말초맥박의 변화, 피부상태 변화, 신경학적인 증상 등이 발생하였을 경우 즉시 담당 의사에게 보고합니다.

더 알아보기 심도자술 전 간호

① 시술 전 항응고제의 부하용량(Loading dose) 투여를 확인합니다.
② 동의서 확인 및 금식을 확인하고 검사에 대해서 설명합니다(조영제 주입 시 느낄 수 있는 감각에 대한 설명).
③ 좌심도자술 시행 시 오른쪽 요골동맥으로 접근되기에 좌완에 18G line을 확보합니다.
④ 양쪽 사타구니 부위(Both inguinal site) 피부 제모를 시행합니다.
⑤ 시술이 바뀔 수 있으므로 보호자 확인 후 Sand bag과 함께 내려 보냅니다.

> **더 알아보기** 퇴원 간호
>
> ① 퇴원 후 혈종 및 출혈 등 이상 증세 시 즉시 내원 교육
> ② 1 ~ 2주 정도 무리가지 않는 범위 내에서 활동 교육
> ③ 2 ~ 3일 후 샤워 교육
> ④ 퇴원 약물(특히 항혈전제) 복약 지도
> ⑤ 퇴원 후 생활 습관 관리 지도(금연, 금주, 혈압·혈당·체중 조절, 적절한 운동 및 식이요법 등)

예상질문

23 ☐☐☐ **정맥류가 호발하는 부위를 말해보시오.**

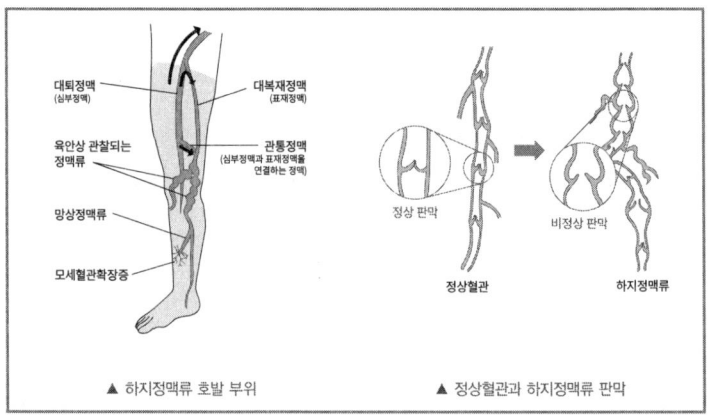

▲ 하지정맥류 호발 부위　　　　▲ 정상혈관과 하지정맥류 판막

정맥류는 정맥의 판막 부전으로 생기는 역류로 인해 발생합니다. 보통 하지에 많이 호발합니다. 대표적으로 대복재정맥, 소복재정맥, 관통정맥 등이 있습니다.

예상질문

24 ☐☐☐ **심근경색증 증상과 사망원인 중 주원인에 대해 설명해보시오.**

심근경색증의 대표적인 증상은 가슴 안쪽이 심하게 죄는 듯한 통증입니다. 방사통으로 왼쪽 어깨, 목, 팔, 복부 등까지 통증을 호소하기도 합니다. 심근경색에서 초기 사망의 주된 원인은 심실세동에 의한 심정지입니다.

신경계

2023은평성모병원

01 □□□ **뇌척수액의 기능을 말해보시오.**

뇌척수액(CSF, Cerebrospinal fluid)은 뇌와 척수의 윤활 및 완충작용으로 뇌의 손상을 방지하는 보호 역할을 합니다. 부력 제공으로 뇌 무게에 의한 압력을 최소화합니다. 또한 전해질을 일정하게 유지하며 호르몬 등의 물질 이동 및 대사 노폐물 배출의 역할도 합니다.

2023국민건강보험공단 2022의정부성모병원 2021분당차병원 2020인제대해운대백병원

02 □□□ **의식의 5단계에 대하여 말해보시오.**

의식의 5단계는 명료, 기면, 혼미, 반혼수, 혼수입니다.

① **명료(Alert)** : 자극에 대해 적절한 반응을 보입니다.

② **기면(Drowsy)** : 졸려하고 자극이 없다면 자는 상태입니다. 이때 자극을 주면서 질문을 하면 느리고 불안전하지만 대답을 할 수 있습니다.

③ **혼미(Stupor)** : 약간의 의식은 있으나 의사소통은 되지 않습니다. 이때 강한 자극인 통증을 주면 피하려고 행동 및 간단한 한두 마디 단어를 표현합니다.

④ **반혼수(Semi-coma)** : 몇 가지의 기본적인 반사 움직임은 보일 수 있으나 깨지 않는 상태입니다.

⑤ **혼수(Coma)** : 반사적인 움직임마저 없는, 모든 반응이 없는 상태입니다.

더 알아보기 그 외 표현 및 특징

① **지남력(Orientation)** : 장소(Place), 사람(Person), 시간(Time)을 인지하는 능력입니다.

② **Deep drowsy** : 기면(Drowsy)보다 더 깊게 잠든 상태, 지남력이 있습니다.

③ **혼미(Stupor)** : 삽관(Intubation) 시도 단계입니다.

④ **착란, 혼돈(Confusion)** : 의식이 있으나 지남력 장애가 있는 경우, 치매환자 의식 수준입니다.

⑤ **섬망(Delirium)** : 심하게 흥분하거나 안정하지 못하는 상태, 고령 환자 수술 후·알코올 금단 현상 등입니다.

2023인제대일산백병원 2023국민건강보험공단 2023은평성모병원 2023의정부성모병원

03 ☐☐☐ **GCS에 대하여 말해보시오.**

GCS란, Glasgow Coma Scale로 국제적인 의식사정 도구입니다. 눈뜨기(E), 언어반응(V), 운동반사반응(M) 세 영역을 통해 사정합니다. GCS의 최고 점수는 15점, 최저 점수는 3점이며 7점 이하는 심한 뇌손상을 의미합니다.

영역	증상	점수
눈뜨기(E)	자발적으로 눈을 뜸	4
	소리에 의해서 눈을 뜸	3
	통증에 의해서 눈을 뜸	2
	반응 없음	1
언어반응(V)	지남력 있음	5
	혼돈된 대화	4
	부적절한 언어 사용	3
	이해할 수 없는 언어	2
	반응 없음	1
운동반사반응(M)	지시에 따름	6
	통증에 국소적 반응	5
	자극에 움츠림	4
	이상 굴절 반응(피질박리성 굴곡)	3
	이상 신전 반응(제뇌경직)	2
	반응 없음	1

2023국민건강보험공단 2023은평성모병원

04 ☐☐☐ **쿠싱반사(Cushing Triad)의 3대 증상에 대해 말해보시오.**

수축기 혈압 상승, 맥박 감소, 호흡 감소입니다.

더 알아보기 쿠싱반사의 원인
① IICP → 교감신경 자극 → 혈관수축 → SBP 상승
② 혈압 상승 → 미주신경 자극 → 부교감신경 자극 → 서맥
③ 뇌간 영향 → 불규칙적 호흡

2023의정부을지대 2023국민건강보험공단 2020인제대해운대백병원

05 ☐☐☐ ICP 상승 증상 3개와 그 원인을 말해보시오.

두통, 구토, 유두부종입니다.

증상	원인	특징
두통	혈관과 뇌막의 뒤틀림 또는 신전	• 누운 자세 + PCO_2 의 상승 • morning headache · 기침 · 재채기 · 굽힘 시에도 악화
구토	연수, 구토중추 자극	투사성 구토(Projectile vomiting)
유두부종	CFS 압력 증가로 시신경 원판 주위의 부종	• 시신경이 수막하공간과 연결되므로 뇌내압이 오르면 유두로 전해져 나타나는 높은 뇌내압의 표시 • 급성기 망막 출혈 후 나타남 • 일시적인 시력장애과 복시 동반

2015중앙보훈병원

06 ☐☐☐ 파킨슨병의 원인과 주요증상을 말해보시오.

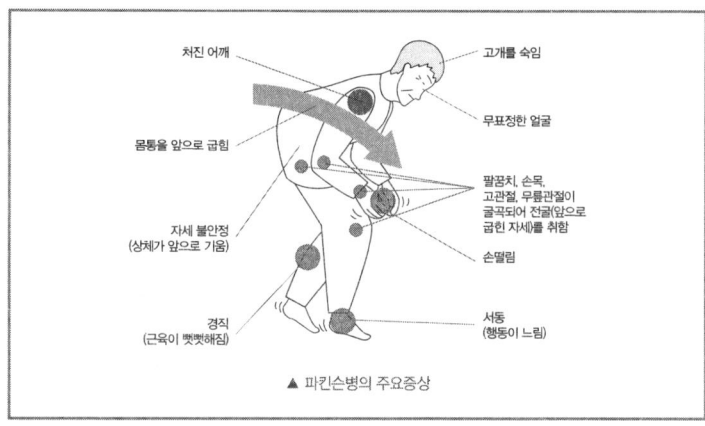

▲ 파킨슨병의 주요증상

파킨슨 병은 중뇌 흑색질의 퇴행성 변화로 인한 도파민의 소실로 주요 3대 증상은 진전, 강직, 서동입니다.

더 알아보기 증상별 특징

① **진전(Tremor)** : 주로 쉬고 있을 때 발생(Resting tremor)하며, 운동하는 동안에는 감소합니다. 가장 특징적인 형태의 진전은 마치 손으로 동전을 세는 모습을 보입니다.

② 서동(Akinesia) : 몸의 움직임이 느려지는데(Bradykinesia), 매우 서서히 진행됩니다. 따라서 보행장애를 가져 보폭이 작고 발을 끌면서 걷는 특징적인 형태를 가집니다. 자세불안정(Postural instability)이 있고 가면을 쓴 것과 같은 얼굴표정(Masklike face)을 가집니다. 말할 때에는 단조로운 목소리(Monotonous voice)가 특징적인 증상입니다.

③ 강직(Rigidity) : 몸이 뻣뻣해지는 것입니다. 전형적으로 팔을 천천히 굽히면 째깍째깍 톱니바퀴 돌리는 것처럼 오는 톱니바퀴성 강직(Cogwheel rigidity)이 있습니다.

2018강원대 2014대전보훈병원

07 □□□ **파킨슨병 환자가 L‑dopa를 복용 시 중요사항을 환자에게 설명해보시오.**

① 복용법 : L‑dopa(레보도파)는 식전 15~30분 사이 복용하여야 합니다. 하지만 부작용으로 메스꺼움이 나타날 수 있으므로 식간에 복용합니다. 그럼에도 부작용 증상이 호전되지 않을 경우 임의로 약을 중단하지 말고, 병원에 내원해 증상을 완화시키는 약을 처방받습니다.

② 식이 : 고단백식이를 피하고 금주합니다. 비타민B_6를 포함한 비타민제는 복용하지 않습니다.

③ 그 외 : 기립성 저혈압이 올 수 있으므로 일어날 때 서서히 일어납니다. 레보도파를 복용하면 증상은 개선되나 약효가 서서히 감소되어 점차 용량을 증량하게 됩니다. 추후에는 부작용으로 운동합병증이 올 수 있습니다. 모든 약의 용량 조절은 의사와 상의 후 조절합니다.

더 알아보기 레보도파를 식전에 복용하는 이유?
레보도파는 소장에서 흡수됩니다. 식후 약을 복용할 경우 음식물이 있는 위에서 약물이 내려가는 시간이 늦춰지게 되기 때문입니다. 위의 산도가 약물 흡수에 영향을 주기 때문에 복용 시 제산제도 함께 처방합니다.

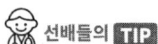

레보도파를 10년 이상 장기복용하는 경우 어떻게 될까요?
'약 효과 떨어짐 → 용량 증가 → 이상운동'이 나타납니다. 젊은 환자들에게는 아주 나~중에 사용하는 편입니다. 따라서 노인에게 사용합니다. 보호자와 함께 교육하는 것이 좋으며, 복약 순응도를 최대한 높을 수 있도록 합니다.

2023국민건강보험공단 2018강원대

08 ☐☐☐ **CVA에 대하여 설명해보시오.**

뇌졸중(CVA, Cerebrovascular accident)은 뇌경색과 뇌출혈로 구분할 수 있습니다.
① 뇌경색 : 혈관이 막히는 원인에 따라 구분합니다. 동맥경화 등으로 막히는 혈전성 뇌경색(Thrombotic stroke), 혈전으로 막히는 색전성 뇌경색(Embolic stroke), 작은 뇌혈관이 막히는 열공성 뇌경색입니다.
② 뇌출혈 : 발생 부위에 따라 구분합니다. 대표적으로는 SAH와 ICH, SDH입니다.
- SAH : 지주막하출혈(Subarachnoid hemorrhage)
- ICH : 뇌내출혈(Intracerebral hemorrhage)
- SDH : 경막하출혈(Subdural hemorrhage)
- 그 외 : 뇌실 내출혈(Intraventricular hemorrhage), 경막외출혈(Epidural hemorrhage) 등

2023국민건강보험공단 2023·2022은평성모병원

09 ☐☐☐ **CVA 증상에 대하여 말해보시오.**

오심, 구토, 두통, 느린 언어, 안구 진탕 등의 증상이 나타납니다. 마비된 부위의 일측성 장애가 발생하고 감각, 운동, 인지 및 기능 장애 등 다양한 신경 손상 증상이 나타납니다. 실어증, 구음 장애, 연하곤란이 발생할 수 있으며 소변의 수의적 조절 장애로 인해 빈뇨, 긴박뇨가 발생합니다.

2021국민건강보험공단

10 ☐☐☐ **CVA 간호중재에 대하여 말해보시오.**

V/S 및 신경학적 증상을 사정하고 의식 변화, 뇌압 상승 Sign을 확인합니다. 마비환자에게는 수동적 ROM을 실시하여 마비 부위 기형을 예방합니다. 산소를 제공하고 뇌조직 관류를 위해 기도를 유지합니다. 두개내압을 상승시키는 배변으로 인한 긴장, 과다한 기침, 발살바 수기를 금기합니다. 항혈전제 투여 시 출혈에 주의하며 구토, 두통, 복부 팽만, 방광 팽만을 관찰합니다.

2018서울시의료원

11 ☐☐☐ 실어증의 종류를 말해보시오.

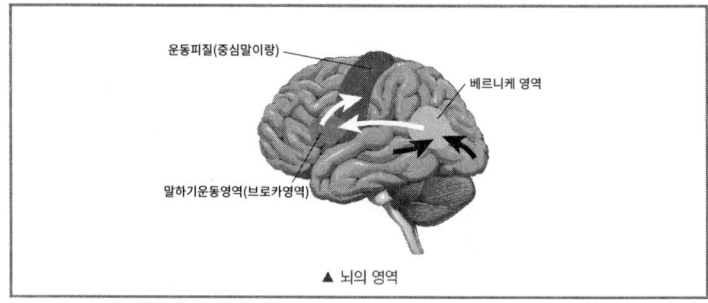

▲ 뇌의 영역

① 운동성 실어증 : 다른 말로 브로카 실어증(Broca's aphasia)이라고 합니다. 상대방이 말하는 것을 이해하는 능력에는 문제가 없으나 자신의 의사표현 하는 것에 문제가 있는 실어증입니다.
② 감각 실어증 : 베르니케 실어증(Wernicke's aphasia)이라고 합니다. 브로카 실어증과 반대의 양상입니다. 상대방의 말을 이해하지 못하지만 말을 하는 것에는 지장이 없는 실어증입니다.

2021·2018 서울시의료원

12 ☐☐☐ 편마비가 온 환자분이 화장실을 간다고 할 경우, 옆에서 해줄 수 있는 것은?

낙상 예방을 위해 휠체어로 침상 밖의 이동을 돕습니다.

 선배들의 **TIP**

낙상 평가의 중요성!
2015년 편마비로 입원한 환자가 간병인의 부축을 받고 화장실로 가던 중 간병인이 화장실 문을 열기 위해 손을 놓자, 중심을 잃고 넘어져 벽 모서리에 머리를 부딪치는 낙상 사고가 일어났습니다. 결국 사망 후 의료분쟁으로 이어지는 소송이 있었어요. 입원하자마자 낙상 평가를 하는 이유는 이것입니다. 낙상고위험군인 경우 주의를 기울여야 하고, 휠체어로 이송하는 감독이 필요합니다.

더 알아보기 마비의 종류

① Quadriplegia : 사지마비
② Paraplegia : 하지마비
③ Hemiplegia : 뇌병변의 반대쪽 신체 편마비
④ Hemiparesis : 편마비지만 완전 마비가 아님

2023국민건강보험공단

13 ☐☐☐ **혈전과 색전의 차이를 말해보시오.**

혈전은 혈관 안에서 혈액이 응고하여 생긴 덩어리로, 죽상경화증, 심장질환, 혈관 손상 등으로 인해 발생하여 점차 커지면서 혈관을 막아 혈류를 차단합니다. 발생한 자리에서 자라는 것이 특징입니다. 반면에 색전은 혈류를 따라 이동하는 혈액 응고 덩어리나 이물질입니다. 색전이 혈관을 타고 이동하다가 더 작은 혈관을 만나면 막히면서 혈류를 차단합니다. 즉 혈전은 혈관 내 국소적으로 형성되고 색전을 혈류를 따라 혈관을 차단한다는 차이가 있습니다.

예상질문

14 ☐☐☐ **요추천자 검사 중 간호중재를 말해보시오.**

요추천자 시 무균법을 준수해야 합니다. 국소마취제를 투여하고 지주막하에 천자바늘을 삽입, 뇌척수액이 나오는 것을 확인합니다. 대상자의 자세 유지를 돕고, 필요시 척추조영술을 시행합니다.

예상질문

15 ☐☐☐ **요추천자 검사 결과 뇌척수액압과 단백질 정상 수치를 말해보시오.**

뇌척수액압의 정상 수치는 5 ~ 15mmHg이며 단백질의 정상수치는 15 ~ 45mg/dL입니다.

> 더 알아보기   요추천자 정상 결과

구분	정상수치	구분	정상수치
뇌척수액압	5 ~ 15mmHg (7 ~ 20cmH$_2$O, 80 ~ 200mmH$_2$O)	단백질	15 ~ 45mg/dL
비중	1.007	포도당	50 ~ 80mg/dL
색상	무색, 투명	적혈구	미검출

예상질문

16 ☐☐☐ **IICP 시 쿠싱 3대 징후에 대해 말해보시오.**

쿠싱 징후는 두개내압 상승 시 뇌의 압력이 높아질 때의 자율신경계 반응으로, 혈압 상승과 서맥, 불규칙한 호흡입니다. 뇌관류압 감소에 따른 뇌간의 방어기전으로 혈압이 상승했다가 보상작용 상실 후 혈압이 감소합니다. 분당 60회 이하로 맥박이 저하되고 보상작용 상실 후 불규칙적으로 빨라지다가 약해지며 멈춥니다.

예상질문

17 ☐☐☐ **IICP 시 안구증상을 말해보시오.**

동공 확대, 안검하수, 유두부종 발생, 대광반사의 소실 또는 느려지는 증상이 나타납니다.

예상질문

18 ☐☐☐ **자발성 두개내압 저하증(SIH)의 주요 원인을 말해보시오.**

자발성 두개내압 저하증은 뇌척수액의 누출로 인해 두개내압이 낮아지는 질환입니다. 뇌척수액은 뇌를 외부 충격으로부터 보호하는데 척수경막에 명확한 이유 없이 생긴 구멍이 뇌척수액 누출의 원인이 되어, 자발성 두개내압 저하증을 야기합니다.

예상질문

19 ☐☐☐ **SIH 환자가 호소하는 대표적인 증상과 이를 악화시키는 요인을 말해보시오.**

뇌척수액 감소로 인한 기립성 두통과 경부 통증 및 경부 강직, 시야 흐림, 이명, 구토, 의식 저하 등이 있습니다. 장시간 서 있거나 장시간 앉아있을 경우 악화되며 격렬한 움직임은 뇌척수액의 유출을 증가시켜 두통을 악화시킬 수 있습니다. 기침이나 재채기 등 복압이 증가하거나 탈수, 알코올 및 카페인은 뇌혈류 및 뇌척수액 순환에 영향을 미쳐 증상을 악화시킵니다.

예상질문

20 ☐☐☐ **뇌수막염 의심 환자에게 시행할 수 있는 진단 검사를 말해보시오.**

혈액 검사, CT, MRI, 뇌척수액 검사를 시행할 수 있습니다. 단, 두개내압 상승 환자에게는 요추 천자를 금지합니다.

예상질문

21 □□□ 세균성 뇌수막염과 바이러스성 뇌수막염의 차이점을 설명해보시오.

세균성 뇌수막염은 폐렴구균, 수막구균 등이 원인균이며 뇌척수액 검사 시 단백 농도가 증가하고 포도당은 감소하며 주로 다형핵 백혈구가 증가합니다. 즉각적인 항생제 치료를 시행할 수 있습니다. 바이러스성 뇌수막염은 엔테로바이러스, 헤르페스바이러스 등이 원인균이며 뇌척수액 검사 시 단백 농도는 약간 증가하고 포도당은 정상, 주로 림프구 백혈구가 증가합니다. 수액이나 해열제 등 대증적 치료를 시행할 수 있습니다.

예상질문

22 □□□ 뇌전증 환자가 장기적으로 항경련제를 복용할 때 주의사항을 말해보시오.

장기복용 시 규칙적으로 복용해야 하며 무과립구증, 잇몸과잉증식, 소화장애, 구강염 등 부작용을 관찰하고 간·신장 기능 모니터링이 필수입니다.

예상질문

23 □□□ 중증 근육 무력증 대상자 영양증진 간호중재에 대해 말해보시오.

구개반사 유무 및 저작기능을 사정합니다. 고칼로리 스낵이나 대체식품을 제공하되 액체는 질식과 흡인의 위험이 있으므로 연식을 제공합니다. 식사는 소량씩 자주, 잘게 잘라 제공하며 식사 시 침상머리를 높이고 식후 30 ~ 60분을 유지합니다.

예상질문

24 □□□ 근육 무력증 위기와 콜린성 위기의 차이를 말해보시오.

근육 무력성 위기는 약물 용량이 부족한 경우, 스트레스, 감염 등이 원인으로 Tensilon 정맥 주입 후 근육이 수축되면 근육 무력성 위기로 진단합니다. 호흡과 맥박이 증가하는 증상을 보입니다. 콜린성 위기는 콜린분해 효소 억제제를 과다복용했을 경우 발생하며, Tensilon 복용 1시간 이내 허약감, 안검하수, 호흡곤란 같은 골격근 허약 증상이 나타나는 경우 진단합니다. 서맥, 오심, 구토, 연하곤란, 발한, 분비물 증가 등의 증상을 보입니다.

예상질문

25 ☐☐☐ 두개내압상승(IICP, Increased intracranial pressure) 환자간호에 대하여 말해보시오.

① IICP환자 간호목표 : 두개내압을 감소시켜 정상 뇌관류를 유지하는 것입니다.
② 간호중재
- ICP monitoring을 지속 관찰하면서 기록합니다. 신경학적인 증상 및 뇌압상승 증상을 사정합니다. 호흡을 유도하며 필요시 처방에 따라 산소를 제공합니다.
- 흡인은 최소화하고 필요시에는 전후 100% 산소로 과환기를 시행하며, 10초를 넘기지 않도록 합니다.
- 체온조절이 필요하며 필요시 저온요법을 적용합니다.
- 처방에 따라 I/O 측정을 하며 균형을 유지하는데, 수분 섭취는 제한하도록 합니다.
- 처방에 따라 고장액 주입, 이뇨제를 사용합니다.
- 뇌를 회복시키기 위해 영양을 공급합니다.
- 환자 체위변경 시에는 천천히 몸 전체를 한 번에 변경합니다.

더 알아보기 각 중재 및 처방 가능성 높은 약물과 이유

① 과호흡 : PO_2 상승 → 뇌혈관 수축 → 뇌혈류 감소 → 압력 하강
② 저체온 : 신진대사 감소
③ 이뇨제 : 삼투압 효과를 위한 만니톨(삼투성 이뇨제) 사용 시 full drop
④ 스테로이드제 : 염증 ICP 완화
⑤ 제산제 : 스테로이드 사용 시 GI bleeding 예방
⑥ 고장액 주입 : 삼투로 인해 수분 제거
⑦ 진정제 : 불안정 완화
⑧ 항경련제 : 경련 시 뇌혈류량, 뇌압 상승으로 예방적 사용

더 알아보기 IICP 원인 정리

① 뇌용적 증가
- 뇌실질 증가 : 뇌부종 등
- 공간점유 병소 : 종양, 혈종, 농양 등
② 뇌 순환 혈액량의 증가 : PCO_2 상승 → 뇌혈관 확장 → 뇌 혈류량 증가 → 두개내압 상승
③ 뇌척수액 증가
- 흡수저하 : Menigitis, SAH 등
- 순환폐쇄 : 수두증 등
- 과잉생산 : 맥락얼기유두종(Choroid plexus papilloma) 등

03 호흡기계

2023대전을지대 2023·2014국민건강보험공단
01 ☐☐☐ **COPD에 대하여 설명해보시오.**

만성 폐쇄성 폐질환으로 만성기관지염, 폐기종이 복합적으로 나타나는 질환입니다. 완전히 가역적이지 않은 호흡기도 내 공기 유통의 폐쇄를 보이는 호흡기 질환입니다. 가장 특징적인 증상은 호흡곤란, 기침, 가래 등이 있습니다.

더 알아보기 천식과 COPD의 차이점은?

① 천식은 어린 나이에 발생하며 가족력, 알레르기 질환 등의 원인이 많습니다. 또한 폐 기능을 검사하였을 때 정상 소견을 가지며 위험 인자가 사라질 경우 치료하지 않아도 저절로 회복하는 경우도 있습니다.

② COPD는 보통 40세 이후 증상이 나타나며, 흡연 또는 만성기관지염, 호흡기 감염 등의 원인을 가집니다. 폐 기능 검사 시 이상 소견이 나타나며, 한 번 발생할 경우 완치가 어렵다는 점입니다.

2023서울순천향대
02 ☐☐☐ **체인스톡 호흡에 대하여 말해보시오.**

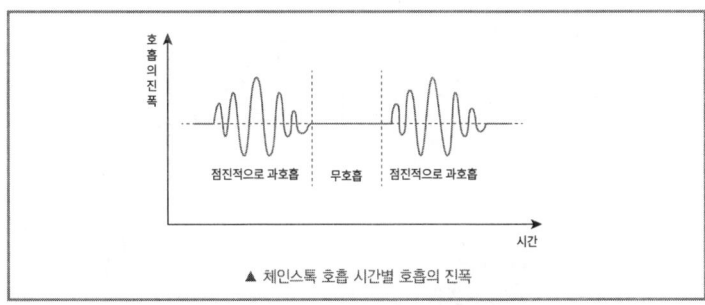

▲ 체인스톡 호흡 시간별 호흡의 진폭

느리고 얕은 호흡으로 시작하여 점차 빠르고 깊은 호흡을 하다가 다시 느리고 얕은 호흡 후 무호흡이 나타나는 것입니다. 이것이 교대로 반복되는 호흡입니다.

2023국제성모병원 2023국민건강보험공단 2021성남시의료원 2020인제대해운대백병원

03 □□□ **COPD 대상자 간호중재에 대하여 말해보시오.**

기관지 확장제, 항생제, 이뇨제 등을 투약합니다. 저산소혈증이 있는 경우 저농도 산소를 공급합니다. 기관지 경련 예방을 위해서 흡연, 먼지 등 기도 자극을 피합니다. 입술 오므리기 호흡(Purse Lip Breathing)을 통해 기도허탈을 예방하고 이산화탄소를 효과적으로 배출하여 호흡 속도, 깊이 및 불안감을 완화시킵니다. 흉부 물리 요법, 객담 배출 및 수분 섭취 권장하고 고열량, 고단백 식이로 섭취하되 가스형성 음식은 피합니다. 기흉 시 흉곽 밀봉배액하고 흉곽천자(Thoracentesis) 간호를 합니다.

2023인제대일산백병원 2023서울순천향대 2021성남시의료원 2011국민건강보험공단

04 □□□ **COPD 환자에게 저농도 산소요법을 하는 이유를 말해보시오.**

중추성 화학수용체는 뇌척수액 내 CO_2농도와 pH에 따라 호흡중추를 조절합니다. COPD와 같이 만성적으로 CO_2농도가 높은 경우 중추성 화학수용체가 기능을 하지 못하고 말초성 화학수용체가 동맥혈 내 산소농도 감소를 인지하여 호흡 수를 증가시킵니다. 만약 COPD 환자에게 고농도 산소를 투여할 경우 산소농도가 높아져 호흡흥분이 사라지며 무호흡을 초래할 수 있습니다.

 선배들의 TIP

> **그럼 몇 L를 공급해?**
> COPD 환자에게 산소 공급 시 동맥혈가스분석검사로 모니터링하며 보통 비강캐뉼라로 1 ~ 3L/분, Venturimask 통해 40%까지 공급합니다.

더 알아보기 COPD 환자를 위한 효과적인 호흡방법

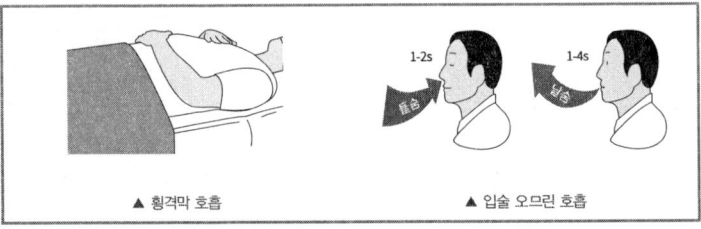

▲ 횡격막 호흡 ▲ 입술 오므린 호흡

① 횡격막 호흡
- 호흡 보조근보다 횡격막을 이용한 호흡을 하여 호흡으로 인한 피로를 줄여주고 호흡의 효율을 높입니다.
- 편안하게 누워 한손은 가슴, 다른 한손은 배에 놓고 코로 숨을 들이쉬어 배로만 호흡합니다.
- 1초 동안 천천히 숨을 들이쉬고 2초 동안 숨을 내쉽니다.
- 한 번에 5 ~ 10분, 하루에 3 ~ 4회씩 누워서 → 앉아서 → 서서 연습합니다.

② 입술 오므린 호흡
- 내쉴 때 입을 오므려 기도에 압력을 전달하여 기도가 좁아지지 않도록 하는 방법입니다.
- 코로 들이쉬었다가 입술을 오므려서 천천히 내쉽니다.
- 들숨과 날숨이 1 : 2가 되도록 내쉽니다.

2020서울순천향대 2017동국대 2015대구보훈병원

05 □□□ **흡인 시 주의사항을 설명해보시오.**

정기적으로 하지 않고 필요성을 사정 후 시행합니다. 흡인시간은 10 ~ 15초 미만, 총 흡인 시간은 5분 미만이어야 합니다. 분비물이 제거될 때까지 3 ~ 4회 정도 반복합니다. 각 흡인 후 적절한 간격(20 ~ 30초) 유지합니다. 식후 흡인을 금지(보통 식전)합니다.

더 알아보기 카테터 알아보기

① 삽입 시 카테터의 구멍을 막지 않은 이유 : 막아둔 상태면 점막손상, 저산소증을 유발할 가능성이 높아집니다.
② 흡인 시 카테터를 빙글빙글 돌리면서 제거하는 이유 : 점막이 들러붙는 것을 방지합니다.
③ 카테터 삽입길이 : 저항이 느껴지는 지점에서 1 ~ 2cm 빼낸 깊이(기관절개 환자의 경우 10 ~ 15cm, 기관내 삽관 환자 25 ~ 30cm로 거의 카테터 전체 길이), 더 깊을 경우 기관분지 미주신경 자극하고 서맥을 유발합니다.

 선배들의 TIP

카테터 멸균적으로 꺼내기
오른손잡이인 경우 흡인기와 카테터를 연결하고 봉투를 오른쪽 옆구리에 낍니다. 그 상태로 손 위생을 하면서 장갑을 낍니다. 왼손으로 카테터를 꺼내면서 봉투는 바닥에 버립니다. 나중에 정리할 때 봉투를 수거하여 버립니다. 이 방법이 제가 임상에서 카테터를 꺼낼 때 제일 쉬운 방법이었습니다.

2014국민건강보험공단

06 □□□ **Inspirometer를 환자에게 교육할 경우 어떻게 해야 하는가?**

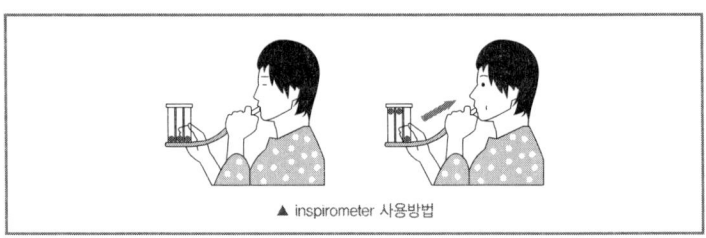

▲ inspirometer 사용방법

목적을 설명합니다. 기구 조립법 및 주요 부품을 설명합니다. 좌위 등 편안한 자세를 취하게 합니다. 숨을 최대한 내쉰 후 마우스피스를 물고 최대한 깊게, 천천히 숨을 들이마시게 합니다. 끝까지 들이마신 후에는 5 ~ 10초간 숨을 참게 합니다. 이후 수초 동안 숨을 내쉬게 합니다. 올라간 공이 내려오면 다시 시행합니다. 중간에 쉬면서 5 ~ 10회 반복하게 합니다.

2023국민건강보험공단 2021성남시의료원 2020인제대해운대백병원 2018서울시의료원

07 □□□ **폐렴의 간호진단을 말해보시오.**

기관지 분비물 또는 과다한 객담과 관련된 기도개방유지 불능, 폐포 조직 변화 또는 호흡 확산의 불균형과 관련된 가스교환 장애, 폐용량 감소 또는 과소 환기와 관련된 비효율적 호흡 양상을 간호진단으로 내릴 수 있습니다.

2023국민건강보험공단 2021성남시의료원

08 □□□ **폐렴 증상에 대하여 말해보시오.**

호흡곤란, 흉통, 두통, 발열, 오한, 기침, 객담 등이 나타납니다. 기도 염증과 분비물 증가로 천명음이 들리고, 폐부종이 있는 경우 악설음이 들립니다. 늑막흉막의 염증으로 흡기 시 흉통을 느끼며, 타진 시 둔탁음이 들리고 호흡음은 감소합니다.

2014국민건강보험공단

09 ☐☐☐ **고열과 빈맥, 빈 호흡이 있는 폐렴 환자의 수술 후 무기폐 예방을 위하여 무엇을 해줘야 하는가?**

수술 후 다량의 기관지 분비물 축적과 폐확장의 제한으로 무기폐가 발생할 수 있으므로 기도개방 증진을 위한 간호중재를 시행합니다. 금기가 아닐 경우 적절한 수분 섭취를 격려하고 적절한 심호흡과 기침하는 방법을 교육합니다. 강화폐활량계 사용법과 호흡운동법(횡격막 호흡, 입술 오므리고 하는호흡)에 대해 교육합니다. 금기가 아닐 경우 객담을 묽게 하기 위해 두드리기와 진동을 시행하고 체위 배액 및 흡인으로 객담을 제거합니다.

2023국민건강보험공단

10 ☐☐☐ **폐결핵 환자간호에 대하여 설명해보시오.**

공기를 매개로 전파되기 때문에 음압시설이 갖춰진 격리병실을 사용해야 하며 병실문은 항상 닫습니다. 격리병실을 출입하는 의료진은 적절한 보호장구(N95 마스크)를 착용해야 합니다. 환자이동은 가능한 제한하며 불가피한 이동 시 수술용 마스크를 착용하고 기침예절을 준수하도록 합니다. 최소 2주 이상의 항결핵제를 투약하며 임상증상 호전 시 의료진의 판단으로 격리를 해제할 수 있습니다. 전파 위험성이 있으므로 병문안 및 면회객은 제한합니다. 체중 감소, 체조직소모를 막기 위해 적절한 영양과 단백질, 철분이 풍부한 음식을 섭취하도록 합니다.

더 알아보기 폐결핵의 주요 간호진단

① 만성감염과 관련된 피로
② 폐용량 감소 또는 과소환기와 관련된 비효율적 호흡 양상
③ 영양흡수불능 또는 대사항진과 관련된 영양불균형(영양부족)

2023국민건강보험공단 2021은평성모병원 2021의정부성모병원

11 ☐☐☐ **객혈과 토혈의 차이점을 말해보시오.**

① **객혈(Hemoptysis)** : 폐렴, 폐결핵 등과 같은 폐질환에 의해 유발되며 밝은 붉은색의 알칼리성으로 기침이나 객담에 혈액이 배출되는 현상입니다.
② **토혈(Hemetemesis)** : 위장관 질환, 간질환으로 구토에 의해 산성의 검붉은색 혈액이 배출되는 것으로 구토 전 오심, 복부불편감이 있고 흑색변을 볼 수 있습니다.

2023국민건강보험공단

12 ☐☐☐ **Chest tube 삽입 환자의 간호에 대하여 말해보시오.**

관이 꼬이거나 막히지 않도록 하고 배액장치를 흉부 아래에 위치시킵니다. 환자의 상태를 관찰하고 심호흡과 기침을 격려합니다. 배액상태를 매 근무조마다 확인하고 첫 24시간 내 500mL초과, 100mL/hr 이상 배액 되거나 배액양상 변화 시 즉시 의사에게 알립니다. 흡인조절병, 밀봉배액병에 멸균증류수를 적절하게 채우고 흉관배액관의 oscillation, air leakage를 확인합니다. 흉관 삽입부위를 관찰하고 거즈로 폐쇄 드레싱을 시행합니다. 의사의 처방이 있는 경우를 제외하고는 이동 중에도 흉관을 잠그지 않습니다.

2021서울순천향대

13 ☐☐☐ **Chest tube가 빠졌을 경우, 간호중재를 말해보시오.**

튜브가 빠진 곳을 통하여 흉막강 내로 공기가 유입되는 것을 막기 위해 즉시 손이나 거즈로 압력을 가하고 의사에게 알립니다. 처방에 따라 Chest X-ray를 확인하고 필요시 재삽입합니다.

> 선배들의 **TIP**
>
> **연결부위 분리의 경우**
> Chest tube가 빠진 경우 외에도 연결부위가 분리되는 경우도 응급상황입니다. 이 경우에는 환자의 가슴 가장 가까운 tube를 kelly로 잠그고 즉시 의사에게 알립니다. 응급상황을 대비해 Chest tube를 가지고 있는 환자의 옆에 kelly를 항상 준비해 두어야 합니다.

2023국민건강보험공단

14 ☐☐☐ **폐렴에 대해 아는 대로 말해보시오.**

폐렴은 폐렴구균이 폐포에 발생하는 급성 염증으로, 염증 반응은 기관지 분비물과 객담을 증가시키며 만성적일 경우 폐포의 조직이 변화하며 폐용량이 감소됩니다. 지역사회성 폐렴과 병원성 폐렴으로 구분할 수 있습니다. 특히 병원성 폐렴은 기계적 환기 환자, 부동환자, 고령자, 수술 대상자 등에게 호발합니다.

2023국민건강보험공단

15 ☐☐☐ **절제술을 한 아동의 보호자에게 어떤 교육을 하면 좋을지 말해보시오.**

수술 후 침에 피가 섞여 나오거나 지속적인 연하곤란이 있을 경우, 자주 삼키는 행위는 출혈 가능성이 있으므로 즉시 병원에 방문해야 하며 아동의 무리한 활동을 제한하고 충분한 수분 섭취를 유도할 수 있도록 교육합니다.

2023국민건강보험공단

16 ☐☐☐ **폐렴의 의학용어를 말해보시오.**

약어로는 Pn이며 Pneumonia입니다.

2023서울순천향대

17 ☐☐☐ **편도선 절제술 환자에게 필요한 간호중재는 무엇인지 말해보시오.**

수술 후 세미 파울러자세를 유지하여 분비물이 흡인되지 않도록 합니다. 활력징후를 사정하고 목 뒤를 정기적으로 확인하며 자주 삼키는듯한 행위나 불안 등을 관찰합니다. 필요시 Acetaminophen을 투여할 수 있지만 Aspirin은 금지합니다. 얼음 조각이나 아이스크림 같은 차갑고 부드러운 음식을 제공하고, 거친 음식과 산성 주스는 목을 자극하므로 제한하며 수분 섭취를 권장합니다.

2019인제대해운대백병원

18 ☐☐☐ **결핵환자 퇴원 시 어떻게 교육할 것인가?**

증상이 호전되더라도 처방된 약을 끝까지 복용하도록 하며, 부작용 발생 시 병원에 방문하도록 합니다. 기침 예절을 지키고 생활공간은 자주 환기하며 건강한 생활 습관을 유지하도록 하빈다. 정기적으로 병원을 방문하여 치료 경과를 확인하도록 합니다.

2020국제성모병원

19 ☐☐☐ **COPD 환자가 산소공급장치를 자꾸 만질 때 어떻게 대처할 것인가?**

먼저, 산소공급장치를 만지는 이유가 무엇인지 물어보고, 불편을 최소화할 수 있도록 착용상태를 확인할 것입니다. 환자가 협조할 수 있도록 산소 공급의 필요성을 설명하고, 호흡곤란으로 인해 불안감을 느낄 수 있으므로 심리적 안정을 제공할 것입니다.

2020국제성모병원

20 ☐☐☐ **COPD 환자가 고농도 산소 주입을 원할 때 어떻게 할 것인지 말해보시오.**

고농도의 산소는 호흡을 억제할 수 있으므로 환자에게 위험성을 설명하고 적정 농도를 유지할 수 있도록 하며, 지속적인 호흡곤란을 호소하거나 산소포화도가 낮을 경우 의사와 상의하여 조절할 것입니다.

예상질문

21 ☐☐☐ **흉막염이나 폐렴에서 사정되는 비정상적 호흡과 특징을 말해보시오.**

흉막염, 폐렴에서는 흉막 마찰음을 사정할 수 있는데 흡기 시 삐걱거리는 소리가 들리고 통증을 호소합니다. 흉막 표면이 염증으로 거칠어져 마찰할 때 발생합니다.

예상질문

22 ☐☐☐ **객혈과 토혈의 출혈 양상과 동반 증상에 대해 말해보시오.**

객혈은 기침할 때 거품 섞인 혈액이 나오며 기침과 가슴통증, 호흡곤란을 동반합니다. 토혈은 구토 시 혈액 또는 덩어리 형태이며 상복부 통증, 구토, 구역질을 동반합니다.

예상질문

23 ☐☐☐ **폐색전증 예방 간호에 대해 말해보시오.**

보행과 운동을 권장합니다. 와상환자와 부동환자에게는 수동적 운동을 통한 다리운동을 권장합니다.

예상질문

24 ☐☐☐ **결핵의 감염단계에 대해 말해보시오.**

1차 감염, 잠복기, 2차 감염으로 구분할 수 있습니다. 1차 감염 단계에서는 체내 결핵균이 침입하고 2~8주 후 면역체계가 반응합니다. 대부분 치유되어 석회화된 결절을 형성합니다. 잠복기는 1차 감염 이후 병소 존재 가능 단계로, 면역체계에 의해 균 증식이 억제되고 감염성이나 증상이 없습니다. 2차 감염은 외부 결핵균에 의해 재감염 또는 재활성화로 감염되는 단계로 면역체계 이상 반응이 나타납니다.

예상질문

25 ☐☐☐ **급성 천식 시 간호중재에 대해 말해보시오.**

급성 천식은 신속한 중재가 필요합니다. 기관지 확장제, 콜린성 길항제, 소염제를 투여하고 흡입제를 사용하며 스테로이드제를 구강 투여합니다. 비강 캐뉼라를 통해 산소를 공급하는데, 이산화탄소 정체가 있는 환자에게는 금지합니다.

예상질문

26 ☐☐☐ **배액관 관리법을 말해보시오.**

배액관이 꼬이거나 막히지 않도록 하고 삽입부위보다 아래에 배액관을 위치시킵니다. 배액 양상과 색, 양을 매 근무조마다 확인하고 배액량이 갑자기 증가하거나 감소 시, 배액양상 변화 시 즉시 의사에게 알립니다. 배액관의 삽입부위를 매 근무조마다 확인하고 드레싱 교환주기에 따라 드레싱을 시행합니다. 배액관이 빠지는 것을 예방하기 위해 배액관을 옷핀이나 고정용 테이프로 적절하게 고정합니다. 처방에 따라 음압 또는 양압이 유지되게 관리합니다.

더 알아보기 배액양상의 변화
Sanguineous(혈액성) → Serosanguineous(혈액장액성) → Serous(장액성)

 선배들의 **TIP**

> **배액관의 관리방법?**
> 모든 배액관의 기본적인 관리방법은 동일합니다. 배액관 관리법만 잘 숙지하면 여러 배액관에 응용할 수 있습니다(PTBD, Hemo-vac, JP, Chest tube, foley catheter, PCD, Pigtail, T-tube, PCN).

예상질문

27 □□□ **Chest tube 목적은 무엇인가?**

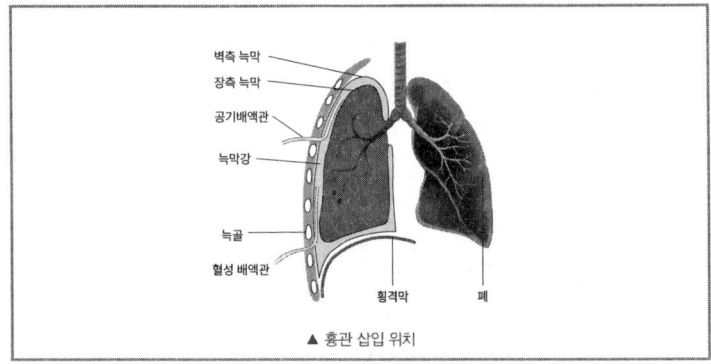

▲ 흉관 삽입 위치

흉강 내 또는 종격동 으로부터 공기, 혈액, 체액을 제거하고 흉강 내 압력을 정상화시켜 폐포 재팽창 및 폐의 기능을 원활하게 하기 위하여 삽입합니다.

> **더 알아보기** 흉관배액관(Chest tube)에 대한 모든 것
> ① 흉관배액관(Chest tube)에 음압은 어떻게 걸까요?
> PVC line을 Chest bottle에 연결하여 Thoracic wall suction(흡인장치)을 통해 압력을 겁니다. 물기둥 높이로 압력을 맞춥니다. 압력은 Manometer가 잠긴 높이에서 Chest tube water seal이 잠긴 높이를 뺍니다.
> ② 흉관배액관(Chest tube)이 잘 기능하는지 어떻게 알 수 있을까요?
> 흡기 시 물기둥이 올라가고 호기 시 내려가는 Oscillation(파동)을 확인합니다(Vent care 환자는 반대로 작동함). 호기 시 생기는 물거품(Air leakage 또는 Bubbling)을 확인합니다.
> ③ 흉관배액관(Chest tube)의 배액병은 언제 교환할까요?
> 배액병이 2/3 이상 차면 교환합니다. 보통 700cc 정도 차면 교환합니다.

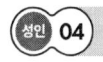 **04** 소화기계

2023분당차병원 2022국민건강보험공단
01 ☐☐☐ **황달이 생기는 이유에 대하여 말해보시오.**

혈색소가 비장에서 파괴되면 간접 또는 결합 빌리루빈을 생성합니다. 결합 빌리루빈은 소장과 대장을 통해 일부는 대변으로 배설되고 나머지는 재흡수되어 담즙이나 소변으로 배설됩니다. 하지만 간에 이상이 있을 경우, 빌리루빈 대사과정에 장애가 있거나 담도계 이상으로 빌리루빈 배설 조절이 안 되고 역류가 생기면 황달이 생기게 됩니다.

2022의정부성모병원 2022천안순천향대
02 ☐☐☐ **위내시경 전과 후의 간호를 말해보시오.**

① 검사 전 간호 : 검사 8시간 전 금식을 하고 의치, 안경을 제거합니다. 검사 전 동의서 작성유무를 확인하고 서맥 예방, 분비물 감소를 위해 항콜린제를 투약합니다. 활력징후를 측정하고 협조가 불가능한 환자의 경우 진정제를 투약합니다. 진정검사 시 활력징후, 산소포화도를 모니터링합니다.

② 검사 후 간호 : 검사 후 활력징후를 측정하고 흡인 예방을 위해 옆으로 돌려 눕히고 구개반사가 돌아올 때까지 금식을 유지하도록 합니다. 검사 후 인후자극이 있기 때문에 따뜻한 생리식염수로 함수하고 합병증(출혈, 발열, 통증, 호흡곤란 등)유무를 관찰합니다. 검사 시 가스주입으로 복부팽만, 트림 등 불편감이 있을 수 있음을 설명하고 검사 후 12시간까지 운전을 하지 않도록 교육합니다.

> **더 알아보기** 위내시경 전 금식 교육
> 위내시경은 구강을 통해 식도, 위, 십이지장, 위로 진입하므로 위 내용물이 폐로 흡인 될 수 있기 때문에 검사 8시간 전 금식이 필요합니다. 충분한 금식을 하지 않았을 경우 정확한 검사와 진단이 불가능합니다. 따라서 물, 사탕, 담배 모두 금합니다.

2022 서울순천향대

03 □□□ 식도암 수술 후 간호에 대해 말해보시오.

① 무기폐 및 폐렴 예방 : 심호흡, 기침, 체위 변경, 흉부 물리요법을 시행하고 적극적인 통증 조절과 기침을 격려합니다.
② 상처감염, 문합부 파열 예방 : 상처 부위를 주의 깊게 사정하고 봉합부위 감압을 위해 삽입한 비위관의 배액양상을 확인합니다.
③ 식이 진행 : 수술 이틀 후 공장 절개술 튜브를 통한 식이 진행을 시작하고 구강영양은 식도조영술 확인 후 문합파열·협착이 없을 경우 미음 → 죽 → 밥 순서로 진행합니다. 식이 진행 시 상체를 올린 자세로 소량씩 자주 섭취하도록 합니다.

2023 천안순천향대   2012 광주보훈병원

04 □□□ 장루 환자간호에 대하여 말해보시오.

장루 색, 습도, 높이, 돌출유무, 장루배액양상을 사정합니다. 장루주변의 피부자극을 예방하기 위해 피부보호판(Plate)을 개구부보다 1 ~ 2mm 넓게 자르고 피부보호제, 피부보호링 적용 후 배액주머니(Bag)를 부착합니다. 배액주머니가 1/2 ~ 1/3 정도 차면 배액주머니를 비웁니다. 회장루의 경우 수분, 전해질, 무기질 손실이 흔하므로 적절한 수분 섭취와 전해질, 무기질 공급이 필요합니다. 가스와 냄새를 유발하는 음식은 피합니다. 정서적 지지와 함께 장루관리에 자신감을 가질 수 있도록 도와줍니다.

더 알아보기 장루 위치에 따른 종류

회장루	횡행결장루	하행/S상 결장루

더 알아보기 가스형성&냄새유발 식품
① 가스형성 식품 : 양파·양배추·무·탄산음료
② 냄새유발 식품 : 치즈·마늘·양파·콩·생선

2021·2014국민건강보험공단

05 ☐☐☐ **C형 간염 환자에게 감염관리 시 가장 중요한 것은?**

C형 간염은 혈액 및 체액으로 전파됩니다. C형 간염은 예방백신이 없고 면역글로불린이 효과가 없기 때문에 노출예방이 가장 중요합니다. 의료진은 표준예방지침을 준수하고(사용한 주사침 찔림 예방)노출 후에는 그 즉시 HCV 항체검사 및 혈청 ALT를 측정합니다.

2021천안순천향대

06 ☐☐☐ **위 절제술 후 환자에게 반드시 해야 하는 교육은 무엇인지 말해보시오.**

위 절제술 후에는 위의 저장 기능이 줄어들고, 음식물이 소장에서 빠르게 이동하면서 덤핑 증후군이 발생할 수 있기 때문에 식사 관련 교육이 가장 중요합니다. 소량씩 자주 식사하도록 하며, 식사 후 30분 ~ 1시간 동안은 눕지 않고 앉은 자세 유지, 고당질 음식 제한 등을 교육하겠습니다. 또한 수술 부위의 회복과 감염 예방을 위해 상처 관리 방법과 위 절제 후 체중 변화나 영양 부족에 대한 경고 증상도 함께 안내하겠습니다. 이 밖에도 비타민 B12 흡수 장애에 따른 주기적인 영양 상태 평가와 보충 필요성도 강조하겠습니다.

2023·2022은평성모병원

07 ☐☐☐ **십이지장 궤양과 위궤양의 차이를 말해보시오.**

십이지장 궤양은 30 ~ 50세에게 호발하며 과도한 산분비와 H.pulori균이 원인입니다. 위산 분비가 상승하고 상복부 중앙에 통증이 발생하고 통증 발생 후 오심 및 구토 증상이 나타납니다. 공복이나 식후 2 ~ 3시간 사이 통증이 발생하며 새벽에 통증으로 깨는 경우가 많고 음식, 제산제 섭취 시 통증이 완화됩니다. 반면에 위궤양은 50세 이상에게 호발하며 점막 방어기전의 손상, H.pulori균이 원인입니다. 위산 분비는 감소하거나 정상이며 좌상복부와 등쪽으로 방사되는 통증이 특징입니다. 식사 후 통증 및 구토를 유발하고, 구토 후에는 완화됩니다. 음식이나 제산제로는 통증이 완화되지 않습니다.

2023은평성모병원

08 ☐☐☐ **크론병과 궤양성 대장염의 차이를 말해보시오.**

크론병은 소화기관 어느 부위에서나 발생할 수 있는 만성 염증성 질환인 반면에 궤양성 대장염은 대장에 국한되어 점막에 염증과 궤양을 일으키는 만성 염증성 질환입니다. 크론병은 원인 불명으로 회장 말단 및 대장에서 호발하고 완치가 불가능하나, 궤양성 대장염은 세균성 질환으로 완화와 악화가 반복되고 대장 절제술로 완치가 가능합니다.

2013국민건강보험공단

09 ☐☐☐ **크론병이 무엇인지 말해보시오.**

소화기관 어느 부위에서나 발생할 수 있는 만성 염증성 질환입니다. 입부터 항문까지의 모든 소화기관에서 발병하며 만성 복통을 호소하고 설사, 체중감소, 피로, 발열, 전신 쇠약감, 구토 등의 증상이 있습니다.

2023인하대해운대백병원

10 ☐☐☐ **A형 간염 환자의 간호중재를 말해보시오.**

A형 간염은 오염된 음식 섭취 및 감염된 대변이 구강을 통해 전파됩니다. 개인위생 및 손세척을 강화하고 일회용 식기를 사용하며 먹고 남은 음식은 폐기하도록 합니다. 접촉 시 장갑이나 마스크, 가운 등을 착용하고 충분한 휴식과 탈수 예방을 위한 수액을 공급합니다. 간 기능 악화 시엔 단백질과 나트륨을 제한하도록 합니다.

2022의정부을지대

11 ☐☐☐ **B형 간염 환자의 간호중재를 말해보시오.**

오염된 바늘이나 체액 또는 혈액에 접촉된 기구 재사용을 금지하고 일회용품을 사용합니다. 환자의 체액이나 혈액을 다룰 때 고글, 장갑, 가운을 착용하고 성행위 시 콘돔을 사용해야 합니다. 충분한 휴식과 영양 및 수분 섭취가 필요하며 간 기능 악화 시 단백질, 나트륨을 제한합니다.

예상질문

12 ☐☐☐ **장폐색 환자에게 L - tube를 삽입하는 이유를 말해보시오.**

장폐색이란 장이 막혀 음식물, 가스 등 장 내용물이 장을 통과하지 못하는 것으로 장의 꼬임, 종양, 장의유착, 탈장으로 기계적 장폐색이 발생하거나 복강수술 후 장의 운동이 일시적으로 마비되어 마비성 장폐색이 발생할 수 있습니다. 장폐색증 환자에게 L - tube를 삽입하는 이유는 정체된 액체나, 가스를 배액하여 감압하기 위한 목적으로 삽입합니다.

예상질문

13 ☐☐☐ **덤핑증후군 병태생리를 말해보시오.**

① 조기(급성) 덤핑증후군 : 음식물이 소장으로 대량 이동하면서 고삼투압성 환경이 형성됩니다. 소장 내 증가한 체액이 이동하면서 혈관 내 혈액량이 감소합니다.
② 후기(지연) 덤핑증후군 : 탄수화물이 소장으로 급속 이동하면서 혈당이 급상승하게 됩니다. 췌장이 과도한 인슐린을 분비하면서 혈당이 급하강하여 저혈당을 초래합니다.

예상질문

14 ☐☐☐ **충수염에 대해 말해보시오.**

충수염은 충수돌기 개구부의 폐쇄, 충수의 꼬임 등으로 맹장 끝 충수돌기에 생기는 급성 염증입니다. 10 ~ 20대 젊은 층에게 호발합니다. 충수절제술을 실시하거나 항생제, 진통제 등을 투여하나, 진단이 확정될 때까지는 진통제 투여와 관장 및 복부에 열요법 적용을 금지합니다.

예상질문

15 ☐☐☐ **초기 충수염의 증상을 말해보시오.**

맥버니점 반동성 압통이 특징적으로 나타나고 구토 및 오심을 유발합니다.

예상질문

16 □□□ **급성 충수염 환자의 맥버니점 위치와 임상적 의미를 말해보시오.**

우측 하복부에서 제와부와 오른쪽 전상장골극을 연결한 선의 1/3 지점에 위치합니다. 급성 충수염 환자의 경우 맥버니점 압통이 특징적으로 나타나는데, 이 부위를 눌렀을 때 통증이 심해지고 손을 뗄 때 더 심한 반동압통이 나타나면 급성 충수염으로 진단할 수 있습니다.

예상질문

17 □□□ **만성 췌장염의 증상을 말해보시오.**

허리로 방사되는 지속적인 상복부 통증이 대표적입니다. 이밖에 오심, 구토, 미열, 빈맥, 고혈당, 고지혈증, 복부 팽만, 지방변 등의 증상이 있습니다.

예상질문

18 □□□ **비위관 삽입 길이 측정법을 말해보시오.**

① 비위관 : 비강을 통해 식도를 거쳐 위에 삽입하는 관으로, 음식을 구강으로 섭취할 수 없는 경우 경장영양을 위해 또는 감압, 위세척을 목적으로 삽입합니다.
② 필요한 물품 : 비위관, 청진기, 수용성젤리, 고정용 테이프, 거즈, 주사기 입니다.
③ 비위관의 삽입 길이 : 코끝에서 귓불까지의 길이에 귓불에서 검상돌기까지의 길이를 더합니다.

더 알아보기 비위관 삽입 방법

① 좌위를 취해주고 관의 길이를 잰 후 삽입해야 할 길이를 미리 표시해 둡니다.
② 수용성 윤활제를 관의 끝에 묻히고 관을 비강을 통해 삽입합니다. 관이 구인두에 도달하면 환자에게 삼키라고 지시합니다.
③ 미리 표시해둔 부분까지 삽입 되면 고정용 테이프로 고정합니다.

더 알아보기 비위관 위치 확인 방법

① 비위관에 주사기를 연결하여 위액을 흡인하고 흡인한 위액의 pH농도를 측정합니다(위액의 pH는 산성).
② 주사기를 통해 비위관에 공기를 주입하면서 상복부를 청진합니다.
③ 비위관의 끝을 물이 담긴 용기에 넣습니다.
④ 비위관의 위치를 방사선 영상(X-ray)을 통해 확인합니다.

예상질문

19 ☐☐☐ 비위관으로 음식물을 줄 때 자세를 말해보시오.

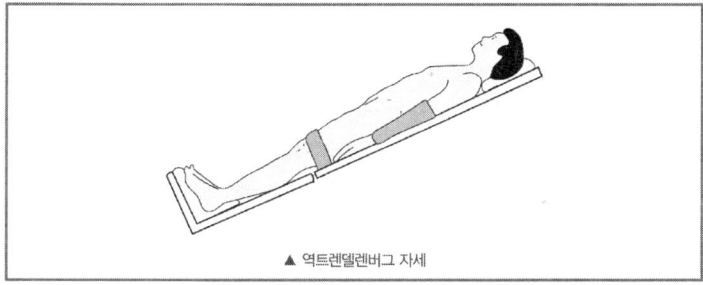

▲ 역트렌델렌버그 자세

① 흡인 예방을 위해 금기가 아닐 경우 30 ~ 45°로 상승시킵니다. 만약 상체를 올릴 수 없는 경우라면 역트렌델렌버그 자세를 취해줍니다. 안 될 경우 오른쪽으로 누운 자세를 취해줍니다.
② 경장영양 주입 후에는 최소 30분 ~ 1시간 동안 상체를 올린 자세를 유지하며 바로 눕지 않도록 합니다.

예상질문

20 ☐☐☐ GERD 증상 및 간호에 대하여 말해보시오.

위산 역류와 간헐적 또는 식사 시 연하곤란, 연하통이 심해집니다. 가슴 쓰림의 증상이 나타나는데 작열감 있는 통증을 느끼고 심하면 목과 턱 등에 방사통이 발생합니다. 가슴쓰림은 대개 제산제나 수분을 섭취하면 완화되고, 흡연, 음주, 카페인음료, 지방 식이, 매운 음식, 비만 등이 악화 요인이므로 이를 금하도록 합니다.

예상질문

21 ☐☐☐ GERD의 Full Term과 원인에 대하여 말해보시오.

GERD란 Gastroesophageal Reflux Disease, 위식도 역류 장애입니다. 음식물이 위에서 식도로 역류되어 식도 점막이 손상되는 것을 말합니다. 위식도 역류 장애는 식도하부 괄약근의 조임의 약화로 일어납니다.

혈액계

2023국민건강보험공단 2023은평성모병원

01 □□□ **Hemoglobin의 수치가 떨어졌을 경우 시행하는 수혈 종류와 수혈 절차를 말해보시오.**

PRBC(농축적혈구)를 수혈합니다. 처방된 혈액의 종류와 수량, 수혈 동의서 구득여부와 수혈 부작용 과거력, Cross matching과 Antibody screening test 처방 여부를 확인하고 sample이 없는 경우 채혈하여 혈액은행에 보냅니다. 환자에게 수혈 예정을 설명하고 정맥 주입로를 확보합니다. 수령한 혈액의 양, 색, 백의 상태 등 외관을 확인 후 혈액불출확인서와 혈액을 대조하여 확인합니다. 30분 이내 수혈을 시작하고 간호사 2명이 환자에게 가서 환자명, 등록번호, 혈액형을 확인 후 혈액백의 혈액 바코드와 대조합니다. 수혈 전 활력징후를 측정하고 수혈 목적, 방법, 부작용에 대해 설명 후 부작용 발생 시 즉시 의료진에게 알리도록 교육합니다. 혈액백에 수혈세트를 꽂아 챔버의 2/3를 혈액으로 채우고 line을 통과시킵니다. 정맥주입로의 개방성(patency)을 생리식염수로 확인하고 수혈세트를 연결하여 수혈을 시작합니다. 수혈 시작 첫 15분 동안 부작용이 주로 발생하기 때문에 천천히 주입하며 환자를 주의 깊게 모니터링하고 15분 경과 시점에 활력징후를 측정합니다. 2 ~ 4시간 내 혈액이 모두 주입되도록 하고 수혈이 끝나면 환자의 반응을 기록합니다.

 선배들의 TIP

생리식염수
혈액과 혼합할 수 있는 수액은 0.9%NaCl(생리식염수)밖에 없습니다. 포도당 용액과 섞이면 용혈이 일어나고 하트만 용액과 섞이면 혈액응고를 유발하기 때문입니다.

2023 서울순천향대

02 □□□ 혈전을 방지하는 약물에 대해서 말해보시오.

항혈전제(Antithrombotic agent)는 항혈소판제(Antiplatelet agent), 항응고제(Anticoagulant agent), 혈전용해제(Thrombolytics)가 있습니다. 전부 혈전을 방지하는 약물이지만 작용 기전과 적용이 다릅니다.

① 작용기전
- 혈전은 백색혈전과 적색혈전으로 나뉩니다.
- 동맥은 혈류속도가 빠르고 압력이 높습니다. 따라서 혈관 손상이 생기면 혈소판들이 뭉쳐서 백색 혈전을 생성합니다.
- 정맥은 혈류속도가 느리고 혈류량이 적습니다. 따라서 혈액 정체가 생기면 응고인자들이 뭉쳐서 적색 혈전을 생성합니다.

② 약물
- 아스피린(Asprin) : 대표적인 항혈소판제입니다. 혈소판 응집을 촉진하는 효소를 억제하여 백색혈전을 막습니다.
- 와파린(Wafarin) : 대표적인 항응고제입니다. 비타민K 작용을 억제하여 응고작용을 억제합니다. 이는 정체된 응고인자들이 뭉치는 것을 막아 혈액 순환을 원활하게 하기에 적색 혈전을 막습니다.
- 항혈전제 : 위, 코, 잇몸 등에서 출혈을 일으킬 수 있으며, 소화불량, 오심, 구토 등 위장관계 부작용과 두통, 어지러움 등을 일으킬 수 있습니다.

더 알아보기 대표적인 항혈전제

① Cox 억제제 : 아스피린(Aspirin), 인도부펜(Indobufen), 트리플루살(Triflusal)

② PDE 억제제 : 실로스타졸(Cilostazol), 디피리다몰(Dipyridamole)

③ ADP 수용체 길항제 : 클로피도그렐(Clopidogrel), 티클로피딘(Ticlopidine), 프라수그렐(Prasugrel), 티카그렐러(Ticagrelor)

④ 당단백질 IIb/IIIa 길항제(주사제) : 압식시맙(Abciximab), 티로피반(Tirofiban)

⑤ 세로토닌 수용체 길항제 : 사포그릴레이트(Sarpogrelate)

더 알아보기 대표적인 항응고제

와파린(Warfarin), 아픽사반(Apixaban), 에독사반(Edoxaban), 리바록사반(Rivaroxaban), 주사제 헤파린(Heparin) 등

더 알아보기 대표적인 혈전용해제(주사제)

유로키나제(Urokinase), 알테플라제(Alteplase), 테넥테플라제(Tenecteplase)

2023은평성모병원

03 ☐☐☐ 용혈반응 발생 시 고열 외의 부작용을 말해보시오.

혈관 확장, 호흡기와 소화기계의 평활근 수축으로 고열 외에 작열감, 오한, 빈맥, 저혈압, 호흡곤란, 흉통, 흉부압박감, 복통, 요통 등의 증상이 나타납니다. 혈중의 피브리노겐이 감소하고 혈소판 감소증, 혈색소뇨, 무뇨, 황달이 발생하여 신장애를 초래하며 혈액 내 응고기전이 활성화되어 파종성 혈관 내 응고증을 유발합니다. 급성 용혈반응은 심정지, 사망 등 치명적인 부작용을 일으킬 수 있습니다.

2014인천광역시의료원

04 ☐☐☐ 환자가 알고 있는 혈액형과 전산상의 혈액형이 달라 혈액검사를 진행해야 한다. 시간이 오래 걸릴 것으로 예상될 때 병동에 올라온 혈액은 어떻게 해야 하는가?

① 이미 병동으로 올라온 혈액은 혈액의 보관방법에 따라 실온보관이 필요한 경우 실온보관, 냉장 보관이 필요한 경우 병동 내 혈액전용 냉장고가 있다면 냉장보관 합니다.
② 혈액은행에 연락 후 즉시 간호 보조 인력을 통해 혈액은행에 반납합니다. 병원 내 혈액 반납 시스템을 통해 혈액을 반납하고 만약 혈액 반납 기준에서 벗어나는 경우 병원 내 절차에 따라 폐기합니다.

더 알아보기 혈액 반납 기준

혈액제제	반납 기준
WB, RBC	냉장보관(1 ~ 6℃), 불출 24시간 내, 실온노출 30분 미만
PC, Plt, Pheresis	실온보관, 불출 2시간 내
FFP	냉장보관(1 ~ 6℃), 불출 2시간 내

예상질문

05 ☐☐☐ 만성 림프성 백혈병 환자의 증상을 말해보시오.

비교적 경미한 증상이 나타납니다. 피로, 식욕부진, 체중 감소, 적혈구와 혈소판 감소가 특징이며 완화와 악화가 반복됩니다.

예상질문
06 □□□ 전신성 홍반루푸스의 특징을 말해보시오.

면역계가 피부, 신장, 폐, 신경, 근육, 심장, 관절 등을 공격하는 만성 자가면역질환으로 악화기와 완화기가 반복됩니다. 호발 비율은 20 ~ 40세 젊은 가임 여성에게 호발하며, 현재까지 정확한 원인은 밝혀지지 않았으나 유전적, 환경적 요인이 복합적으로 작용하는 것으로 추정됩니다. 전신성 홍반루푸스 환자의 70 ~ 90%에게서 콧등을 중심으로 양쪽 뺨에 대칭적으로 나타나는 나비모양의 부종성 홍반인 나비형 홍반이 나타납니다.

예상질문
07 □□□ 적혈구의 의학용어와 정상수치를 말해보시오.

적혈구의 약어는 RBC이며 Full Term은 Red Blood Cell입니다. 남성의 정상수치는 4.2 ~ 6.3이며 여성은 4.0 ~ 5.4입니다.

예상질문
08 □□□ 백혈구의 종류와 역할을 말해보시오.

백혈구는 과립구, 무과립구로 구분할 수 있는데 과립구는 호중구, 호산구, 호염기구로 구성되어 있으며 무과립구는 림프구, 단핵구로 구성되어 있습니다. 백혈구는 미생물이나 해로운 물질이 인체에 침입했을 때 식균작용을 합니다.

예상질문
09 □□□ 여성의 Hb 수치가 17.2g/dL일 때 의심할 수 있는 질병은 무엇인가?

여성의 Hb 정상 범위는 12.1 ~ 15.1g/dL입니다. 17.2g/dL은 Hb가 증가한 수치로, 탈수나 적혈구과다증 등일 때 나타나는 수치입니다.

예상질문

10 □□□ **혈소판 수치가 1만일 경우 간호중재를 말해보시오.**

출혈 경향이 높아지므로 의식수준, 활력징후, 통증유무를 주의 깊게 관찰합니다. 출혈증상(점상·반상출혈, 토혈, 혈뇨, 혈변, 비출혈)이 있는지 관찰하고 출혈을 예방을 위한 교육을 시행합니다. 처방에 따라 스테로이드, 면역글로불린을 투약하고 부작용을 관찰합니다. 출혈이 심한 경우 혈소판 수혈을 시행합니다.

더 알아보기 출혈 예방을 위한 교육
① 코 세게 풀거나 후비지 않기
② 부드러운 칫솔을 사용하거나 물이나 생리식염수 사용하여 양치하기
③ 근육주사 및 직장 체온 측정 피하기
④ 과격한 운동 피하기
⑤ 낙상주의하기
⑥ 전기면도기 사용하기

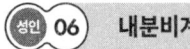 **내분비계**

2023국민건강보험공단

01 □□□ **당뇨병의 정의를 말해보시오.**

인슐린의 분비부족이나 정상적인 기능이 이루어지지 않아 일어나는 내분비계 질환입니다.

2023·2011국민건강보험공단

02 □□□ **당뇨병 1, 2 TYPE의 차이점을 말해보시오.**

① 1형 당뇨병 : 인슐린 의존형 당뇨병으로 췌장의 베타 세포의 파괴로 발생하며 유전, 자가면역 질환 등에 의해 급성으로 발생됩니다. 보통 소아기와 청소년기에 발생하며 심한 인슐린 결핍으로 케톤산혈증의 위험성 때문에 반드시 인슐린 치료가 필요합니다. 임상 소견과 자가 항체, C-peptied, HLA 검사 등으로 진단합니다.

② 2형 당뇨병 : 인슐린 비의존형 당뇨병으로 인슐린 저항성의 유발에 만성으로 발생됩니다. 보통 40세 이후 대부분이 과체중, 운동 부족 등으로 인한 비만을 가지고 있습니다. 임상증상이 뚜렷하지 않고 경구약제부터 사용, 필요시 인슐린 치료를 병행할 수 있습니다.

더 알아보기 당뇨병성 케톤산증(DKA, Diabetic Ketoacidosis)
당뇨병 환자에게 발생하는 급성 대사성 합병증입니다. 인슐린에 대한 저항이나 인슐린의 부족으로 인해 세포가 포도당을 공급받지 못하면 에너지원으로 지방과 단백질을 사용합니다. 그로 인해 케톤체를 형성하고 쿠스말 호흡, 과일향·아세톤 냄새의 호흡, 다량의 소변배출로 인한 탈수와 전해질 불균형을 이루는 케톤산증이 유발합니다.

2023한일병원 2020명지병원 2017서울시의료원
03 □□□ **당뇨병 환자의 주요 증상 세 가지를 전문용어로 말하시오.**

다뇨(Polyuria), 다음(Polydipsia), 다식(Polyphagia)입니다.

더 알아보기 당뇨병의 원인

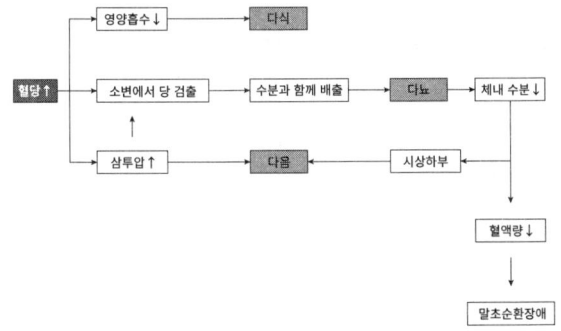

2023국민건강보험공단 2023서울순천향대 2017서울시의료원
04 □□□ **당뇨환자 간호 교육을 말해보시오.**

당뇨환자의 간호 목표는 적절한 혈당을 유지하여 합병증을 예방해 건강을 유지하는 것입니다. 올바르고 규칙적인 식이·운동과 자가혈당측정법 및 복약 중인 약물에 대해 교육합니다. 고혈당 및 저혈당 관리, 당뇨 합병증과 예방법도 함께 교육합니다.

> **더 알아보기** 당뇨환자 교육

① 혈당 조절 목표(당화혈색소)
- 6% 미만 : 40세 이하, 당뇨병 초기, 합병증이 없는 경우
- 6.5% 미만 : 65세 이하, 당뇨병 10년 이하, 합병증이 없는 경우
- 7% 미만 : 65세 이상, 당뇨병 10년 이상, 합병증을 동반한 경우

② 합병증 : 심근경색, 관상동맥질환, 고지혈증, 죽상동맥경화증, 뇌경색, 뇌출혈, 뇌졸중, 신부전, 신경병증, 망막병증, 당뇨병성 족부 질환, 발기부전 등

③ 동맥경화 예방 : 당뇨병 환자의 주된 사망 원인은 협심증과 심근경색증이므로 동맥경화 예방이 필요함

④ 약물 교육(인슐린) : 투약 전 혈당측정 및 자가 투약법 교육, 부작용 교육

⑤ 식이 교육(6대 수칙) : 삼시 세끼와 간식은 규칙적으로 골고루 섭취, 저염식, 저콜레스테롤식, 저탄·저지방식, 고섬유소식, 술·담배·탄산음료 제한

⑥ 운동 교육 : 식후 규칙적인 운동이 중요, 30분 이상 주 5회 이상, 몸 컨디션에 따라 조절, 운동 전·후 혈당측정·수분공급

⑦ 저혈당 : 증상과 대처방안 교육

2015대구보훈병원

05 ☐☐☐ **당뇨환자의 식이에 대하여 말해보시오.**

① 식사 3대 원칙
- 일정한 시간의 규칙적인 식사
- 적절한 열량(키, 몸무게, 활동상태)
- 골고루 균형 잡힌 식이

② 주의점
- 제한 : 설탕 등의 단순 당, 콜레스테롤, 소금, 알코올
- 격려 : 섬유소, 비타민, 해조류

2023천안순천향대 2015대구보훈병원

06 ☐☐☐ **인슐린이 체내에서 하는 역할을 말해보시오.**

인슐린은 동화작용을 유도하는 호르몬입니다. 탄수화물 대사로 혈당을 낮추는 역할도 하지만 단백질과 지질의 대사에도 영향을 줍니다. 특히 중성지방 저장으로 혈중 지방산 감소 및 단백질 분해 억제·합성 촉진에 중추적인 역할을 합니다.

2023천안순천향대 2017서울시의료원

07 ☐☐☐ **당뇨병 환자의 발 관리를 말해보시오.**

발의 상태를 확인하여 욕창, 물집 등이 생기지 않는지 관찰합니다. 상처 예방을 위해 맨발로 다니지 않고 꽉 조이는 양말 또는 신발을 착용하지 않습니다. 처방 없이 약이나 칼을 이용하여 티눈이나 굳은살을 임의로 제거하지 않습니다. 발톱은 물에 담가 불린 후 부드럽게 만든 다음 일자로 잘라 정돈합니다. 발에 전기장판이나 찜질팩을 사용하지 않고, 항상 건조하게 유지하며 순한 로션을 바릅니다. 미온수로 씻고 발가락 사이사이를 청결하게 유지하며 약한 비누를 사용합니다. 다리 꼬기, 오랫동안 같은 자세로 앉기 등을 금지합니다.

2023인제대일산백병원 2023국제성모병원 2023안동병원 2022은평성모병원

08 ☐☐☐ **저혈당 증상에 대하여 말해보시오.**

저혈당은 70mg/dL 미만을 경우를 말합니다. 저혈당의 대표적인 증상은 기운 없음, 식은땀, 현기증입니다. 이 외에도 배고픔, 빈맥, 떨림, 창백, 두통, 시력장애, 저림, 경련, 발작, 쇼크 상태가 나타나기도 합니다.

더 알아보기 저혈당 단계(당뇨병 진료지침 기준)

단계	혈당 수준	특징
1단계	< 70mg/dL ≥ 54mg/dL	• 주의가 필요한 저혈당 • 탄수화물을 즉시 섭취해야 하며, 약물 종류나 용량을 조정해야 할 정도로 혈당이 낮음
2단계	< 54mg/dL	• 임상적으로 명백한 저혈당 • 저혈당 방어체계의 장애를 유발할 정도의 저혈당 • 중증저혈당, 치명적인 부정맥, 사망의 위험이 유의미하게 증가
3단계	특정 포도당 역치 수준 없음	• 중증저혈당 • 저혈당 상태를 해결하기 위해 외부 도움이 필요한 수준

2023명지병원 2023국민건강보험공단 2023천안순천향대

09 □□□ **저혈당 환자간호와 응급처치에 대하여 말해보시오.**

① 의식이 없다면 바로 담당의사에게 보고합니다. IV route를 준비하고 처방대로 시행합니다.
② 의식이 있다면 바로 당분을 섭취하게 합니다. 증상이 있을 경우 바로 담당의사에게 보고합니다. 증상이 없을 경우 15분 뒤(병원 내규마다 f/u 시간이 다름) 혈당을 재측정합니다. 재측정한 혈당이 계속 낮으면 담당의사에게 보고합니다. 담당의사에게 보고한 경우 처방대로 시행합니다.
③ 중증의 저혈당이어서 포도당 수액을 공급하는 경우 10 ~ 25g의 포도당을 1 ~ 3분에 걸쳐 정맥주사합니다.

더 알아보기 2형 당뇨병 환자의 중증저혈당 발생 위험인자
이전 중증저혈당의 과거력, 신장기능장애, 저혈당무감지증·자율신경병증 동반자, 인슐린 및 설포닐유레아 사용, 만성질환 또는 중증질환 이환자, 엄격한 혈당 조절 또는 지나치게 낮은 당화혈색소, 고령 혹은 청소년 이하의 어린 나이, 오랜 당뇨병 유병기간, 저체중

더 알아보기 당분섭취
15 ~ 20g의 포도당을 섭취하도록 합니다. 초콜릿, 아이스크림 등의 지방이 많이 함유되어 있는 음식은 부적절합니다(당 5g → 혈당 15mg/dL up).
 주스 한 잔(175mL), 설탕 및 꿀 한 수저(15g or 15mL), 요구르트 1개 (100mL), 사탕 3 ~ 4개

> **선배들의 TIP**
>
> **종합음료세트**
> 환자들에게 선물로 많이 들어오는 종합음료세트(포도, 토마토, 알로에, 감귤 주스 등)에서 유리로 된 음료수 있죠? 180mL랍니다. 딱 당 올리기 최적화되어 있어요.

2016중앙보훈병원

10 □□□ **지속형 인슐린 처방을 받은 당뇨병 환자가 고혈당일 경우 추가로 무엇을 줄 것인가?**

식사량과 간식 섭취 여부를 파악합니다. 담당의사에게 보고 후 처방대로 초속효성 인슐린이나 속효성 인슐린 주사를 시행합니다. 간식을 섭취했을 경우 제한 교육을 시행합니다. 식사 시간 이후에 주사했다면 BST f/u을 시행합니다(주사한 인슐린 종류 및 병원 내규마다 다름, 보통 최대 효과 시간으로 함, 초속효성일 경우 1시간 뒤, 속효성일 경우 3시간 뒤).

2023국민건강보험공단 2022은평성모병원 2014국민건강보험공단

11 ☐☐☐ **쿠싱증후군 환자의 간호중재에 대해 말해보시오.**

① 단백질 대사 장애
- 증상 : 골다공증·피부손상·가는 사지·허약
- 간호 : 고단백식, 낙상·상해 예방, 칼슘 및 비타민 D 섭취, 홍반·부종 등의 사정, 접착력 강한 반창고 주의

② 지방 대사 장애
- 증상 : Moon face, Buffalo hump, Central obesity
- 간호 : 저지방·고단백 식이

③ 탄수화물 대사 장애
- 증상 : 고혈당
- 간호 : 저열량식, 주기적인 혈당측정

④ 수분·전해질 대사 장애
- 증상 : 부종, 고혈압, 체중 증가, 저칼륨혈증
- 간호 : 저염식, 칼륨 섭취 격려, 주기적인 V/S 및 체중 측정

⑤ 면역 저하
- 증상 : 감염
- 간호 : 개인 위생, 손 씻기 준수 교육

2020명지병원

12 ☐☐☐ **당뇨 의학용어를 말해보시오.**

당뇨는 Diabetes Mellitus로, 약어로는 DM이라고 합니다.

2021의정부을지대 2020명지병원

13 ☐☐☐ **당뇨의 진단 기준을 말해보시오.**

공복 혈당(FPG)이 126mg/dL 이상일 경우, 경구 당부하 검사(OGTT) 2시간 후 혈당이 200mg/dL 이상일 경우, 당화혈색소(HbA1c)가 6.5% 이상일 경우, 무작위 혈당이 200mg/dL 이상이면서 다뇨·다음·다식 등 고혈당 증상이 동반되는 경우 중 하나라도 해당되면 진단 기준에 부합하며, 필요시 재검사를 통해 확진합니다.

14 ☐☐☐ 갑상샘 기능 항진증 환자가 갑자기 신경질을 낼 때 해당 증상에 대해 환자에게 어떻게 설명할 것인가?

환자분이 갑자기 신경질적인 반응을 보이실 경우, 조용하고 편안한 환경에서 이렇게 설명드릴 것 같습니다. '환자분, 최근 갑상샘 호르몬 수치가 높아지면 심장이 빨리 뛰거나 체중이 줄고, 짜증이 쉽게 나는 등의 증상이 나타날 수 있습니다. 지금 느끼시는 불안감이나 신경질적인 감정도 그런 증상 중 하나일 수 있어요. 몸 안에서 호르몬이 활발하게 작용해서 생기는 자연스러운 변화인 만큼, 너무 걱정하지 않으셔도 됩니다. 치료를 통해 수치가 안정되면 지금 느끼시는 불편감도 줄어들 거예요.' 이처럼 환자의 감정을 먼저 수용하고, 병태생리와 연관된 증상임을 설명하면서 안심시켜 드리는 것이 간호사의 역할이라고 생각합니다.

> **더 알아보기** 합병증에 대비한 응급물품
>
> ① 기도폐쇄 대비 : 기관절개술 세트, 기관 내 삽관 준비물, 산소공급 및 흡인물품
> ② 저칼슘혈증(Hypocalcemia)에 의한 테타니(Tetany) 대비 : 글루콘산칼슘(Calcium gluconate) 혹은 CaCl(염화칼슘)

> **더 알아보기** 갑상샘 기능 저하증 약물 및 복용방법
>
> ① 복용 약물
>   - T4 : 씬지로이드, 씬지록신(레보티록신 levothyroxine)
>   - T3 : 테트로닌(리오타이로닌 liothyronine)
>   - T4, T3 복합체 : 콤지로이드, 엘트릭스
>
> ② 복용방법
>   - 수술로 제거된 경우 평생 약물을 복용해야 함
>   - 음식물이 약 흡수 저해 가능하므로 공복에 복용(보통 아침 식전)
>   - 보통 칼슘제와 비타민D제제 같이 처방
>   - 칼슘, 철분, 마그네슘, 제산제 등과 복용 시 4시간 이상 간격
>   - 복용을 잊었을 경우 즉시 복용하되, 다음 복용시간이 가까울 경우 거르고 복용

> **더 알아보기** 갑상샘 기능 항진증 약
>
> ① 프로필티오우라실(PTU, Propylthiouracil) : 안티로이드(Antiroid) 임신 초기에 사용
> ② 티오우레아(Thiourea) : 메티마졸(Methimazole), 카비마졸(Carbimazole), PTU보다 간 손상 위험성이 적지만 임부 사용에 제한적

예상질문

15 □□□ **당뇨병 환자에게 인슐린 저항성이 발생하는 기전을 말해보시오.**

인슐린 저항성의 주요 원인은 비만, 염증 반응, 인슐린 신호 전달 장애입니다. 먼저, 비만으로 인해 지방 조직에서 염증성 사이토카인이 분비되면 인슐린 신호 전달이 방해됩니다. 또한, 유리지방산(FFA)이 증가하면서 간에서 포도당 생성이 촉진되어 혈당이 상승합니다. 다음으로, 지속적인 고혈당 상태가 이어지면 인슐린 수용체 기능이 저하되고, 결국 세포에서 포도당 흡수가 원활하지 않아 인슐린 저항성이 발생합니다.

예상질문

16 □□□ **인슐린 투여 시 발생할 수 있는 대표적인 증상 하나를 말해보시오.**

소모기 현상입니다. 수면 중 혈당이 70mg/dL 이하로 내려가는 저혈당 상태가 되면 혈당을 올리기 위해 우리 몸에서 인슐린과 반대작용의 호르몬을 나오게 하는데, 이때 간에서 포도당을 생성하여 혈당이 올라가는 반동성 고혈당이 발생합니다.

더 알아보기 인슐린 투여 시 주의사항

① **저혈당** : 두통, 시야 장애, 공복감, 어지러움 등이 나타날 수 있으며 심한 경우 의식수준 저하, 이상행동, 경련, 혼수가 발생할 수 있습니다.

② **조직의 비후 및 위축** : 같은 부위에 계속 주사할 경우 부사 부위의 피하조직이 두꺼워져 피하 지방이 함몰될 수 있습니다.

③ **새벽현상** : 특별한 원인 없이 새벽부터 이른 아침에 혈당이 상승하는 현상입니다.

④ **소모기 현상** : 새벽현상과 유사하게 아침 공복 혈당이 고혈당을 보이지만 새벽 저혈당 이후 아침 공복이 고혈당으로 바뀌는 것이 새벽현상과 다릅니다.

예상질문
17 □□□ **쿠싱증후군에 대해 말해보시오.**

뇌하수체 전엽에서 분비되는 ACTH 과잉 생성으로 인해 발생하는 질환으로, 허약감, 근육소모, 가는 팔과 다리, 골다공증, 색소침착, 만월형 얼굴, 체중 증가, 부종, 당뇨, 안드로겐 생성 증가, 다모 등의 증상이 있습니다. 코르티솔 생성을 억제하고 코르티솔 합성을 차단하는 약물 요법 또는 뇌하수체·부신절제술을 시행할 수 있습니다.

예상질문
18 □□□ **갑상샘 기능항진증에 대해 말해보시오.**

갑상샘 호르몬 분비조절 능력이 부족하여 갑상샘 호르몬이 과다분비되고, 이로 인해 말초 조직의 대사가 항진되어 생리적, 생화학적 장래를 초래하는 상태입니다. 대표 질환으로 그레이브스병이 있으며, 갑상샘종, 안구돌출, 복시, 흐릿한 시야, 눈 피로감, 전신 권태감, 체중 감소, 축축한 피부, 심계항진, 빈맥, 다뇨, 신경과민 등의 증상이 있습니다.

예상질문
19 □□□ **당일 수술 예정인 환자가 아침에 혈당검사에서 저혈당일 경우 어떻게 대처할 것인가?**

저혈당 증세를 포함한 환자상태를 사정을 합니다. 담당의사 또는 당직의사에게 보고합니다. 처방대로 시행합니다.

> 더 알아보기 **GIK fluid**
>
> ① 투여방법 : 10% 또는 5% D/W + KCl 20 ~ 40mEq(0.5 ~ 1B) + RI입니다.
>
> ② 포도당이 세포 내로 유입될 때 K도 같이 유입되므로 저칼륨혈증 예방을 위해서 KCl을 mix 합니다. 병원 내규와 환자 케이스마다 다르지만 수술 등 금식해야 하는 당뇨환자의 경우에 사용합니다. 혈당이 낮은 경우 RI mix 없는 GK fluid만 연결하기도 합니다.

예상질문

20 ☐☐☐ **경구 당부하 검사에 대해 말해보시오.**

아침 공복상태에서 혈액을 채취한 후 75g의 포도당을 마시고 30분, 60분, 90분 간격으로 혈액을 채취합니다. 혈당이 정상으로 돌아오는 데 시간이 얼마나 걸리는 지 확인합니다. ≥200mg/dl인 경우 당뇨로 진단합니다.

성인 07 비뇨기계

2022국민건강보험공단

01 ☐☐☐ **ARF의 Full Term을 말해보시오.**

ARF란 Acute Renal Failure, 급성신부전입니다.

2017중앙보훈병원

02 ☐☐☐ **신부전 증상에 대해 설명해보시오.**

전해질 불균형, 고요산혈증·저칼슘혈증, 식욕부진 등의 증상이 있습니다.

 신부전 증상

① 전해질 불균형
  • 초기 : 수분의 정체로 인해 저나트륨혈증 유발
  • 말기 : 고나트륨혈증으로 고혈압과 울혈성 심부전 유발

② 고요산혈증, 저칼슘혈증 유발

③ 조혈인자 감소로 인한 빈혈, 반상 출혈

④ 식욕부진, 오심 및 구토, 장 마비, 설사

⑤ 골연화증, 섬유성골염, 골다공증 유발

⑥ 호흡 시 악취(암모니아 냄새)

⑦ 소양감, 피부 색소침착, 발에 작열감

⑧ 건망증, 집중력 저하, 사고력 장애, 기면, 혼란, 경련, 혼수

⑨ 무월경, 불임, 발기부전, 고환 위축, 소정자증

2015 국립암센터

03 ☐☐☐ **Lasix 사용 시 부족해지는 전해질은 무엇인가?**

칼륨, 칼슘, 마그네슘이 있습니다.

더 알아보기 푸로세미드(Furosemide)
① 고리 이뇨제(Loop diuretics)
② 가장 강력한 이뇨작용
③ 신기능이 저하된 상태에서도 이뇨효과 발휘
④ 부작용 : 대사성 알칼리증, 전해질 불균형(저칼륨·저마그네슘·저칼슘·고나트륨) 내이독성

2015 국립암센터

04 ☐☐☐ **24시간 소변 수집을 할 경우, 월요일 7시부터 화요일 7시까지라고 가정하였을 때 월요일 7시 소변은 어떻게 해야 하는가?**

버려야 합니다. 24시간 소변 검사시, 지정된 시각(오전 7:00)에 환자에게 소변을 보게 합니다 첫 소변은 버리고 그 후부터 다음날 지저된 시각(오전 7:00)까지의 모든 소변(대변 시 나오는 소변도 포함을 24시간 뇨를 위한 용기에 모으도록 합니다.

2023 국민건강보험공단

05 ☐☐☐ **복막투석과 혈액투석의 차이를 말해보시오.**

혈액투석은 기계적 장비(인공 신장기)를 이용하여 혈액을 정화합니다. 혈관에 카테터를 삽입하고 혈액을 빼내어 인공 신장기에서 정화 후 다시 주입하며 병원에 정기적으로 방문해야 합니다. 치료시간이 짧고 효율적인 노폐물과 수분을 제거할 수 있습니다. 반면에 복막투석은 복막을 필터로 사용하여 체내에서 자연적으로 노폐물을 제거합니다. 복강에 투석액을 주입하고 복막을 이용해 노폐물 제거 후 투석액을 배출합니다. 간단하여 스스로 시행할 수 있으며 독립적인 생활이 가능합니다. 비교적 자유로운 식이가 가능합니다.

예상질문

06 □□□ **요의를 느낄 경우 방광에 차있는 소변의 양을 말해보시오.**

일반적으로 300mL 정도입니다. 사람마다 개인차가 있지만, 보통 방광용적은 400 ~ 500mL이며 1/2 ~ 2/3 정도 소변이 모이면 요의를 느끼게 됩니다.

더 알아보기 소변이 나오는 과정

① 방광의 용적은 400 ~ 500cc이고 소변의 양은 250 ~ 350cc입니다.
② 방광근육 수용체가 활성화되면서 뇌에 방광에 소변이 찼다는 신호를 뇌에 전달합니다.
③ 방광근육이 수축하면서 소변이 배출됩니다.

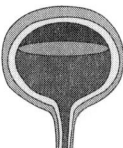

예상질문

07 □□□ **요로폐쇄를 유발하는 질병에 대하여 말해보시오.**

① 요로폐쇄증(Obstructive uropathy)은 요로협착, 요로결석, 방광암, 양성 전립선 비대증(BPH), 종양, 신경인성방광, 외상이나 수술에 의한 손상 등이 원인입니다.
② 아동은 선천성 상부요관 이행부 협착(Ureteropelvic junction obstruction), 신우 요관 접합부의 심한 협착 등과 같은 선천성 기형이 원인이 됩니다.

예상질문

08 □□□ **급성 신부전의 주요 원인을 말해보시오.**

① 신전성 : 신장으로 가는 혈류량 감소(55 ~ 70%)로 인해 발생합니다. 출혈, 탈수, 구토, 울혈성 심부전, 심근경색, 패혈증, 아나필락시스 등이 원인이 되어 신장 허혈 및 기능 저하가 발생할 수 있습니다.
② 신장성 : 신장의 직접적인 손상(25 ~ 40%)으로 발생합니다. 신장질환, 허혈, 신독성 물질로 인한 급성세뇨관 괴사 등이 원인이 됩니다.
③ 신후성 : 폐색으로 인해 신장에서 만들어진 소변의 배출이 원활하지 못해 발생(5%)합니다. 주요 원인으로 전립선비대, 요관 결석, 종양 등이 있으며 신장 내압 증가로 인해 신장 기능이 저하될 수 있습니다.

예상질문

09 □□□ 급성 신부전과 만성 신부전의 차이를 말해보시오.

급성 신부전은 신장 기능이 급격히 저하되는 상태로, 원인 제거 및 적절한 치료를 받으면 회복이 가능합니다. 주로 탈수, 저혈압, 신독성 물질 등에 의해 발생합니다. 반면, 만성 신부전은 신장 기능이 서서히 감소하며 비가역적으로 진행됩니다. 고혈압, 당뇨병, 사구체신염 등이 주요 원인이며, 투석이나 신장이식이 필요할 수 있습니다. 따라서, 급성 신부전은 치료로 회복 가능하나, 만성 신부전은 지속적인 관리가 필요하다는 점이 가장 큰 차이점입니다.

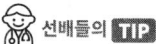

여전히 '급성 신부전', '만성 신부전'이라고들 하지만 '급성 신손상 또는 급성 신질환', '만성 신질환'으로 변경되었으므로 'Acute Kidney Injury, AKI', 'Chronic Kidney Disease, CKD'도 알아둡시다!

예상질문

10 □□□ 말기신부전 특징을 말해보시오.

신장 기능이 심각하게 저하되어 GFR이 약 15mL/min 이하로 감소한 상태입니다. 이로 인해 BUN과 Creatine 수치가 상승하며 핍뇨, 무뇨증, 빈혈, 대사성 산독증 등의 증상이 나타나고 신장기능 저하로 인해 심혈관계, 신경계, 소화기계 등 여러 장기에 장애가 발생합니다.

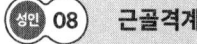 근골격계

2017국립중앙의료원

01 □□□ 폐쇄골절과 개방골절이 어떻게 다른지 설명해보시오.

부러진 뼈가 피부 밖으로 나와서 육안으로 보인다면 개방골절(Open fracture), 그 외에는 다 폐쇄골절(Closed fracture)입니다.

더 알아보기 골절의 종류

① **해부학적 위치** : Epiphysis(골단), Metaphysis(골간단), Diaphysis(골간), Proximal(근위부), Middle, Shaft(중간부), Distal(원위부) 등

② **조각 수** : Linear Fx(선상 골절, 금만 감), Simple Fx(단순 골절, 한 번만 동강), Comminuted Fx(분쇄 골절, 으스러짐), Segmental Fx(분절 골절, 여러 번 동강)

③ **방향** : transverse Fx(횡 골절, 가로), Oblique Fx(사선 골절, 비스듬히), Spiral Fx(나선 골절, 트위스트), Longitudinal Fx(종상 골절, 세로)

④ **개방성** : Open Fx(개방골절, 골절된 뼈가 외부로 노출), Closed Fx(폐쇄 골절, 피부 안에서만)

⑤ **정도** : Complete(완전 골절), Incomplete(불완전 골절)

⑥ **그 외** : Pathologic fracture(질병에 의한 병적 골절), Fatigue or stress fracture(누적된 부하에 의한 피로 골절)

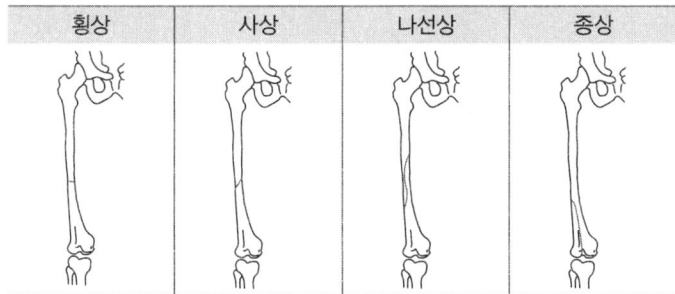

2017중앙보훈병원

02 ☐☐☐ **척추수술 환자의 간호에 대해 말해보시오.**

① 신경학적 상태를 자주 사정하며 호전양상 등을 모니터링합니다.
② 누운 상태에서 일어나는 방법으로 보조기 착용 후 통나무를 굴리는 방식으로 교육합니다.
③ 보조기 착용 기간 동안 앉는 자세는 최소화해야 하며 식사 시에도 서서할 것을 교육합니다.
④ 담당의사의 처방 기간에 맞춘 보조기 착용 필요성 및 관련된 운동법을 교육합니다.

2018서울시의료원

03 ☐☐☐ **통풍의 정의와 의학용어를 말해보시오.**

통풍은 요산 결정체가 관절에 축적되어 염증을 일으키는 전신성 대사장애로, Gout라고 합니다.

2018서울시의료원

04 ☐☐☐ **통풍환자 치료약물에 대해 말해보시오.**

급성 통풍에는 비스테로이드 소염제, 부신피질 호르몬, 통풍 발작 완화 및 예방을 위한 약제를 치료약물로 사용합니다. 만성 통풍에는 요산 합성 억제제와 요산 배출 촉진제를 사용합니다.

더 알아보기 통풍 치료 약물

① Colchicine(콜히친) : 통풍 발작 완화 및 예방
② Allopurinol(알로퓨리놀) : 요산 합성 저해제
③ Febuxostat(페북소스타트) : 요산 합성 저해제
④ Probenecid(프로베네시드) : 요산 배출 촉진제
⑤ Benzburomarone(벤즈브로마론) : 요산 배출 촉진제
⑥ 비스테로이성 항염제 : 진통소염제
⑦ 스테로이드제 : 진통소염제

2021성남시의료원 2018서울시의료원

05 ☐☐☐ **통풍환자 간호에 대해 말해보시오.**

간호로는 처방에 따라 약물을 투여하며 침상안정을 취하게 합니다. 적극적인 통증조절과 필요시 얼음찜질을 적용합니다. 저퓨린 식이(고퓨린 식품 : 내장류, 등푸른 생선 등) 및 금주 교육, 수분 섭취 권장을 교육합니다.

> **더 알아보기** 급성 통풍과 만성 통풍
> 급성 통풍에는 염증 치료가 중심이며 요산 농도와 관련된 약물은 사용하지 않는 것이 원칙입니다. 급성기 요산 농도의 변화는 통풍의 악화나 만성의 위험성을 높이기 때문입니다. 만성 통풍에는 요산 농도를 낮추고 형성된 결절을 없애는 것이 목표입니다.

2021성남시의료원 2014국민건강보험공단

06 ☐☐☐ **골다공증 증상과 치료에 대해 말해보시오.**

① **증상** : 골다공증은 검진이나 골절 때문에 발견되기 전까지 자각이 없는 경우가 많습니다. 키가 작아지거나 척추의 변형이 올 수 있고, 허리 통증이나 피로감을 느낄 수 있지만 거의 대부분이 무증상입니다.

② **치료** : 골다공증의 치료는 기본적으로 칼슘과 비타민D의 복용이 처방됩니다. 약물은 복용 방법으로는 주사제와 경구약으로 나눌 수 있고, 약물 기전에 따라서도 크게 골흡수 억제제와 골생성 촉진제로 나눕니다. 골다공증이 더 진행되지 않게 하도록 도와주는 골흡수 억제제로 호르몬제제, 선택적 에스트로겐 수용체 조절약물(SERM 제제), 비스포네이트 제제 등이 있습니다. 그리고 골다공증을 개선시키는 골형성 촉진제로 부갑상선 호르몬제가 있습니다.

> **더 알아보기** 골밀도(BMD, Bone Mineral Density) 검사
> ① **정상** : T score ≥ −1
> ② **골감소증** : −2.5 〉 T score 〉 −1
> ③ **골다공증** : T score ≤ −2.5

2021 성남시의료원

07 □□□ **골다공증 환자에게 교육해야 할 사항을 설명해보시오.**

① 골다공증 환자에게 가장 중요하게 교육해야 하는 내용은 낙상 주의입니다. 인지나 균형감각에 영향을 미치는 약물 복용에 주의를 주고, 시력을 교정하고, 목욕탕과 계단 등 위험 장소에서 특별한 주의가 필요합니다.
② 처방된 약의 복용 방법 및 정기적인 검사의 필요성에 대해서 교육이 필요합니다. 매일 적당한 운동 격려와 칼슘이 풍부한 저염식, 일광욕을 권유합니다. 음주·흡연·카페인 섭취는 삼가도록 합니다.

예상질문

08 □□□ **골절 노인 환자에게 생길 수 있는 합병증에는 무엇이 있는지 말해보시오.**

노인에게 골절이 생겼을 경우 생길 수 있는 합병증 중에서 제일 중요하게 봐야할 것은 욕창입니다. 요추, 대퇴 골절 등 침상안정을 필요로 하는 골절의 경우 잦은 체위 변경 및 피부상태를 사정해야 합니다. 그 외에 다른 골절이라도 부목(Splint), 석고붕대(Cast)를 한 경우 감각이 무뎌지는 노인들에게 욕창 가능성이 있으므로 C/M/S 및 피부상태를 사정합니다.

더 알아보기 골절에 취약한 노인 특성
골다공증 유병률이 높음, 하지근력·감각기능 저하, 균형 감각 약화

더 알아보기 합병증
골절 수술 후의 가장 심한 합병증은 사망입니다. 그 외 욕창, 요로감염, 폐합병증, 수술 부위 감염 등이 흔하게 나타납니다.
① 골절 자체로 인한 부동 합병증 : 욕창, 폐렴, 혈전증 등
② 수술 후 외과적 합병증 : 출혈 및 감염(폐렴·요로감염·수술 부위 감염·패혈증) 등
③ 수술 후 내과적 합병증 : 뇌졸중, 섬망, 급성 심부전, 급성심근경색, 폐렴, 요정체, 요로감염, 위장관계 출혈 등
④ 기타 합병증 : 폐색전증, 혈전색전증, 재골절 등

예상질문

09 ☐☐☐ **류마티스 관절염의 특징적인 증상을 말해보시오.**

대칭적 관절염과 다양한 전신 증상이 특징입니다. 관절 증상으로는 손가락 관절의 신전 변형, Swan Neck 기형, Boutonniere 기형 증상, 류마티스 결절이 있으며 전신 증상으로는 쇼그렌 증후군, 펠티 증후군이 발생할 수 있습니다.

예상질문

10 ☐☐☐ **류마티스 관절염과 퇴행성 관절염의 차이를 말해보시오.**

류마티스 관절염은 관절이 대칭적으로 변화하면서 급격하게 발생합니다. 휴식 시에도 통증이 지속되고 조조강직을 동반합니다. 퇴행성 관절염은 비대칭적으로 변화하면서 서서히 진행됩니다. 연골손상으로 인한 조직변화이며 운동 후 통증이 발생하고 휴식 시 완화됩니다.

예상질문

11 ☐☐☐ **통풍의 원인을 말해보시오.**

단백질의 일종인 퓨린 과다섭취와 퓨린 배설 저하로 발생합니다. 주로 30 ~ 50세 비만 남자에게 호발합니다.

성인 09 응급

2023대전을지대 2023·2022국민건강보험공단

01 ☐☐☐ **CPR의 Full Term을 말해보시오.**

CPR은 Cardiopulmonary Resuscitation으로 심폐소생술을 의미합니다.

2023국민건강보험공단 2023대전을지대 2019중앙보훈병원 2014인천광역시의료원 2012광주보훈병원

02 ☐☐☐ **CPR 목적에 대해 말해보시오.**

심정지 환자에게 호흡·순환 회복 및 혈압 유지와 뇌 소생을 위해서 시행합니다.

2024·2023안동병원 2023여의도성모병원 2019중앙보훈병원 2014인천광역시의료원 2012광주보훈병원

03 □□□ **CPR 순서를 설명해보시오.**

환자의 의식상태를 확인합니다. 반응이 없는 경우 즉시 주변에 도움과 제세동기를 요청합니다. 10초 이내로 성인은 경동맥, 소아는 경동맥 또는 대퇴동맥, 영아는 상완동맥으로 맥박을 확인합니다. 맥박을 확인하며 동시에 호흡양상도 확인합니다. 맥박이 촉지 되지 않으면 즉시 가슴압박을 시작합니다. 가슴압박은 가슴 중앙, 흉골하부 1/2지점에서 성인 기준 5cm, 분당 100~120회 유지하며 30회 시행합니다. 기도를 유지하고 인공호흡을 2회 시행하고 가슴압박과 인공호흡의 비율은 30 : 2로 시행합니다. 제세동기가 도착하면 초기 심전도를 확인하고 제세동이 필요한 리듬일 경우 제세동을 시행합니다. 제세동을 하기 전까지 가슴압박과 인공호흡을 반복합니다. 2분마다 리듬을 확인합니다.

더 알아보기 심정지 환자의 기본소생술

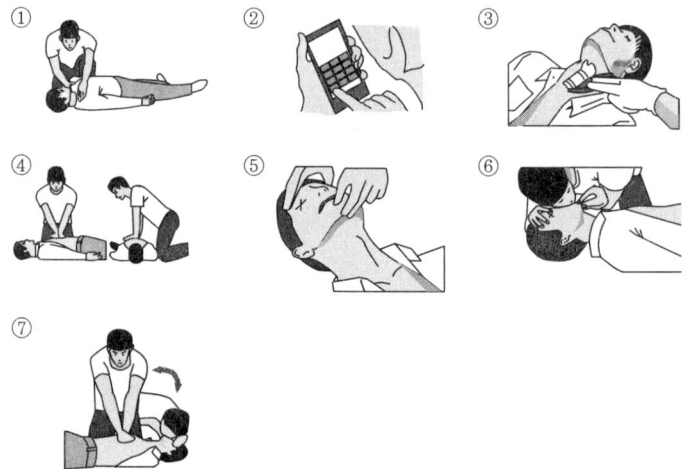

① 반응확인 → ② 119신고 및 제세동기 요청 → ③ 호흡 및 맥박 확인 → ④ 가슴압박30회 → ⑤ 기도확보 → ⑥ 인공호흡 2회 → ⑦ 가슴압박과 인공호흡 30 : 2로 유지하며 반복

2023의정부을지대

04 ☐☐☐ **CPR에서 ABC는 무엇인지 말해보시오.**

A는 Airway로 기도유지, B는 Breathing으로 인공호흡, C는 Compression으로 가슴압박을 의미합니다. CPR 시 C-A-B 순으로 실시합니다.

2023국민건강보험공단

05 ☐☐☐ **소아 심폐소생술에 대해 설명해보시오.**

① 영아(1세 미만) : 영아의 CPR에서는 주로 손끝이나 두 손을 이용해 압박을 진행하며, 압박 깊이는 약 4cm 정도로 깊이 조절해야 합니다. 또한, 인공호흡은 입과 코를 덮어서 두 번 제공하고, 30:2 비율로 흉부압박과 인공호흡을 번갈아 가며 시행합니다.

② 유아(1세 이상) : 흉부 압박의 깊이는 약 5cm로 설정해야 합니다. 또한, 호흡을 두 번 주고, 30:2 비율로 CPR을 시행합니다.

2017대전보훈병원

06 ☐☐☐ **제세동기 사용 시 화상예방 방법을 말해보시오.**

Paddle에 젤리를 충분히 바릅니다.

 선배들의 **TIP**

젤리를 바르는 이유?
전도물질인 젤리는 심근으로 전류가 잘 전달되도록 합니다.

07 ☐☐☐ 제세동기 사용 방법에 대하여 말해보시오.

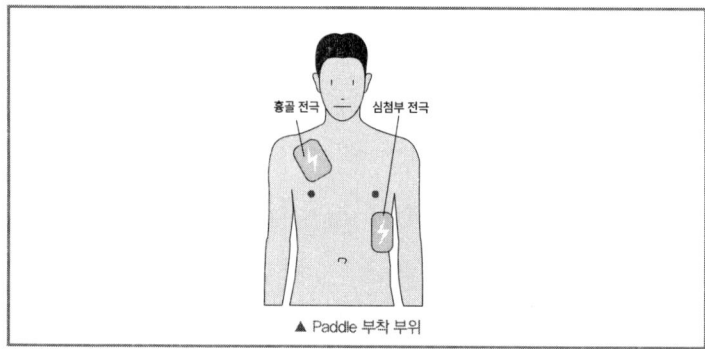
▲ Paddle 부착 부위

① 제세동기 전원을 켜고 심전도를 연결하여 초기 심전도 리듬을 확인합니다.
② 초기리듬이 제세동이 필요한 리듬(심실세동, 무맥성 심실빈맥)이면 제세동을 시행합니다.
③ Paddle에 젤리를 충분히 바르고 제세동에 필요한 에너지(이상형 : 120 ~ 200J, 단상형 : 360J)를 선택하여 충전을 누릅니다.
④ Paddle을 정확한 위치에 놓고 '모두 물러나세요'를 외친 후 양쪽 Paddle의 쇼크를 누릅니다.
⑤ 제세동 후, 바로 가슴압박을 시작합니다.

 선배들의 **TIP**

제세동기 사용 시 주의사항!
제세동 후 즉시 가슴압박을 시작해야 하는 것입니다. 다음 제세동 시 성공률이 높아지며 심근의 수축력 회복에 가슴압박이 도움이 되기 때문입니다.

2018인제대해운대백병원

08 ☐☐☐ **응급실에서 우선적으로 치료해야 하는 환자는 누구인가?**

4대 색깔 재해 환자분류체계 중 긴급(적색)단계에 해당하는 환자입니다. 생명을 위협하는 응급상태이므로 즉각적인 치료를 받아야 생존이 가능합니다. 기도폐색, 경추손상의심, 호흡곤란, 호흡정지, 긴장성 기흉, 개방성 흉부손상, 심장마비, 쇼크, 대량 출혈, 다발성 외상, 주요화상, 뇌혈관질환, 혼수상태의 중증 두부손상, 약물 중독 등을 포함합니다.

더 알아보기 4대 색깔 환자분류체계

① 흑색 : 맥박·호흡이 없는 사망상태
② 적색 : 즉각적인 치료가 필요한 긴급상태
③ 황색 : 생명위험이 적은 중한 상태
④ 녹색 : 보행이 가능한 부상 상태

2023국민건강보험공단 2018강원대

09 ☐☐☐ **환자가 쓰러졌을 경우 대처법을 말해보시오.**

CPR을 시행합니다. 맥박이 촉지되는 경우 활력징후, 산소포화도, 심전도를 모니터링하고 혈당을 측정합니다. 저혈당 시 처방에 따라 50%포도당을 정맥주사합니다. 혈당이 정상범위라면 처방에 따라 뇌혈관 CT를 시행합니다.

 선배들의 **TIP**

이 외에도…
환자가 의식을 잃었을 경우, 쓰러졌을 경우, 숨을 쉬지 않을 경우 대처 순서는 모두 같습니다.

2024전주예수병원 2023대전을지대 2014국민건강보험공단

10 □□□ **병동에서 CPR 상황이 생기면 어떻게 대처할 것인가?**

① 심정지 환자의 담당 간호사일 경우 : 상황 발견 즉시 환자를 사정하고 도움을 요청합니다. 가슴압박을 시작합니다. 다른 의료인이 도착하면 구강인도기를 삽입하고 기도를 유지한 후 Ambu bagging 합니다. 심폐소생술 팀이 활성화되면 기록을 시작합니다. 2분마다 심전도 리듬과 환자상태를 알리며 약과 물품을 준비합니다.

② 담당 간호사 외 보조 간호사일 경우 : 응급카트, 제세동기, 산소, 흡인기를 준비하고 심전도를 부착하여 모니터링 후 보조합니다.

2022은평성모병원

11 □□□ **아나필락틱 쇼크로 응급실에 온 환자의 간호중재를 말해보시오.**

환자의 의식상태, V/S(호흡, 맥박)을 사정합니다. 평지에서 흉부압박을 하며 도움을 요청합니다. 코드블루 방송을 합니다. 응급카트 도착 시 앰부백으로 인공호흡을 시행합니다. IV line이 없는 경우 빠르게 20 ~ 18G line을 잡고(Lab을 위한 채혈 채취), 처방에 따라 에피네프린 등의 약물 사용합니다. EKG monitoring 연결 후 기관 내 삽관 등이 이루어집니다.

선배들의 TIP

아나필락틱 쇼크에서 가장 중요한 2가지!
에피네프린과 산소입니다. 약물 중에는 에피네프린이 가장 중요합니다. 가장 신속한 투여(IM, IV)가 필요하기 때문이죠. 이후 항히스타민제, 아미노필린, 승압제, 스테로이드제 등을 사용합니다.

2016서울시의료원 2015국립암센터

12 ☐☐☐ 환자가 갑작스러운 흉통을 호소할 경우, 어떠한 간호를 할 것인가?

① 일반 환자 경우 : 활력징후(V/S), 산소포화도(SpO$_2$), 통증 양상을 사정합니다. 담당 의사에게 보고 후 EKG monitor, O$_2$, IV line 없을 시 insert 준비하고, 처방에 따라 처치를 시행합니다. 증상이 완화될 때까지 안전한 주변 환경 조성 및 정서적 지지를 취해주며 주의 깊게 사정합니다.

② 협심증 등의 질환을 가진 환자의 경우(자가 NTG 소지 중인 경우) : 활력징후(V/S), 산소포화도(SpO2), 통증 양상을 사정합니다. 증상에 따라 NTG 즉시 투여 여부를 결정하고 담당 의사에게 보고합니다. EKG monitor, O$_2$, IV line 없을 시 insert 준비하고, 처방에 따라 처치를 시행합니다. 증상이 완화될 때까지 안전한 주변 환경 조성 및 정서적 지지를 취해주며 주의 깊게 사정합니다.

 선배들의 **TIP**

임상에서는…
보통 심와부 통증(Epigastric pain)인 경우 또는 수술을 받았는데 gas out none or poor 한 경우 가스가 많이 차서 종종 흉통을 호소합니다. 이럴 때에는 여러 가지 준비하는 간호사에게 환자가 미안해할 때도 많은데요, 그래도 증상 발생 시 즉각적으로 간호사에게 알릴 것을 교육해야 합니다. 물론 응급상황일 것 같으면 재빨리 E-cart까지 가져다 놓고요.

예상질문

13 ☐☐☐ CPR은 몇 분 이내에 시행해야 생리적 사망을 막을 수 있는가?

심정지 후 4 ~ 5분이 경과하면 허혈에 의한 비가역적 조직손상이 발생합니다. 따라서 심정지 발생 후 즉각적인 제세동과 심폐소생술이 시행되어야 신체의 조직 손상 없이 회복될 수 있습니다.

예상질문

14 ☐☐☐ 심폐소생술을 시작하기 전에 확인해야 할 중요한 사항은 무엇인지 말해보시오.

환자가 의식이 있는지 반응이 있는지를 먼저 확인해야 합니다. 의식이 없다면 즉시 CPR을 시작해야 합니다.

예상질문

15 □□□ 응급실에 의식이 없는 두부 외상 환자가 도착했을 경우 해야 하는 처치를 말해보시오.

의식이 없는 경우 맥박, 호흡을 확인하고 맥박이 촉지되지 않으면 바로 심폐소생술을 시작합니다. 심전도를 모니터링하여 제세동을 시행합니다. 맥박이 촉지되면 활력징후, 산소포화도, 심전도를 모니터링합니다. 기도를 유지하고 필요시 기관 내 삽관을 하여 기계적 환기를 합니다. 신경학적 평가(동공반사, GCS)와 다른 손상 여부를 확인하고 정맥주입로를 확보합니다. 처방에 따라 Brain CT, 혈액검사 등을 시행하고 경련 시 처방에 따라 항경련제를 투약합니다. 두개내압 상승을 예방하기 위해 침상머리를 30º 높이고 Mannitol, 수액을 투여합니다. 외과적 시술, 수술을 위한 준비를 시행합니다.

선배들의 TIP

GCS 사정
신경과, 신경외과 환자에게 있어서 GCS 사정은 중요합니다. GCS (Glasgow Coma Scale)는 의식사정 도구로 눈뜨기, 언어반응, 운동반응 세 가지 영역을 통해 사정합니다. 8점 이하는 극심한 뇌손상, 9~12점은 중등도의 뇌손상, 13~15점은 경한 뇌손상을 의미합니다.

더 알아보기 GCS 사정(Glasgow coma scale) 해보기

점수	눈뜨기 E (Eye opening)	언어반응 V (Verval response)	운동반응 M (Motor response)
6			명령에 따름
5		적절하고 지남력 있음	통증에 국재성 반응
4	자발적으로 눈을 뜸	지남력 없고 혼돈된 대화	통증 자극에 움츠림
3	불러서 눈을 뜸	부적절하고 혼돈된 단어	통증에 이상 굴곡반응
2	통증 자극에 눈을 뜸	이해할 수 없는 소리	통증에 이상 신전반응
1	눈을 뜨지 않음	무응답	무반응

예상질문

16 ☐☐☐ 심폐소생술을 시행한 경험이 있는지 말해보시오.

① 직접 심폐소생술을 시행한 경험은 없지만, CPR 교육을 통해 기본적인 절차와 기술을 익혔습니다. 교육 중 실제 상황을 시뮬레이션하는 훈련을 받으며 심폐소생술의 중요성과 절차를 잘 이해했습니다. 또한, CPR을 시행하는 데 필요한 심리적 준비와 빠른 판단이 매우 중요함을 배웠습니다. 실제로 심정지 상황에 직면하게 된다면, 평소에 배운 내용을 바탕으로 침착하게 반응할 수 있도록 준비하겠습니다.

② 네, 저는 실제로 심폐소생술을 시행한 경험이 있습니다. 제가 근무하던 병원에서 발생한 응급상황이었고, 한 환자가 갑자기 심정지 상태에 빠졌습니다. 저는 즉시 CPR 절차를 따라 환자에게 심폐소생술을 시행했습니다. 첫째, 환자가 의식이 없고 호흡이 없는 것을 확인한 후, 바로 119에 신고하고 CPR을 시작했습니다. 두 번째로, 흉부 압박을 빠르고 정확하게 진행하며, 인공호흡을 교대로 시행했습니다. 이때, 자동심장충격기(AED)가 도착한 후, 기계의 안내에 따라 충격을 주었고, 이후 구조대가 도착하여 환자를 안전하게 이송할 수 있었습니다. 이 경험을 통해 CPR의 중요성과 신속한 대응이 얼마나 중요한지를 깊이 깨달았습니다. 또한, 실전 상황에서 침착하게 대응하는 능력을 키울 수 있었고, CPR을 배운 후 실제 상황에서 이를 실행할 수 있다는 자신감을 얻었습니다.

예상질문

17 ☐☐☐ 지인들에게 CPR 교육을 어떻게 권유할 것인지 말해보시오.

지인들에게 CPR 교육을 권유할 때는 그 중요성을 강조하는 것이 가장 효과적이라고 생각합니다. 예를 들어, 'CPR을 배워두면, 당신이 사랑하는 사람이나 주변 사람의 생명을 구할 수 있는 중요한 역할을 할 수 있다'는 점을 부각시킬 것입니다. CPR 교육은 복잡하지 않고, 누구나 기본적인 방법을 배울 수 있다는 점도 강조하고, '단 몇 시간의 교육이 생명을 구하는 데 큰 도움이 될 수 있다'고 설명하면서, 꼭 교육을 받아보도록 유도할 것입니다. 또한, 가까운 병원이나 교육기관에서 제공하는 CPR 교육 프로그램을 소개하며 실생활에서 유용한 기술임을 강조하겠습니다.

종양

2023국민건강보험공단 2015국립암센터

01 ☐☐☐ **항암 화학요법 환자의 간호를 말해보시오.**

오심, 구토를 완화하기 위해 항구토제를 투약하고 기름지거나 자극적인 음식은 섭취하지 않도록 합니다. 음식은 소량씩 자주 섭취하고 항암제 투약 직후에는 음식섭취를 피하도록 합니다. 설사가 심하면 탈수, 전해질 불균형을 초래할 수 있으므로 섭취량, 배설량을 측정하고 필요시 지사제를 투약하며 저잔류, 저섬유, 저잔사 식이를 하도록 합니다. 변비가 심할 경우 처방에 따라 배변완화제를 투여하고, 수분과 섬유소가 많이 함유된 음식을 섭취하도록 합니다. 항암제 투약 시 골수기능 억제로 빈혈이 심할 경우 PRBC수혈을 합니다. ANC가 500/uL 미만인 경우 감염 위험성이 커지므로 의료진은 손 씻기와 무균술을 준수하고 감염예방법에 대해 교육합니다. PLT수치가 20,000/uL 이하일 경우 출혈위험이 높으므로 혈소판 수혈을 하고 출혈 증상이 있을 시 즉시 보고하여 신체손상에 주의하도록 교육합니다.

2021·2020국립암센터

02 ☐☐☐ **말기 암 환자에게 가장 중요한 간호는 무엇인가?**

통증 관리입니다. 암이 진행될수록 통증의 강도가 심해지므로 통증을 자주 평가합니다. 통증완화를 위해 진통제와 보완요법을 적절히 사용해야 하며 적극적인 통증조절로 고통을 감소시켜줘야 합니다.

2023국립암센터

03 ☐☐☐ **암을 예방할 수 있는 방법에 대해 말해보시오.**

건강한 생활 습관이 중요합니다. 첫째, 금연은 가장 중요한 예방 방법으로, 흡연은 폐암을 비롯한 여러 암의 주요 원인입니다. 둘째, 건강한 식습관을 유지하는 것이 중요하며, 과일, 채소, 통곡물 등을 충분히 섭취하고, 지방이 많은 음식과 가공식품의 섭취를 줄여야 합니다. 셋째, 규칙적인 운동과 체중 관리도 중요합니다. 또한, 정기적인 건강검진과 암 예방 백신 접종도 암 예방에 중요한 역할을 합니다.

더 알아보기 암 발생 7가지 경고 증상
① 치유되지 않는 궤양
② 배변 및 배뇨습관 변화
③ 신체 개구부로부터 비정상적인 분비물 또는 출혈
④ 유방 또는 다른 신체부위가 두꺼워지거나 덩어리가 만져짐
⑤ 소화불량 또는 연하곤란
⑥ 계속되는 기침이나 쉰 목소리
⑦ 사마귀 변화

2021·2020국립암센터

04 □□□ **말기 암 환자에게 해줄 수 있는 간호는 무엇인지 말해보시오.**

주로 통증 관리, 정서적 지원, 삶의 질 향상에 중점을 둡니다. 통증 관리는 진통제를 적절히 사용하며, 환자의 상태에 맞춰 개인화된 관리가 필요합니다. 또한, 말기 암 환자들은 종종 우울증이나 불안감을 겪기 때문에 정서적 지원과 환자의 요구를 경청하는 것이 중요합니다. 호스피스 간호를 통해 환자가 편안한 환경에서 마지막 시간을 보낼 수 있도록 돕고, 가족들과의 소통을 통해 임종 준비를 지원하는 것도 중요한 부분입니다.

2016국립암센터

05 □□□ **종양전문간호사에 대하여 말해보시오.**

종양전문간호사는 암 환자에 대해 종합적인 간호를 제공하는 전문 간호사입니다. 암 예방, 진단, 치료 과정에서 환자와 그 가족을 지원하고, 치료와 관련된 부작용을 관리하는 중요한 역할을 합니다. 또한, 환자 교육을 통해 암 치료에 대한 이해를 돕고, 증상 관리와 통증 완화, 치료 후 회복을 위한 계획을 수립합니다. 종양전문간호사는 암 환자에 대한 심리적 지원과 진단 후 삶의 질 향상을 위해 많은 노력을 기울입니다.

2023·2022 국민건강보험공단

06 ☐☐☐ **TNM에 대해 말해보시오.**

TNM은 암의 진행 정도를 평가하는 세계적으로 인정된 시스템입니다. 이는 T(Tumor, 종양), N(Node, 림프절), M(Metastasis, 전이)의 세 가지 요소로 나뉩니다. T는 종양의 크기와 침범 정도를 나타냅니다. N은 림프절로의 전이 여부와 전이된 림프절의 수를 평가합니다. M은 원격 전이 여부를 나타냅니다. 이 시스템은 암의 진행 상태를 정확하게 평가하여 치료 방침을 결정하는 데 중요한 역할을 합니다.

예상질문

07 ☐☐☐ **항암제를 투여 중인 환자에게서 일혈이 일어났을 경우 대처방법을 말해보시오.**

주입 중인 항암제 주입을 즉시 중단하고 정맥주사 삽입부위의 발적, 통증, 부종, 궤양 유무를 사정합니다. 주사기로 카테터에 남아있는 약물을 흡입하고 카테터를 제거합니다. 의사 및 간호 상급 관리자에게 항암제 약명, 양, 발생 부위 및 양상, 환자 증상을 보고하고 멸균거즈로 드레싱 합니다. 부종감소를 위해 혈관 외 유출 부위를 높여주고 약물에 따라서 온·냉찜질을 적용합니다. 근무조마다 해당부위를 관찰하고 피부과 또는 성형외과 협진 후 의사 처방에 따라 항생제, 진통제, 연고를 적용합니다.

예상질문

08 ☐☐☐ **악성종양의 특징을 말해보시오.**

악성 종양은 빠르게 성장하고 증식이 왕성하며 주위 정상 조직을 침윤하여 염증, 궤양, 괴사를 유발할 수 있습니다. 또한, 정상 세포와 다른 형태를 띠고, 세포가 불규칙하게 배열되어 있으며, 전이 가능성이 큽니다. 악성 종양은 주변 조직을 파괴하며, 체중 감소, 피로, 발열 등 전신 증상을 유발할 수 있습니다. 주요 장기에 전이될 경우 생명에 치명적 영향을 미치며, 치료가 어려운 경우가 많습니다.

예상질문

09 ☐☐☐ **암 발생 7가지 경고 증상을 말해보시오.**

치유되지 않는 궤양, 배변 및 배뇨습관 변화, 신체 개구부로부터 비정상적인 분비물 또는 출혈, 유방 또는 다른 신체부위가 두꺼워지거나 덩어리가 만져짐, 소화불량 또는 연하곤란, 계속되는 기침이나 쉰 목소리, 사마귀 변화 등이 있습니다.

예상질문

10 ☐☐☐ **암 3기 특징을 말해보시오.**

암 3기는 일반적으로 T3, N2, M0 단계로 분류됩니다. 여기서 T3는 종양이 인근 조직이나 장기로 확장된 상태, N2는 림프절에 전이가 있는 상태를 의미합니다. M0는 원격 전이가 없다는 뜻입니다. 암 3기는 종양이 주변 조직을 침범하여 수술이 가능하지만, 완전 절제가 어려운 경우가 많습니다. 이는 치료 과정에서 부분적인 제거가 가능하더라도 종양의 크기나 위치로 인해 완전 제거가 어려워 예후가 불확실할 수 있습니다.

예상질문

11 ☐☐☐ **정맥주사로 투약하는 일반 약물과는 다르게 항암제는 투약 전 혈관의 개방성을 확인하는 이유에 대해 설명해보시오.**

일혈을 예방하기 위해서입니다. 일혈은 혈관에서 조직으로 약물이 새어나가 조직이 손상되는 것입니다. 일혈을 예방하기 위해서는 최근 24시간 이내 정맥천자 한 팔이나 관절부위는 피하고 작은 카테터를 사용합니다. 혈관 확보 후 단단히 고정하고 약물주입 중 피부 변화와 혈액역류를 주의 깊게 관찰합니다. 주입 종료 후에는 생리식염수를 충분히 관류합니다.

예상질문

12 ☐☐☐ **소아암 환자는 머리가 빠지는 것에 스트레스를 굉장히 많이 받는다. 지금 빠른 조직검사를 위해 머리를 다 깎아야 되는 상황이라면 어떻게 대처할 것인가?**

환자가 느낄 수 있는 감정에 대해 공감하며 검사가 필요한 이유를 설명합니다. 탈모로 인한 스트레스와 경제적 부담을 감소시켜주기 위해 한국백혈병소아암협회에서 가발지원이 가능하다는 정보를 보호자와 환자에게 제공합니다.

PART V

그림으로 보는 임상술기

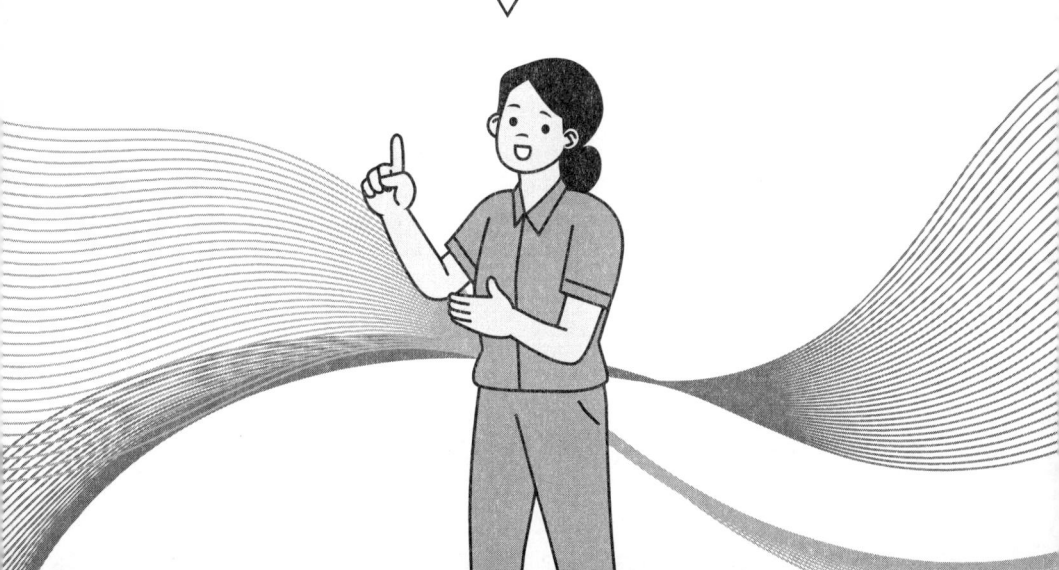

Chapter 01 활력징후 측정

출제빈도 ●●●○○
술기목적 체온, 맥박, 호흡, 혈압을 보고와 측정을 하고 정확하게 기록한다.

준비물: 초침시계, 전자체온계, 고막체온계, 아네로이드 혈압계, 청진기, 손 소독제, 소독솜, 간호기록지

✏️ 액와에서 체온 측정하는 경우(액와체온 - 맥박 및 호흡 - 혈압)

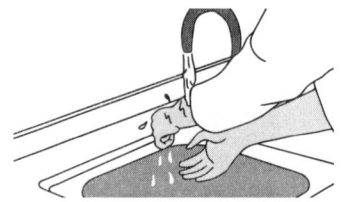

01 물품을 준비하기 전에 물과 비누로 손 위생(내과적 손 씻기)을 실시한다.

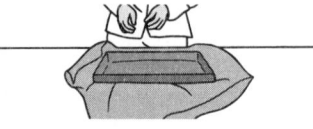

02 필요물품을 준비한 후 체온계, 혈압계, 청진기는 작동이 되는지 확인한다.

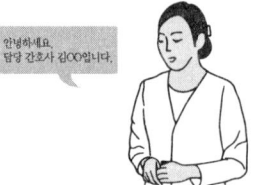

03 준비한 물품을 가지고 대상자에게 소개한다.

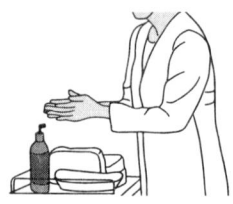

04 손 소독제로 손 위생을 실시한다.

05 대상자에게 개방형으로 질문하고, 입원 팔찌와 환자리스트를 대조하여 확인한다.

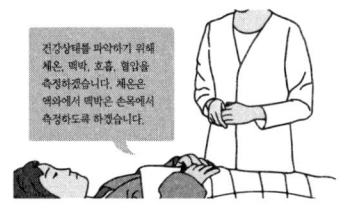

06 대상자에게 체온, 맥박, 호흡, 혈압측정의 목적과 절차를 설명한다.

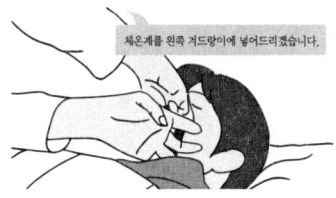

07 소독솜으로 전자체온계를 끝을 닦고 겨드랑이 중앙에 삽입하여 빠지지 않도록 지지한다.

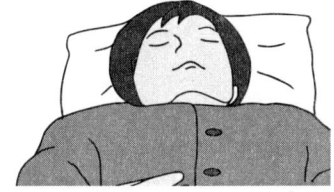

08 체온이 측정될 때까지 체온계가 유지되도록 설명한다. 이때, 대상자의 팔을 편한 자세로 놓고 이불을 내려 가슴이 보이게 한다.

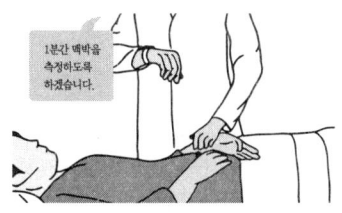

09 손가락으로 요골동맥을 찾아 맥박 부위를 확인한 후 측정한다. 이때, 엄지손가락으로는 측정하지 않도록 주의한다.

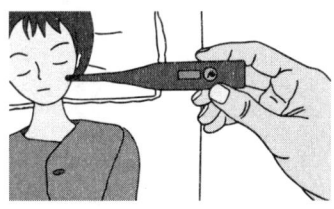

10 맥박을 측정한 후 동작을 유지하면서 호흡을 측정한다. 이때 대상자가 눈치 채지 않도록 해야 한다. 체온 측정이 완료되면 체온계를 뺀다.

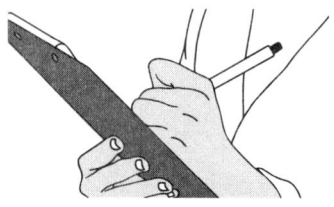

11 메모 후 대상자가 편안한 자세를 취하게 하고 대상자의 팔을 심장과 같은 높이로 들게 한 후, 팔을 노출시킨다.

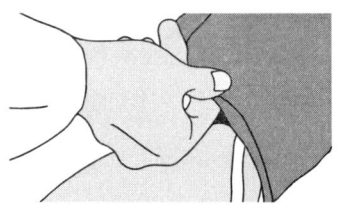

12 상완동맥 2~3cm 위에 커프 밸브에 연결된 줄이 상완동맥과 평행이 되도록 놓고 손가락 하나가 들어갈 정도의 여유를 주고 커프를 감는다.

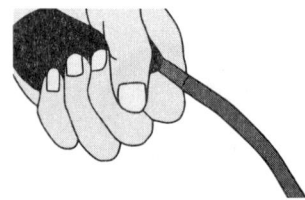

13 한 손으로 혈압계 조절 밸브를 잠그고 압력 밸브를 눌러 커프에 공기를 주입한다. 다른 손 손가락은 상완동맥 혹은 요골동맥 위에 둔다.

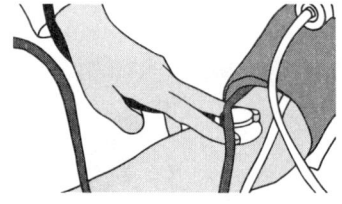

14 상완동맥이나 요골동백을 촉지하여 맥박 소실점을 확인하고 혈압계 눈금을 <u>30mmHg 정도 더 올린다.</u>

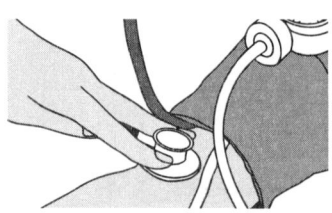

15 2mmHg/sec의 속도로 내리면서 맥박이 다시 촉지되는 지점의 눈금을 확인한다. 공기를 완전히 뺀 후 최소 15초간 기다린다. 손가락으로 상완동위에 커프를 감고 위에 청진기를 고정한다. 처음 측정 눈금보다 30mmHg 더 높게 공기를 주입한다.

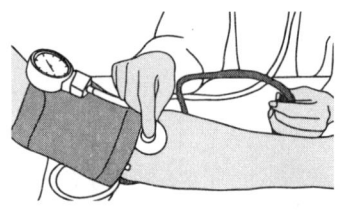

16 밸브를 천천히 열어 1초에 2mmHg씩 눈금을 내리면서 처음 소리가 들리는 지점의 수축기압 눈금을 확인한다. <u>밸브를 천천히 열어 커프에서 공기를 빼면서 소리가 사라지는 지점의 이완기압 눈금을 확인한다.</u>

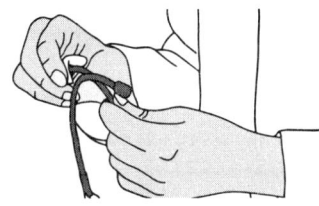 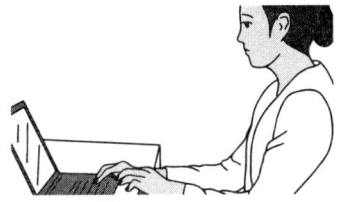

17 공기를 완전히 뺀 후 커프를 풀어 물품을 정리하고 대상자 환의를 정리한다. 물과 비누로 손 위생(내과적)을 실시한다.

18 간호기록지에 체온, 맥박, 호흡, 혈압측정치를 기록한다.

✎ 고막에서 체온 측정하는 경우(고막 체온 - 맥박 및 호흡 - 혈압, 액와체온 측정과 1~9번 절차 동일)

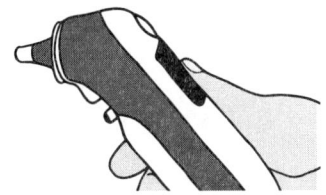 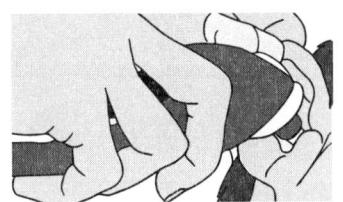

01 용기에서 탐침덮개를 꺼낸 후 탐침덮개를 고막체온계에 덮는다.

02 대상자의 머리를 한쪽으로 돌려 체온 측정할 귀를 노출시킨다. 귓바퀴를 성인은 후상방으로, 소아는 후하방으로 당긴 다음 탐침을 부드럽게 외이도로 삽입하여 체온을 측정한다.

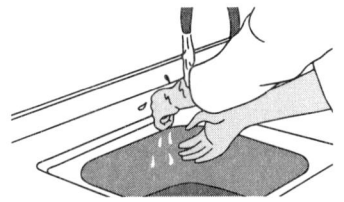 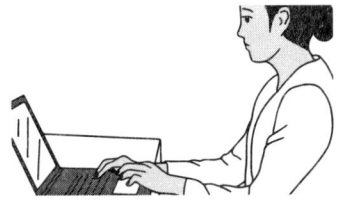

03 체온 확인 후, 탐침덮개 제거하고 물과 비누로 손 위생(내과적)을 실시한다.

04 간호기록지에 체온, 맥박, 호흡, 혈압측정치를 기록한다.

Chapter 02 경구투약

출제빈도 ●●○○○

술기목적 경구투약의 기본적인 원칙 설명과 투약 설명 후 정확하게 기록한다.

준비물 손 소독제, 투약카드, 투약 컵, 약포지, 약, 물, 물컵, 빨대(필요시), 코프시럽 약병, 휴지, 투약기록지, 간호기록지

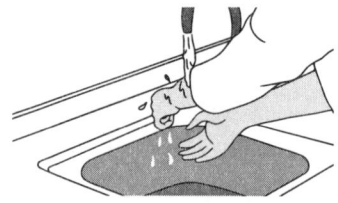

01 물품을 준비하기 전에 물과 비누로 손 위생(내과적 손 씻기)을 실시한다.

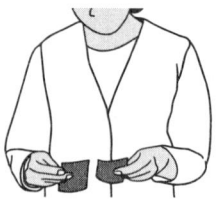

02 투약카드에서 약물이 들어있는 약포지를 꺼내어 투약처방과 투약원칙(5right)을 확인한다.

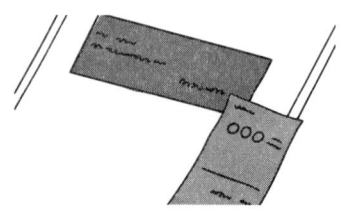

03 경구투약에 필요한 물품을 준비한다.

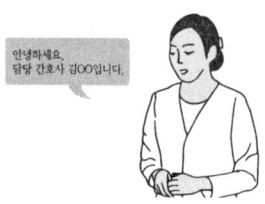

04 준비한 물품을 가지고 대상자에게 자신을 소개한다.

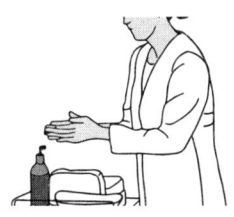

05 손 소독제로 손 위생을 실시한다.

06 대상자에게 개방형으로 질문하고, 입원 팔찌와 투약카드를 대조하여 확인한다.

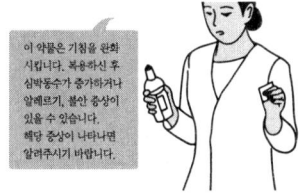

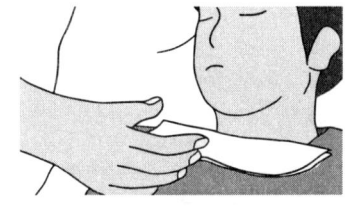

07 대상자에게 약물의 투여 목적과 작용, 유의사항을 설명한다.

08 앉거나 파울러씨 체위를 취하도록 하며, 앉는 것이 금기인 경우에는 측위를 취하도록 한다. 옷이 젖지 않도록 휴지나 종이타월을 덧대어 준다.

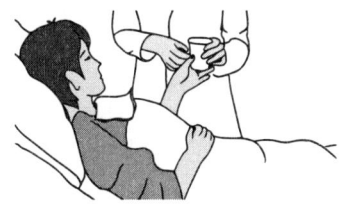

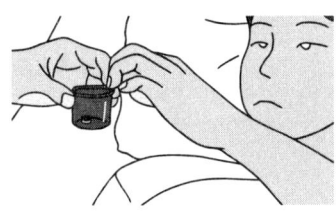

09 구강건조로 인한 연하곤란을 확인하기 위해 침이나 물을 삼켜보도록 한다.

10 알약은 한 번에 한 알씩 제공하도록 한다.

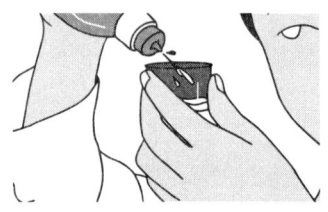

11 물약은 알약 복용 후 복용하도록 하며, 눈높이에서 용량을 확인한다.

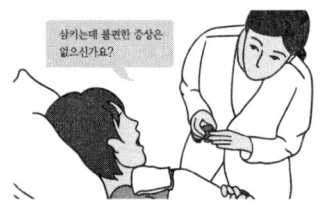

12 약물을 다 삼킬 때까지 대상자 옆을 지키며 약물 복용 여부를 확인한다. 약물 복용 여부 확인이 어려울 경우에는 대상자에게 말을 하거나 입을 움직이도록 유도한다.

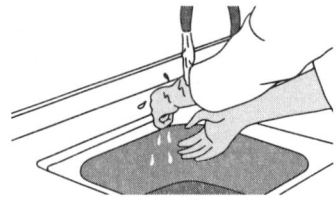

13 물과 비누로 손 위생(내과적 손 씻기)을 실시한다.

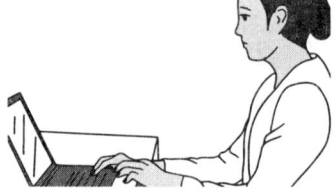

14 5right, 투약 목적, 환자의 반응, 투약을 하지 못한 이유 등의 수행결과를 간호기록지와 투약기록지에 기록한다.

경구투약 주의사항

(1) 경구투약 금기 환자

　구토 환자, 의식이 없는 환자, 연하곤란 환자, 위장관 흡인 환자

(2) 투약원칙 5right

　① 정확한 대상자 : 계획된 대상자에게 투약하는가?
　② 정확한 약물 : 대상자에게 처방된 약물이 정확한가?
　③ 정확한 용량 : 처방된 약물의 용량이 정확한가?
　④ 정확한 투약 경로 : 대상자에게 안전한 경로로 투약하는가?
　⑤ 정확한 시간 : 계획된 시간대로 투약하는가?

Chapter 03 근육주사

출제빈도 ●●●○○
술기목적 목적과 절차 설명하고 약물을 준비 후 정확하게 주사를 수행한다.

> **준비물** 손 소독제, 투약카드, 소독솜, 일회용 멸균 주사기 규격별(2~5cc) 2개씩, 약품라벨 이 붙은 앰플 2개, 투약카트, 투약기록지, 간호기록지, 일반 의료폐기물 전용용기, 손 상성폐기물 전용용기

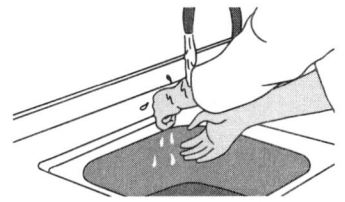

01 물품을 준비하기 전에 물과 비누로 손 위생(내과적 손 씻기)을 실시한다.

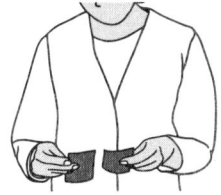

02 투약카드에서 투약처방, 대상자 등록번호, 투약원칙(5right)을 확인한다.

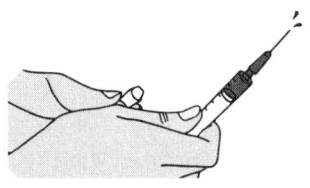

03 정확한 방법과 용량으로 근육주사에 필요한 약물을 주사기에 준비한다.

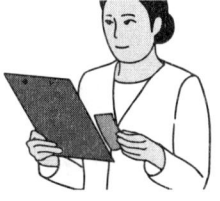

04 근육주사에 필요한 물품을 준비한다.

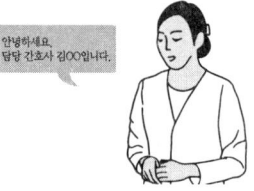

05 준비한 물품을 가지고 대상자에게 자신을 소개한다.

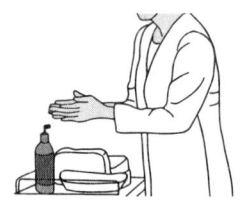

06 손 소독제로 손 위생을 실시한다.

07 개방형으로 질문하고, 입원팔찌와 투약카드를 대조하여 대상자를 확인한다.

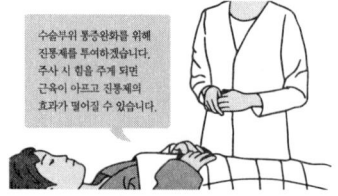

08 대상자에게 약물의 투여 목적과 작용 및 유의사항을 설명한다.

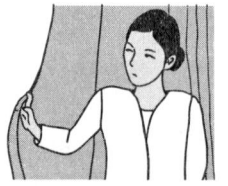

09 대상자의 사생활 보호를 위해 커튼을 친다.

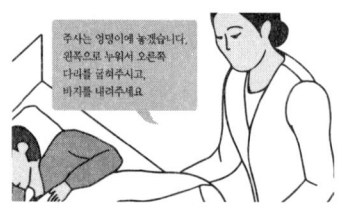

10 대상자의 상태와 약물 용량에 따라 적합한 주사 부위를 정한 후 적절한 체위를 취하도록 한다. 주사 부위를 노출하고 주사 부위를 선정한다.

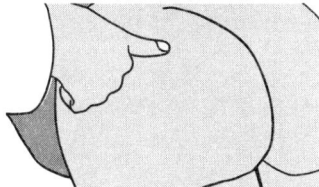

둔부의 오른쪽 복면 부위를 선정할 경우   둔부의 배면 부위를 선정할 경우

11   왼쪽 측위를 취하고 무릎 구부린 자세에서 둔부를 노출한다. 간호사는 왼쪽 손바닥을 오른쪽 대전자 위에, 집게손가락은 전상장골극 위에 둔다. 가운데 손가락은 장골능을 따라 V로 벌린 후 주사 부위를 선정한다.

12   엎으려 누운 자세에서 엄지발가락을 안쪽으로 모아 통증을 감소시킨다. 후상장골극과 대전자를 연결한 사선의 상외측이나 장골능에서 5cm 아래를 선정한다.

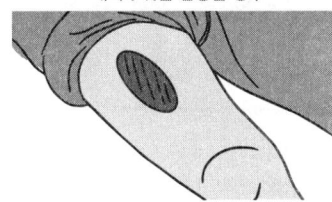
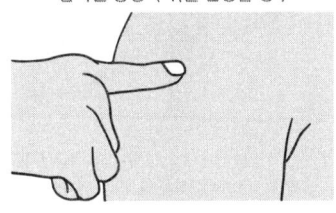

대퇴부위를 선정할 경우   삼각근 중앙 부위를 선정할 경우

13   앉거나 누운 자세에서 대퇴부위를 노출시킨다. 전상장골극과 슬개곡 사이를 이등분한 가운데 부분인 대퇴직근 부위, 또는 대전자와 외측과 사이를 삼등분한 가운데 부분인 외측광근을 주사 부위로 선정한다.

14   앉거나 선 자세 또는 측위에서 어깨를 노출한다. 상박의 외측과 견봉돌기에서 5cm 아래 부위를 주사 부위로 선정한다.

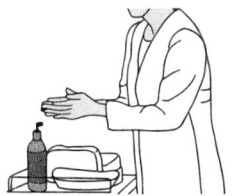
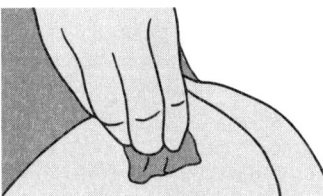

15   손 소독제로 손 위생을 실시한다.

16   주사할 부위를 소독솜으로 안쪽에서 바깥쪽으로 직경 5~8cm 정도를 둥글게 닦아낸다.

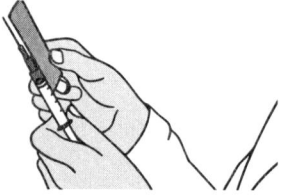

17 소독약이 마르면 투약카드를 보고 약을 확인하고 주사를 준비한다.

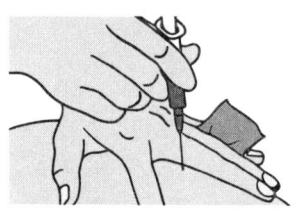

18 주사바늘을 90도로 유지하여 주사 부위에 재빨리 삽입한다.

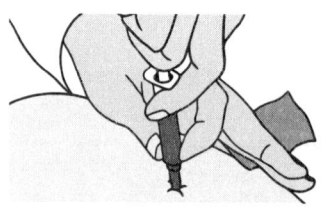

19 주사기를 잡은 손으로 주사기 내관을 살짝 뒤로 당겨 혈액이 나오지 않으면 약물을 주입한다. 주사기에 혈액이 보이면 주사기 빼내어 버리고 다시 처음부터 주사 준비를 한다.

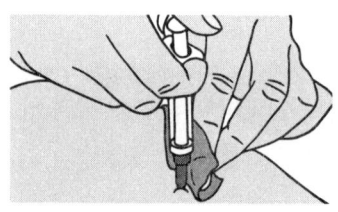

20 약물주입이 끝나면 소독솜으로 주사 부위를 누른다. 주사를 삽입했던 각도로 주사기를 뺀다.

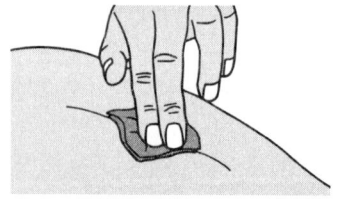

21 소독솜을 댄 채로 주사 부위를 마사지한다. 제거 후 출혈이 있는 경우, 주사 부위 1~2분간 소독솜으로 압박한다.

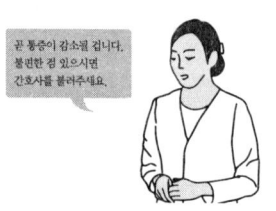

22 기대효과를 설명하고 소독솜을 트레이에 놓고 환의를 입힌 후 대상자의 자세를 편안하게 해준다. 커튼을 걷는다.

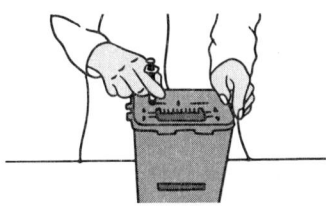
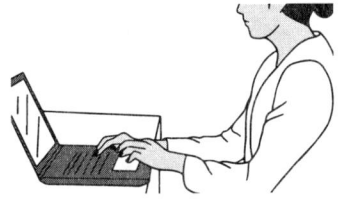

23 손상성 폐기물과 일반 의료 폐기물을 구분하여 사용한 물품을 정리하고 물과 비누로 손 위생(내과적 손 씻기)을 실시한다.

24 <u>5right</u>, 필요시 투약 목적, 환자의 반응, <u>투약하지 못한 이유</u> 등의 수행결과를 간호기록지와 투약기록지에 기록한다.

근육주사 부위의 특징

(1) 둔부의 복면부위 (Ventrogluteal)

- 큰 혈관 및 주요 신경분포가 없음
- 깊은 근육으로 안전함
- 점도 높고 자극적인 약물 투약 선호부위

(2) 외측광근 (Vastus lateralis)

- 빠른 약물 흡수
- 주요 신경 및 혈관분포가 적음
- 영유아 예방접종 부위

(3) 삼각근 (Deltoid site)

- 용량이 적은 근육주사에 이용
- 근육발달이 적은 영유아는 적용하지 않음
- 영유아 및 성인의 예방접종 부위
- B형 감염 및 광견병 접종 시

Chapter 04 피하주사

출제빈도 ●●○○○
술기목적 목적과 절차 설명하고 약물을 준비 후 정확하게 주사를 수행한다.

준비물	손 소독제, 투약카드, 소독솜, 장갑(필요시), 간이혈당측정기, 검사지(Strip), 채혈기 (Penlet), 채혈침(Lancet), 인슐린 주사기, 주사용 인슐린, 투약기록지, 간호기록지, 혈당기록지, 피하주사 부위 그림, 일반 의료폐기물 전용용기, 손상성폐기물 전용용기, 투약카트

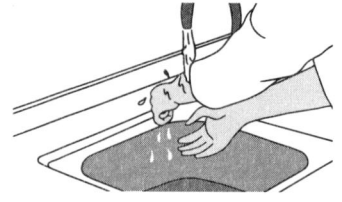

01 물품을 준비하기 전에 물과 비누로 손 위생(내과적 손 씻기)을 실시한다.

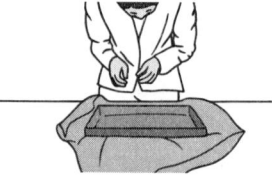

02 필요물품을 준비한다.

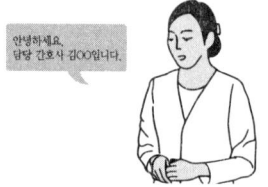

03 준비한 물품을 가지고 대상자에게 자신을 소개한다.

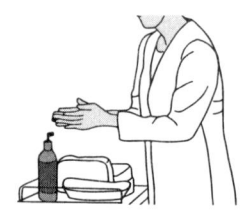

04 손 소독제로 손 위생을 실시한다.

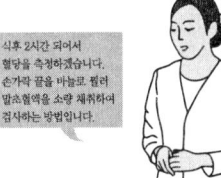

05   개방형으로 질문하고, 입원팔찌와 환자 리스트를 대조하여 대상자를 확인한다.

06   대상자에게 혈당측정 목적과 절차를 설명한다.

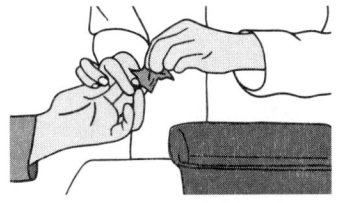
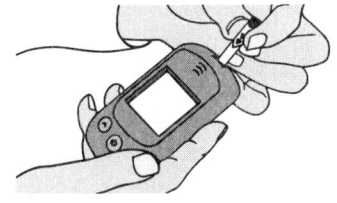

07   대상자의 손가락 끝에 채혈이 적절한 지 확인 후 소독솜으로 닦고 말린다.

08   채혈기에 채혈침을 끼워 대상자 피부상태에 맞도록 삽입 깊이를 조절한다.

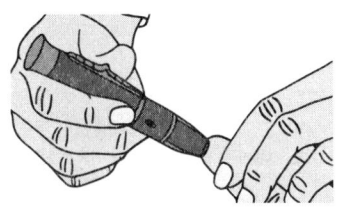
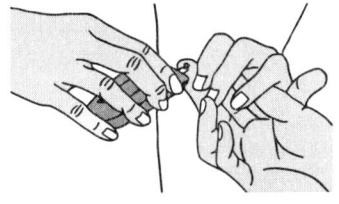

09   혈당측정기 전원을 켜고 검사지를 삽입한다. 손가락 끝부분에 채혈기를 놓고 채혈침을 피부에 순간적으로 천자한다.

10   흐르는 혈액방울을 검사지에 묻히고 천자부위는 소독솜으로 누른다.

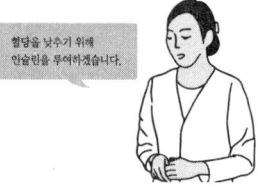

11 혈당수치를 확인하고 메모한다. 대상자에게 혈당측정 결과를 설명해준다.

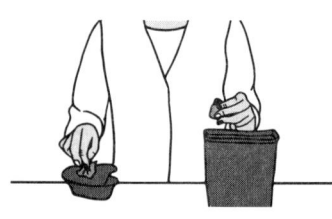

12 손상성 폐기물에 채혈침, 일반 의료 폐기물에는 소독솜과 검사지를 구분하여 버리고 사용한 물품을 정리한 뒤 손 위생을 실시한다.

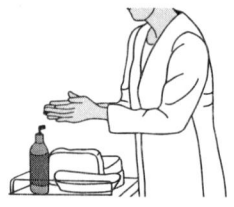

13 손 소독제로 손 위생을 실시한 후 혈당 기록지에 측정치를 기록한다.

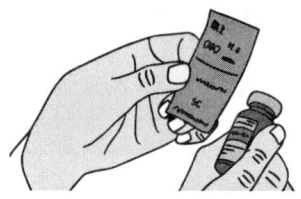

14 혈당측정치를 기록하고 측정치에 따라 R-I Scale에 따른 투약할 인슐린 양을 확정한 후 투약카드를 준비한다.

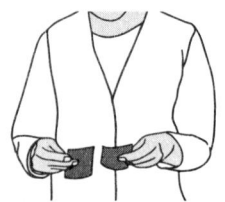

15 투약카드에서 투약처방, 대상자 등록번호, 투약원칙(5rights)을 확인한다.

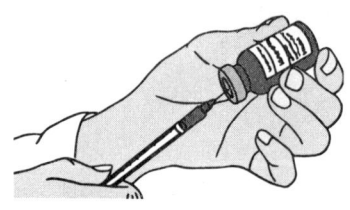

16 정확한 양의 인슐린을 주사기에 준비하고 필요한 물품을 준비한다.

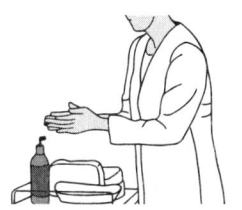 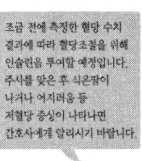 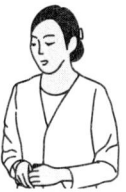

17 손 소독제로 손 위생을 실시하고 입원팔찌와 환자리스트를 대조하여 대상자를 확인한다.

18 대상자에게 약물의 투여 목적과 작용, 유의사항을 설명한다.

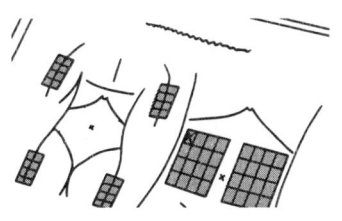 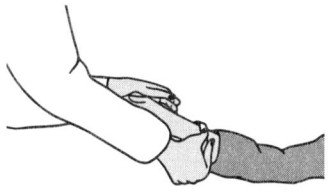

19 인슐린 주사 부위 기록지(그림표)를 확인하고 주사 부위를 사정한다.

20 대상자에게 편한 자세를 취하도록 하며 주사 부위의 타박상, 부종, 민감성, 경결, 변색유무, 이전 주사 부위 등을 확인하고 교대로 주사해야 할 부위를 확인한다.

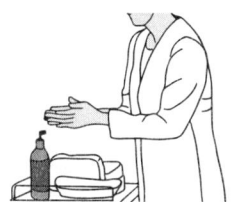 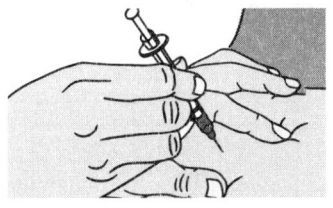

21 손 위생을 위해 손 소독을 실시한다. 주사할 부위를 소독솜으로 안쪽에서 바깥쪽으로 직경 5~8cm 정도를 둥글게 닦아낸다.

22 주사바늘 뚜껑을 제거한다. 주사기를 잡지 않은 손으로 주사 부위 주변의 피부를 팽팽하게 잡고 주사바늘을 45~90°로 빠르고 정확하게 삽입한다.

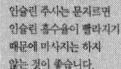
인슐린 주사는 문지르면 인슐린 흡수율이 빨라지기 때문에 마사지는 하지 않는 것이 좋습니다.

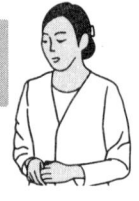

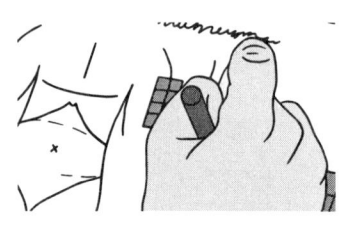

23 약물주입이 끝나면 소독솜으로 주사 부위를 누르면서 주사기를 재빨리 빼고 트레이에 놓는다. 소독솜으로 살짝 누르고 마사지는 하지 않는다.

24 소독솜을 트레이에 놓고 환의를 입힌 후 대상자의 자세를 편안하게 해준다. 기록지에 주사시행 사항(날짜, 시간, 서명)을 기록한다.

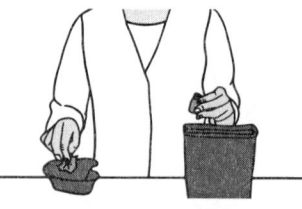

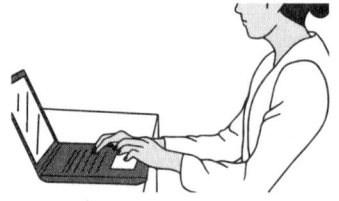

25 손상성 폐기물과 일반 의료 폐기물을 구분하여 사용한 물품을 정리하고 물과 비누로 손 위생(내과적 손 씻기)을 실시한다.

26 5right, 투약 목적, 대상자의 반응, 투약을 하지 못한 이유, 혈당측정결과, 인슐린 투여량 등의 수행결과를 간호기록지와 투약기록지에 기록한다.

❤ 혈당정상수치

범위	수치
공복	• 정상 : < 100mg/dL • 혈당부전 : 100 ~ 126mg/dL • 당뇨병 의심 : > 140mg/dL
식후 2시간	정상 : < 140mg/dL
저혈당	60mg/dL 이하

Chapter 05 피내주사

출제빈도 ●●●●◐

술기목적 목적과 절차 설명하고 약물을 준비 후 정확하게 수행하고 결과를 판독한다.

준비물 손 소독제, 소독솜, 투약카드, 투약기록지, 1mL 주사기 2개, 5mL 주사기, 주사용 바이알, 증류수 앰플(주사용), 일반의료폐기물 전용용기, 손상성폐기물 전용용기, 투약카트

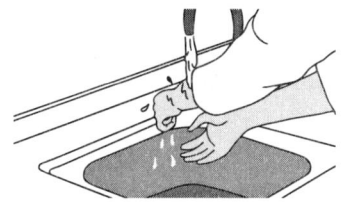

01 물품을 준비하기 전에 물과 비누로 손 위생(내과적 손 씻기)을 실시한다.

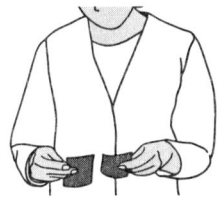

02 투약카드에서 투약처방, 대상자 등록번호, 투약원칙(5right)을 확인한다.

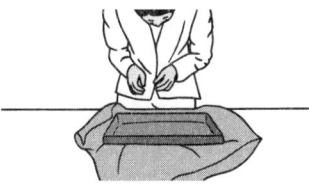

03 피부반응 검사용 약물 준비에 필요한 용품을 준비하고 주사기로 주사용 증류수 5mL를 빼낸다.

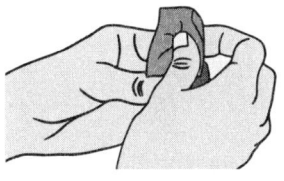

04 약물이 든 바이알의 고무마개를 소독솜으로 닦는다.

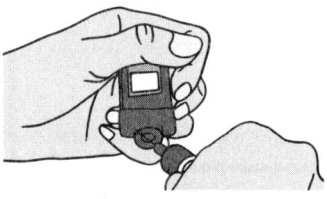

05 바이알에 1g의 약물이 들어있는 경우, 바이알에 5mL의 증류수나 생리식염수를 멸균적으로 주입한다(0.5g/v — 2.5mL, 1g/v — 5mL, 2g/v — 10mL mix).

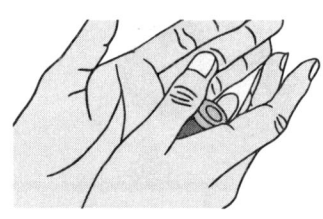

06 바이알에 들어있는 분말이 완전히 녹을 때까지 기포가 생기지 않게 천천히 흔들어준다.

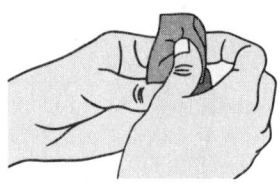

07 바이알 고무마개를 소독솜으로 다시 소독한다. 1mL주사기로 바이알에서 0.1mL 약물을 뽑고 증류수(또는 생리식염수) 0.9mL를 더 넣어 총량 1mL가 되게 한다 (20mg/mL).

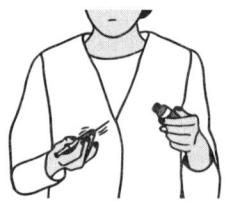

08 주사기를 흔들어 약물을 희석한다.

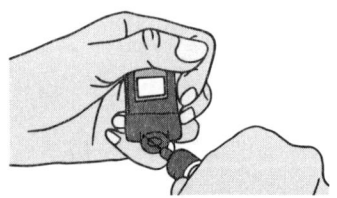

09 주사기 약물 0.9mL를 버리고 0.1mL만 남긴 상태에서 다시 증류수 0.9mL를 더 넣어 총량 1mL로 희석한다(2mg/mL).

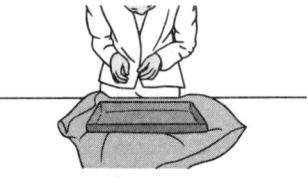

10 피내주사에 필요한 물품을 준비한다.

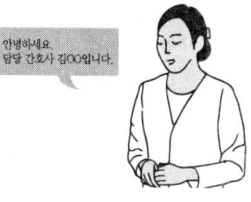
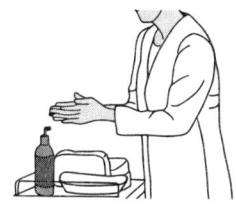

11 준비한 물품을 가지고 대상자에게 자신을 소개한다.

12 손 소독제로 손 위생을 실시한다.

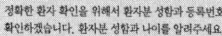
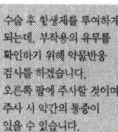
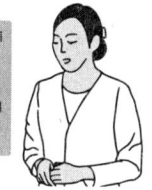

13 개방형으로 질문하여 대상자를 확인하고 입원팔찌와 투약카드를 대조하여 대상자를 확인한다.

14 대상자에게 약물의 투여 목적과 절차를 설명하고 적절한 피내주사 부위를 선정한 뒤, 편안한 자세를 취하게 한다.

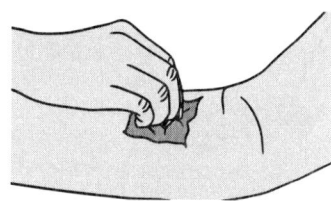
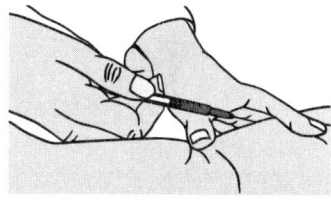

15 손 소독 후, 주사할 부위를 소독솜으로 안쪽에서 바깥쪽으로 직경 5~8cm 정도를 둥글게 닦아낸다. 소독액이 마르기를 기다린다.

16 주사 부위에서 2~3cm 떨어진 피부를 팽팽하게 잡아당긴다. 표피 아래 진피층에 10~15° 각도로 삽입한다. 낭포가 형성될 때까지 약물을 천천히 주입한다.

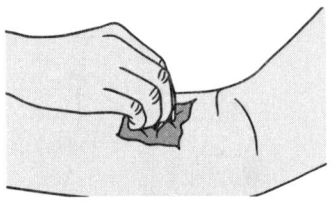

17 주사를 빼며 약물이 나와 물기가 생긴 경우, 마른 소독솜으로 닦아 준다.

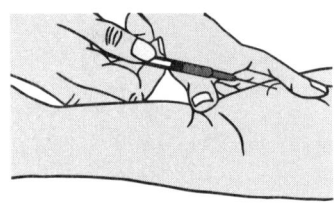

18 음성대조군이 필요한 경우에 1mL 주사기에 생리식염수 채워 주사 부위에서 3~4cm 떨어진 옆이나 반대쪽 팔의 대칭 부위에 같은 양을 주사한다.

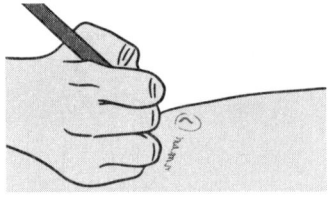

19 낭포 경계 표시 후 주사 약물명과 투여 시간을 기록한다. 이때 주사 부위는 마사지 하지 않는다.

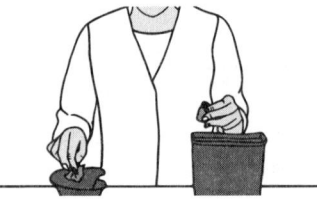

20 주사바늘은 손상성 폐기물에 주사기는 일반 의료 폐기물을 구분하여 사용한 물품을 정리하고 내과적 손 씻기를 실시한다.

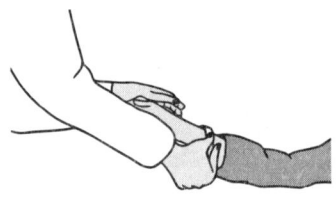

21 15분 후 반응을 관찰하고 피부 결과를 판독한다.

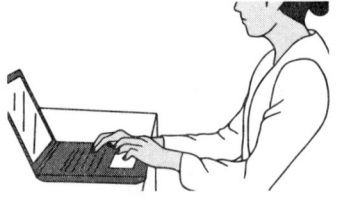

22 5right, 피부반응 결과, 필요시 투약 목적, 환자의 반응, 투약하지 못한 이유 등의 수행결과를 간호기록지와 투약기록지에 기록한다.

Chapter 06 정맥 수액 주입

출제빈도 ●●●●○
술기목적 목적과 절차 설명하고 약물을 준비 후 용량과 속도를 조절하여 수행한다.

준비물: 손 소독제, 소독솜, 투약카드, 투약기록지, 수액백(5% Dextrose Water 500mL), 수액세트, 수액걸대(IV pole), 곡반(Kidney basin), 22~24G 혈관 카테터(Angio catheter), 투명 필름 드레싱, 일반의료폐기물 전용용기, 손상성폐기물 전용용기, 지혈대(Tour niguet), 투약카트, 수액백 부착용 라벨

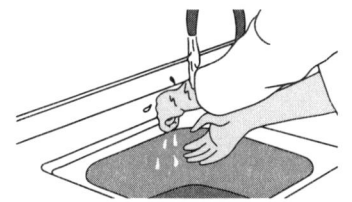

01 물품을 준비하기 전에 물과 비누로 손 위생(내과적 손 씻기)을 실시한다.

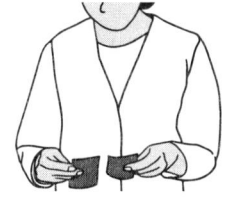

02 투약카드에서 투약처방, 대상자 등록번호, 투약원칙(5right)을 확인한다.

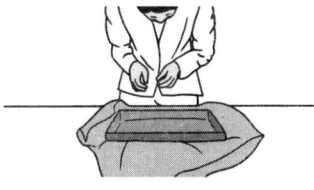

03 수액에 필요한 물품을 준비한다. 수액의 유효일자와 이물질 유무를 확인한 후 수액백에 날짜, 등록번호, 수액명, 용량 등이 적힌 라벨을 붙인다. 수액과 수액세트를 연결한다.

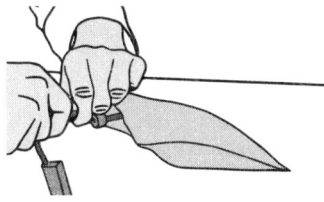

04 수액백의 고무마개를 소독솜으로 닦은 후 수액세트 조절기 잠그고 수액세트를 꽂는다. chamber의 1/2 정도를 수액으로 채운다.

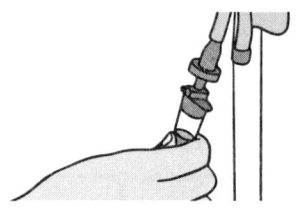
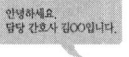
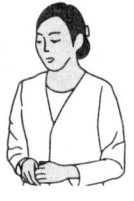

05 수액백을 높이 들고 수액이 흐르게 한다. 튜브에 공기를 제거하고 조절기를 잠근다.

06 준비한 물품을 가지고 대상자에게 자신을 소개한다.

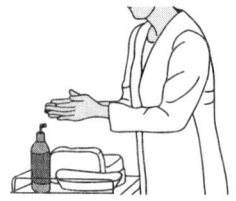

07 손 소독제로 손 위생을 실시한다.

08 개방형으로 질문하여 대상자를 확인하고 입원팔찌와 투약카드를 대조하여 대상자를 확인한다.

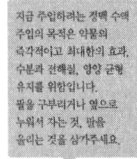
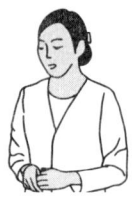
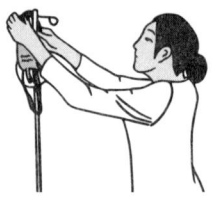

09 대상자에게 약물의 투여 목적과 효과, 주의사항, 방법을 설명한다.

10 걸대에 수액백을 걸고 수액세트를 대상자에게 주사 부위 가까이 두고 대상자가 편한 자세를 취하도록 한다. 팔은 심장보다 낮게 두어 정맥상태를 확인한다.

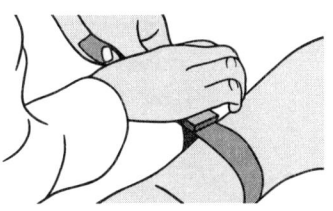 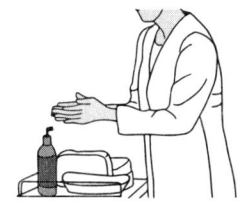

11 정맥이 곧고 두드러진 부분을 주사 부위 택하고 천자할 정맥 12~15cm 위에 지혈대 묶는다.

12 손 소독제로 손 위생을 실시한다.

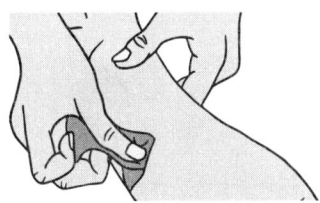 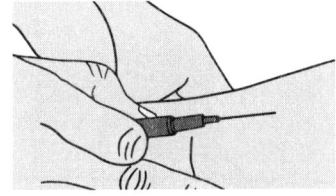

13 소독솜으로 천자할 정맥의 안쪽에서 바깥쪽으로 직경 5~8cm를 둥글게 닦아낸다.

14 천자 부위에서 2~3cm 떨어진 피부를 팽팽하게 당긴다. 다른 손으로 카테터 사면이 위로 오도록 한다. 혈류 방향을 따라 15~30°의 각도로 정맥 내에 카테터를 삽입한다.

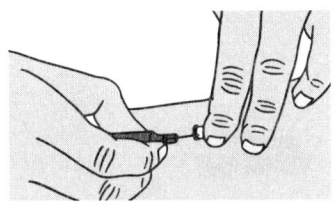 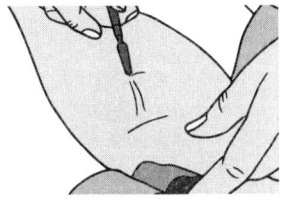

15 카테터에 혈액이 역류하면 카테터의 삽입각도를 조금 눕히면서 혈관에 넣고 탐침을 빼낸다.

16 카테터가 완전히 삽입되면 지혈대를 풀어준다. 한 손으로 혈액이 흐르지 않도록 눌러주고 다른 손으로 탐침을 빠르게 제거한다.

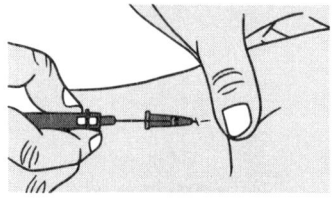

17 혈액이 카테터로 역류하지 않도록 삽입 부분을 잡고 다른 손으로 조절기를 풀어 수액 주입여부와 부종, 통증 등의 침윤증상 여부를 확인한다.

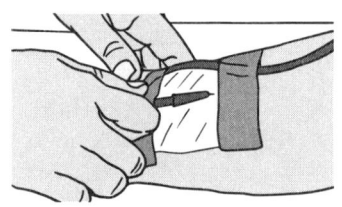

18 주입속도를 처방에 따라 조절하고 카테터가 꺾이지 않게 고정되도록 투명 드레싱 또는 반창고를 부착한다.

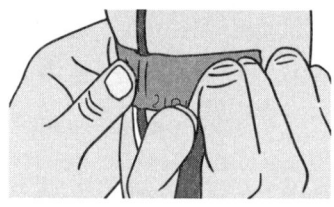

19 카테터의 삽입 날짜, 시간, 크기를 고정용 반창고나 투명 드레싱에 기입한다.

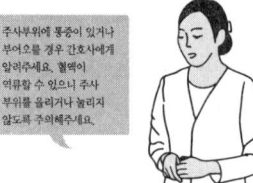

20 대상자가 편안한 자세를 취하도록 돕는다.

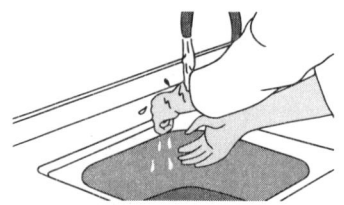

21 손상성 폐기물과 일반 의료 폐기물을 구분하여 사용한 물품을 정리하고 물과 비누로 손 위생(내과적 손 씻기)을 실시한다.

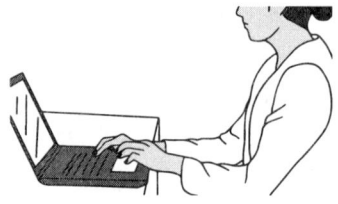

22 <u>5right, 필요시 투약 목적, 환자의 반응, 투약하지 못한 이유 등의 수행결과를 간호기록지에 기록한다.</u>

Chapter 07 수혈

출제빈도 ●●●●◐
술기목적 주입속도에 맞춰 주입하고 부작용 확인하며 수행한다.

준비물 손 소독제, 소독솜, 장갑, 투약카드, 투약카트, 초침시계, 곡반, 간호기록지, 라벨부착된 혈액제제 백, 혈액 종류에 따른 수혈세트, 수액 걸대(IV pole), 3-Way Stopcock, 청진기, 혈압계, 체온계, 수혈 동의서, 일반의료폐기물 전용용기, 손상성폐기물 전용용기

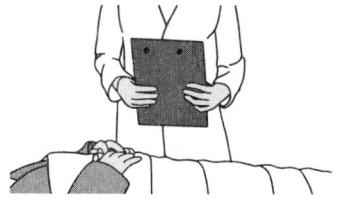

01 수혈처방을 확인한 후 수혈 동의서를 확인한다.

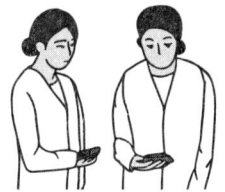

02 의료인 2인이 적십자 혈액원 스티커와 본원 혈액부착 스티커에 기재된 대상자 이름, 성별, 나이, 등록번호, 혈액제제, 고유번호, 혈액형, 유통기한, 상태, 혼탁도, 색상, 기포 등을 확인한 후 서명한다.

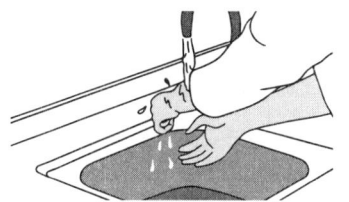

03 물과 비누로 손 위생(내과적 손 씻기)을 실시한다.

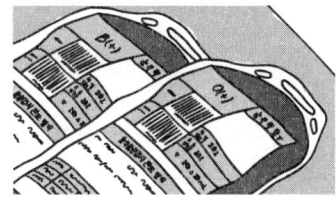

04 필요한 물품을 준비한다.

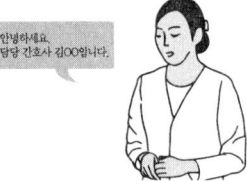

05 준비한 물품을 가지고 대상자에게 자신을 소개한다.

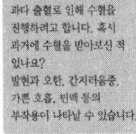

06 개방형으로 질문하여 대상자를 확인하고, 입원팔찌와 환자리스트를 대조하여 대상자와 혈액형을 확인한다. <u>의료인 2인이 실시한다.</u>

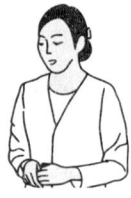

07 수혈 경험이나 부작용 경험 유무를 확인하고 수혈의 목적과 부작용을 설명한다.

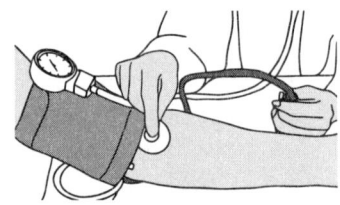

08 수혈을 진행하기 전에 활력징후를 측정한다.

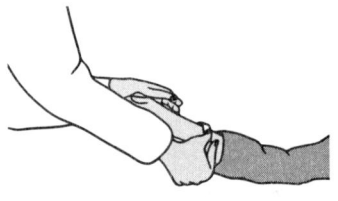

09 피부상태, 가려움증 등 대상자 상태를 관찰한다.

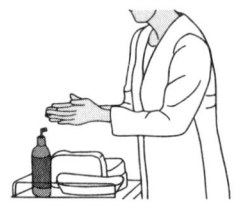

10 손 소독제로 손 위생을 실시하고 청결장갑을 착용한다.

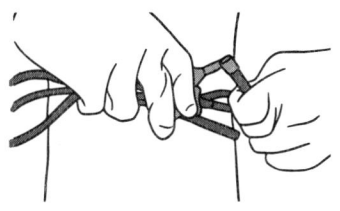
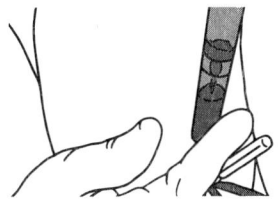

11 수혈세트를 꺼내어 조절기를 완전히 잠근다. 삽입침을 정확하게 혈액백에 삽입하여 수혈세트와 연결한다.

12 Drip chamber에 2/3~3/4이상 혈액을 채운다. 조절기를 열고 공기를 완전히 빼낸다.

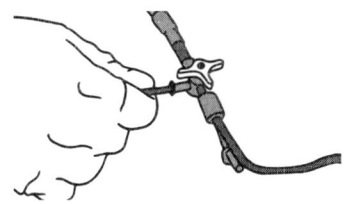
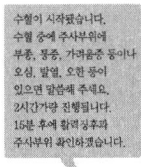
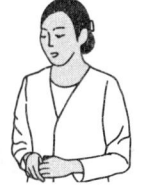

13 3-Way Stopcock 연결 부위를 소독하고 수혈세트를 연결한다. 조절기를 열어 다른 수액이 주입되지 않고 혈액제제가 주입되도록 한다.

14 수혈이 부작용 없이 제대로 진행되는지를 확인한다. 주입속도는 첫 15분 동안 15~20gtts/min으로 조절한다. 청결장갑을 벗고 대상자에게 주의사항 및 부작용을 설명한다.

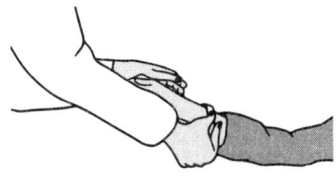
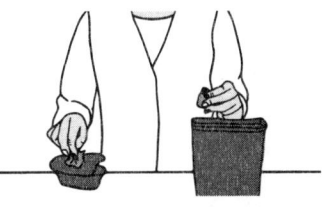

15 수혈 부작용 확인을 위해 활력징후 변화를 관찰하고 주사 부위를 측정한다.

16 손상성 폐기물과 일반 의료 폐기물을 구분하여 사용한 물품을 정리한다.

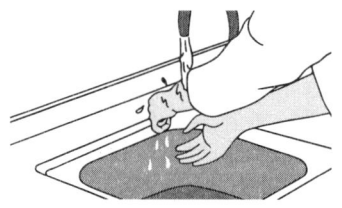
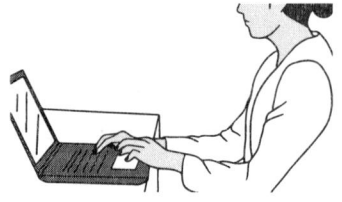

17 물과 비누로 손 위생(내과적 손 씻기)을 실시한다.

18 혈액제제의 종류, 혈액형, Irradiation 유무, 수혈 양, 수혈 시작 시간, 주입속도, 수혈 이전·중간·이후 활력징후, 부작용 여부 등의 수행결과를 간호기록지에 기록한다.

♡ 수혈 부작용

범위	수치
용혈반응	• 증상 : 오한, 열, 빈맥, 두통, 저혈압, 호흡곤란, 청색증 등 • 간호 : 수혈 후 첫 15분 동안 15gtt/min로 주입하여 부작용을 관찰, 이상반응 시 즉시 수혈을 중단하고 식염수로 정맥주입 유지
발열	• 증상 : 오한, 열, 두통 • 간호 : 즉시 수혈 중단, 처방된 해열제 투여, 30분마다 v/s 측정
알레르기 반응	• 증상 : 두드러기, 천식, 전신 가려움, 발적 • 간호 : 천천히 수혈하되 반응이 심할 경우 수혈 중지, 의사에게 보고 후 항히스타민제 투여
순환기계 부담	• 증상 : 호흡곤란, 기좌호흡, 청색증 등 • 간호 : 순환기계 부담되지 않도록 적합한 주입속도 유지, 처방에 따라 이뇨제 및 산소 투여

Chapter 08 간헐적 위관영양

출제빈도 ●●●○○

술기목적 위관영양의 목적과 절차를 설명하고 정확히 수행 후 기록한다.

준비물: 손 소독제, 관장용 주사기(50mL), 처방 위관영양액, 영양액 주입 용기 및 세트, 물, 곡반, 간호기록지

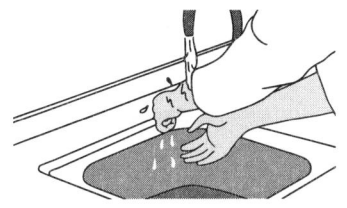

01 물품을 준비하기 전에 물과 비누로 손 위생(내과적 손 씻기)을 실시한다.

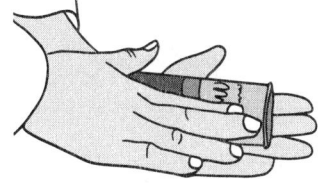

02 필요물품을 준비하고 처방된 위관영양액을 체온과 비슷하게 데운다.

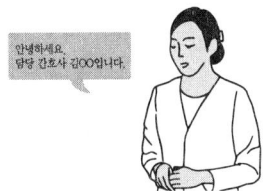

03 준비한 물품을 가지고 대상자에게 자신을 소개한다.

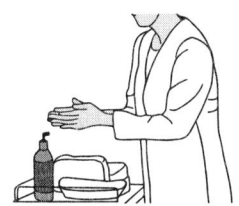

04 손 소독제로 손 위생을 실시한다.

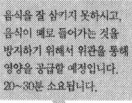
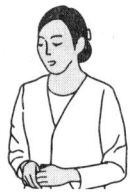

05 개방형으로 질문하여 대상자를 확인하고, 입원팔찌와 환자리스트를 대조하여 대상자를 확인한다.

06 대상자에게 위관영양의 목적과 절차를 설명한다.

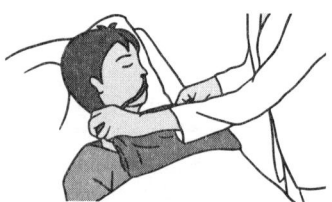
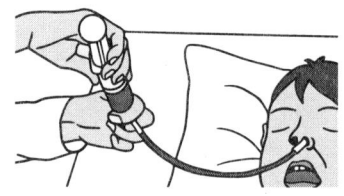

07 금기가 아닌 경우 반좌위 또는 오른쪽 측위를 취하게 한 뒤, 옷이 젖지 않도록 수건을 덧댄 후 손 소독제로 손 위생을 실시한다.

08 고정된 위관을 꺾고 위관마개를 제거한다. 소량의 공기가 든 주사기를 위관에 연결하고 꺾인 위관을 풀어준다. 공기를 주입하여 내용물을 흡인하고 위관 위치를 확인한다.

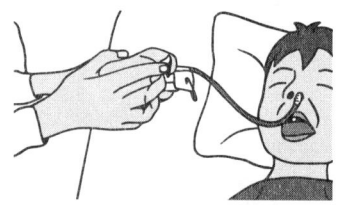
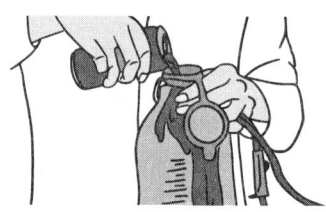

09 내용물이 소화액인 경우 다시 위로 주입한다. 위 내용물이 250mL 이상 소화가 되지 않았으면 영양을 중지하고 의사에게 보고한다.

10 주사기를 분리한 후 위관마개를 막아 공기유입을 방지한다. 주입세트 조절기를 잠근 후 주입용기에 체온정도로 데운 영양액을 채우고 뚜껑을 닫는다.

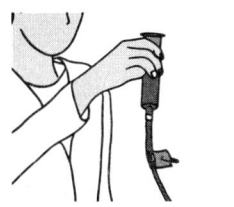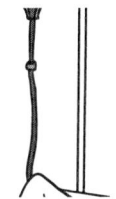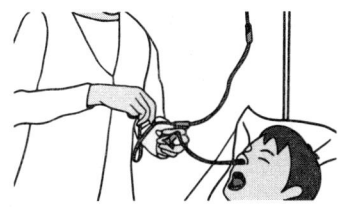

11 Chamber 1/2 채운 후 공기를 끝부분까지 제거하고 걸대에 건다. 주사기 내관을 제거하고 위관마개를 열어 주사기를 연결하여 15~30mL 실온의 물을 위관에 천천히 주입한다.

12 주사기를 제거한 뒤에 위관에 Feeding bag을 연결하고 위관영양액 주입속도는 50mL/min 이하로 한다. 위관영양액 주입을 끝나면 용기를 제거한다.

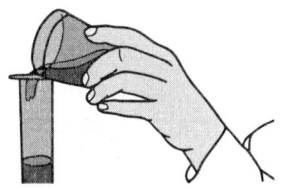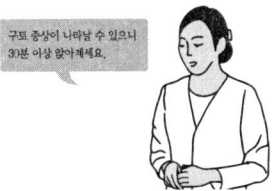

13 위관 개방성 유지를 위해 30~60mL 실온의 물을 부어 위관을 세척한다. 물이 전부 주입되기 직전에 주사기를 빼고 위관마개를 막은 다음 위관을 원래대로 고정한다.

14 구토를 방지하기 위해 대상자를 30분 이상 반좌위를 유지시킨다.

(구토 증상이 나타날 수 있으니 30분 이상 앉아계세요.)

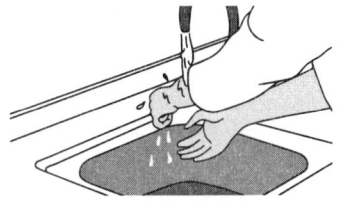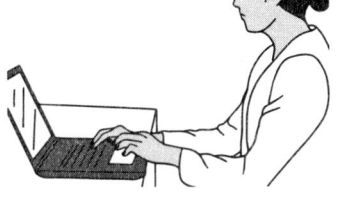

15 손상성 폐기물과 일반 의료 폐기물을 구분하여 사용한 물품을 정리한다. 물과 비누로 손 위생(내과적 손 씻기)을 실시한다.

16 날짜, 시간, 용액의 양, 형태, 주입시간, 반응, 팽만감이나 구토증상 여부, 자세 등의 수행결과를 간호기록지에 기록한다.

Chapter 09 단순도뇨

출제빈도 ●●●○○
술기목적 단순도뇨 목적과 절차를 설명하고 물품을 준비 후 정확히 수행한다.

준비물 손 소독제, 소독솜, 이동감자, 멸균 장갑, 1회용 장갑, 거즈, 도뇨세트(Forcep, 마른 거즈, 종지, 공포), 단순도뇨관(각 2개의 5~10#), 멸균 윤활제, 쟁반, 곡반, 1회용 방수포, 홑이불(필요시), 소변기, 간호기록지

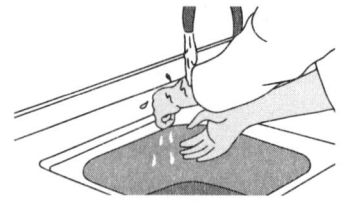

01 물품을 준비하기 전에 물과 비누로 손 위생(내과적 손 씻기)을 실시한다.

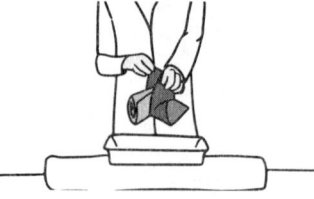

02 도뇨세트를 펼치고 종지에 소독솜과 마른거즈를 놓고 공포를 넣는다.

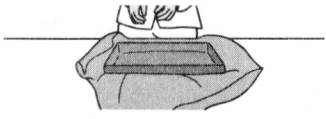

03 도뇨관(여자 6~7#, 남자 7~8#)을 준비한다. 무균적으로 세트 속에 넣고 멸균 윤활제를 짠 뒤, 세트를 무균 포장한다.

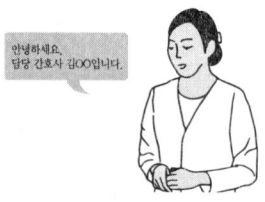

04 필요한 물품을 준비하고 대상자에게 자신을 소개한다.

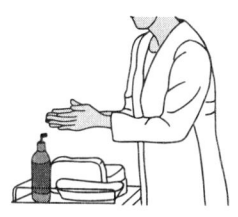

05 손 소독제로 손 위생을 실시한다.

06 개방형으로 질문하여 대상자를 확인하고, 입원팔찌와 환자리스트를 대조하여 대상자를 확인한다.

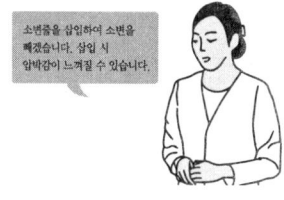

07 대상자에게 목적과 절차를 설명한다.

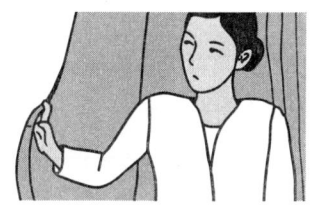

08 사생활 보호를 위해 커튼을 친다.

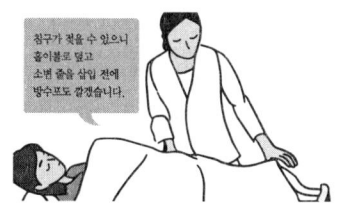

09 바르게 눕도록 한 뒤 침구를 내리고 홑이불을 덮어준다. 방수포를 대상자 둔부 밑에 깔아준다.

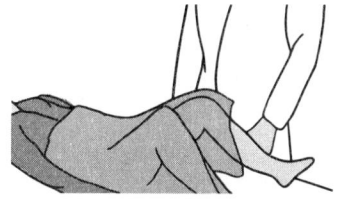

10 여성은 하의를 벗긴 후 배횡와위를 취하고 60cm 정도 다리를 벌리도록 한다. 남자의 경우에는 바르게 누운 뒤 회음부만 노출한다.

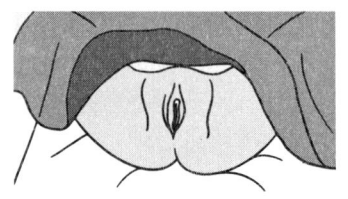

11 복부위로 홑이불을 올리고 대상자에게 주의사항을 설명한다. 도뇨세트를 대상자 다리 사이에 놓고 펼친다.

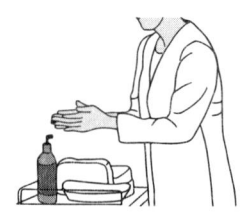

12 손 소독제로 손 위생을 실시한다.

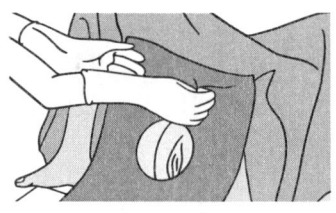

13 멸균 장갑을 무균적으로 착용한다. 노출 부위가 오염되지 않도록 공포로 덮는다.

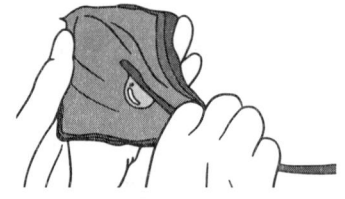

14 도뇨관 끝 5cm에 윤활제를 바른다. 찬 느낌이 있을 수 있음을 설명한다.

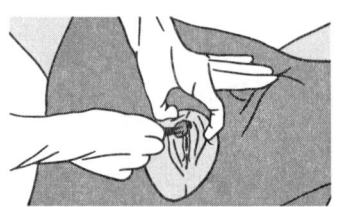

15 외음부 주위를 소독 후, 한 손으로 엄지와 검지로 음순을 벌리고 요도를 노출한다. 한 번 소독할 때 소독솜을 하나씩 사용한다. 여성은 양쪽 대음순－양쪽 소음순－요도 순으로 위에서 아래를 소독한다.

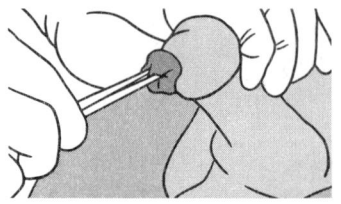

16 남성은 엄지와 검지 손가락으로 음경을 잡고 포피를 잡아당긴 후 요도구 바깥쪽으로 동글게 닦고 버린다.

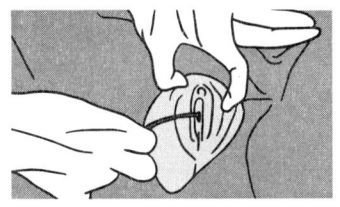 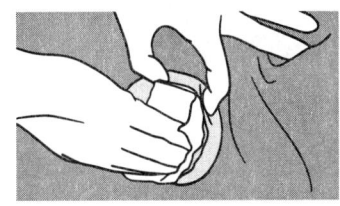

17 도뇨관 삽입 시 음순은 벌린 상태로 유지하고 삽입 전에 대상자에게 알려주어 긴장을 풀도록 유도한다. 여자는 5~8cm, 남자는 12~18cm 도뇨관을 요도 후상방으로 삽입한다.

18 소변이 흘러나오면 도뇨관은 2~4cm 더 넣고 소변이 곡반에 흘러 나오게 한다. 소변이 나오지 않으면, 도뇨관을 천천히 돌리면서 뺀 후 마른 거즈로 요도구와 주위를 닦는다.

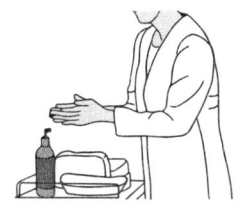 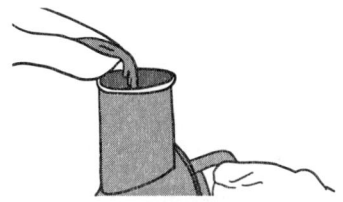

19 공포를 치우고 장갑을 벗고 손 소독제로 손 위생을 실시한다.

20 대상자를 편하게 해준 뒤 일회용 장갑을 착용 후 소변량을 측정한다.

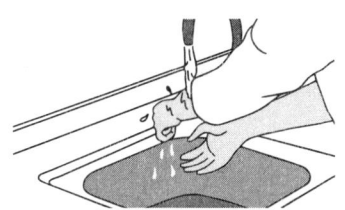 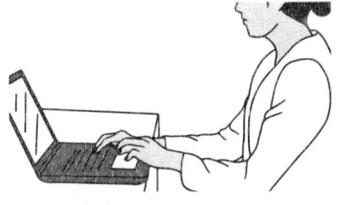

21 사용한 물품을 정리하고 물과 비누로 손위생(내과적 손 씻기)을 실시한다.

22 시간, 날짜, 단순도뇨 시행이유, 도뇨관 크기, 소변의 양과 색 등의 수행결과를 간호기록지에 기록한다.

Chapter 10 유치도뇨

출제빈도 ●●●●●

술기목적) 유치도뇨 목적과 절차 설명하고 물품을 준비 후 정확히 수행한다.

준비물: 손 소독제, 소독솜, 이동감자, 멸균 장갑, 멸균증류수, 유치도뇨세트(종지, forcep, 겸자, 공포), 유치도뇨관(14~18Fr), 10mL멸균 주사기, 멸균 윤활제, 소변수집 주머니(Urine collection bag) 반창고, 홑이불, 쟁반, 곡반, 1회용 방수포, 간호기록지

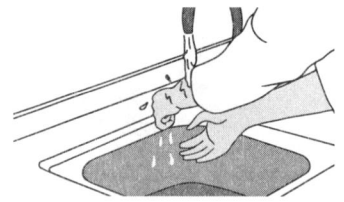

01 물품을 준비하기 전에 물과 비누로 손 위생(내과적 손 씻기)을 실시한다.

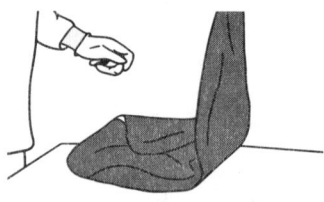

02 도뇨세트 종지에 소독솜과 멸균 뒤 나머지 종지에 멸균 증류수와 10mL 멸균 주사기를 넣는다. 도뇨관(여자 14~16Fr, 남자 18~20Fr)을 준비하여 무균적으로 포장한다.

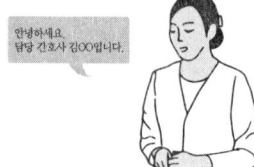

03 유치도뇨에 필요한 물품을 준비한 뒤 대상자에게 자신을 소개한 후 손 소독제로 손 위생을 실시한다.

04 개방형으로 질문하여 대상자를 확인하고, 입원팔찌와 환자리스트를 대조하여 대상자를 확인한다.

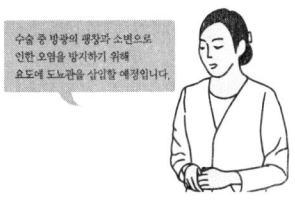

05 대상자에게 목적과 절차를 설명한다.

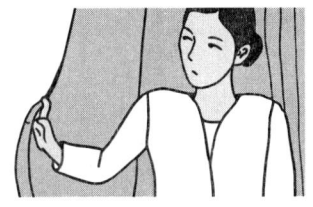

06 사생활 보호를 위해 커튼을 친다.

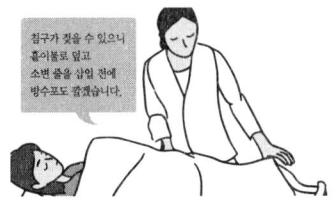

07 바르게 눕히고 침구를 내린 후 홑이불을 덮고 방수포를 둔부 밑에 깔아준다.

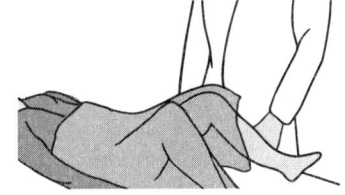

08 여성은 하의를 벗긴 후 배횡와위를 취하고 60cm 정도 다리를 벌리도록 한다. 남자은 바르게 누워 회음부만 노출한다.

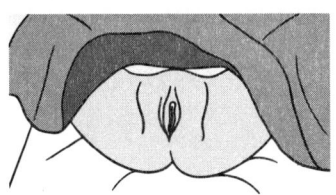

09 복부 위로 홑이불을 걷어 주의사항을 알리고 도뇨세트를 대상자 다리 사이에 놓고 펼친다.

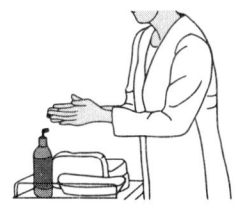

10 손소독제로 손 위생을 실시한 후 멸균장갑을 무균적으로 착용한다.

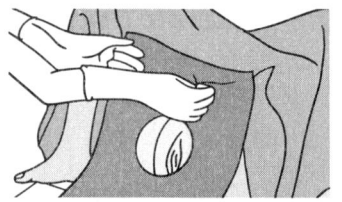

11 노출부위가 오염되지 않도록 공포로 덮는다. 도뇨관에 표기된 정확한 양의 증류수를 담은 주사기를 준비한다.

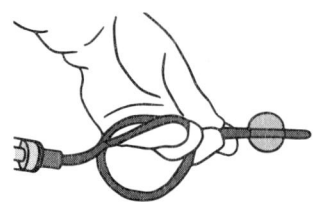

12 도뇨관의 풍선 주입구에 증류수를 주입하여 팽창 여부를 확인하고, 주사기 속으로 증류수를 다시 빼낸다.

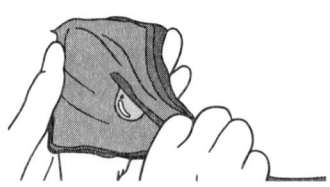

13 도뇨관 끝 5cm에 윤활제를 바른다. 소독으로 외음부 주위에 찬 느낌이 있을 수 있음을 설명한다.

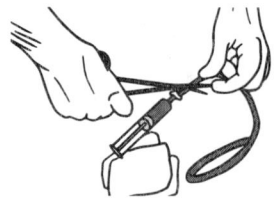

14 겸자로 소변이 흘러나오는 도뇨관 출구를 잠근다.

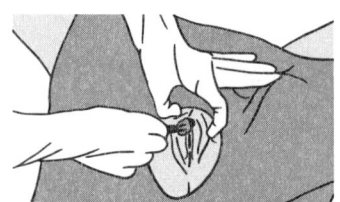

15 외음부 주위를 소독한 후, 한손으로 엄지와 검지로 음순을 벌리고 요도를 노출한다. 한 번 소독할 때 소독솜을 하나씩 사용한다. <u>여성은 양쪽 대음순–양쪽 소음순–요도 순으로 위에서 아래를 소독한다.</u>

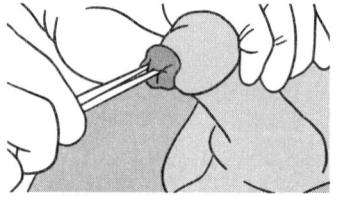

16 남성은 엄지와 검지 손가락으로 음경을 잡고 포피를 잡아당긴 후 요도구 바깥쪽으로 동글게 닦고 버린다.

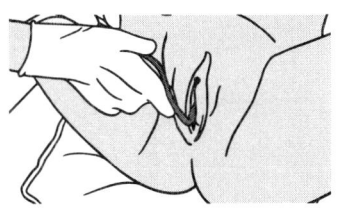

17 도뇨관 삽입 시 대상자에게 알리어 긴장을 풀도록 유도하고 요도 후상방으로 여성은 5~8cm, 남성은 12~18cm의 도뇨관을 삽입한다.

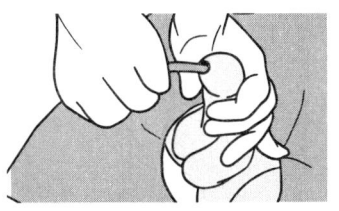

18 겸자를 풀어 소변이 흐르는지 확인한다. 소변이 배출되면 다시 잠그고 2~4cm 가량 도뇨관을 삽입하고 음순에서 손을 뗀다.

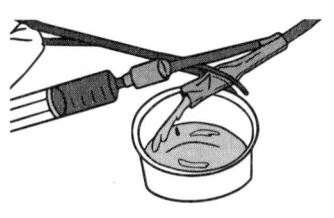

19 도뇨관 풍선 주입구와 연결된 주사기에서 증류수를 주입한 후 주사기를 제거한다. 도뇨관을 당겨 카테터가 방광 안에 있는지 확인한다.

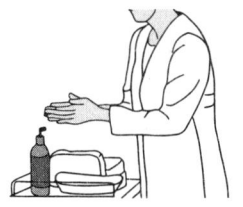

20 공포를 치우고 장갑을 벗어 손 소독제로 손 위생을 실시한다.

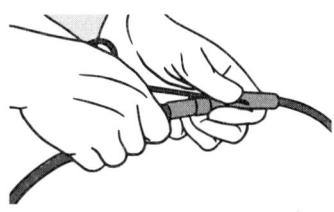

21 소변주머니의 하단 조절기가 잠겨있는지 확인하고 도뇨관과 소변 수집 주머니를 연결한다.

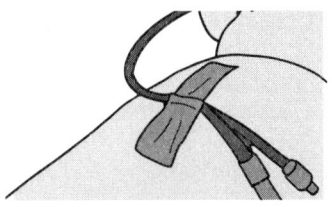

22 잠궈둔 소변 출구의 겸자를 제거한 후 도뇨관을 여성은 대퇴, 남성은 하복부에 고정시킨다.

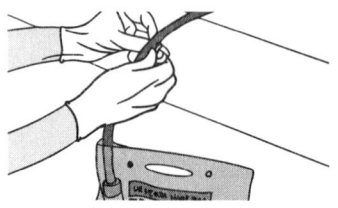

23 소변 배출을 확인하고 소변수집주머니를 바닥에 닿지 않도록 침상 하단에 고정한다.

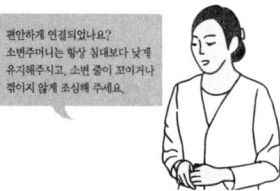

24 사용한 도뇨세트와 방수포를 치우고 대상자에게 불편함 여부 확인과 관리 방법을 설명한다.

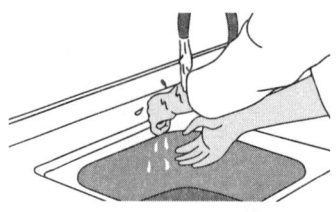

25 사용한 물품을 정리하고 물과 비누로 손위생(내과적 손 씻기)을 실시한다.

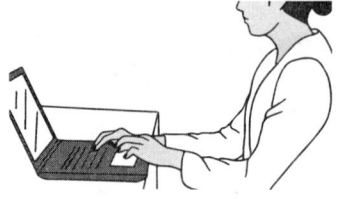

26 시간, 날짜, 유치도뇨 시행이유, 도뇨관의 크기, 소변의 양과 색 등의 수행결과를 간호기록지에 기록한다.

SECTION 11 배출관장

[출제빈도] ●●●○○

[술기목적] 목적과 절차 설명하고 물품을 준비하고 정확히 수행 후 기록한다.

준비물 손 소독제, 관장액(글리세린), 온수(37.7~40.5°C), 50mL 관장용 주사기, 카테터(10Fr) 또는 직장튜브(14~20Fr), 1회용 방수포, 윤활제, 홑이불, 검온계, 일회용 장갑, 쟁반, 곡반, 휴지, 대변기(필요시), 간호기록지

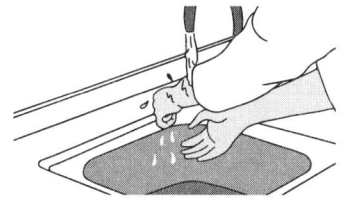

01 물품을 준비하기 전에 물과 비누로 손 위생(내과적 손 씻기)을 실시한다.

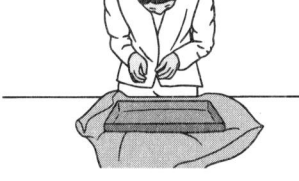

02 필요한 물품을 준비한다.

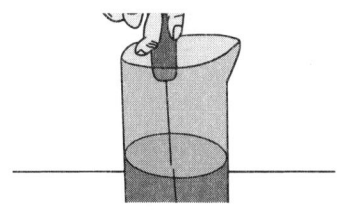

03 관장액 온도는 37.7~40.5°C 인지 확인한다.

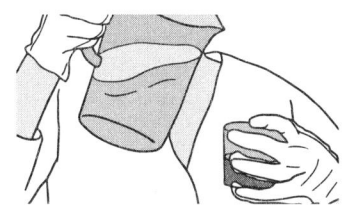

04 1회용 장갑을 착용한 후 내관이 제거된 주사기의 앞부분을 막고 글리세린과 물을 1:1 비율로 섞는다.

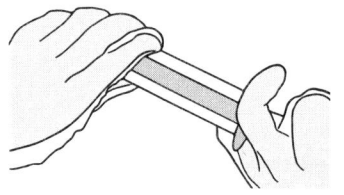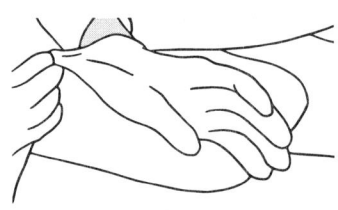

05 내관을 다시 꽂고 공기 빼낸 주사기를 카테터나 직장 튜브의 끝부분에 연결한다. 주사기를 이용해 공기를 제거한다.

06 카테터나 직장튜브 10~15cm에 윤활제를 바른 후 1회용 장갑을 벗는다.

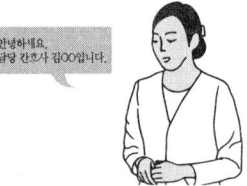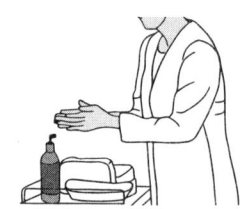

07 준비한 물품을 가지고 대상자에게 자신을 소개한다.

08 손 소독제로 손 위생을 실시한다.

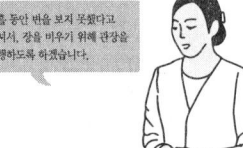

09 개방형으로 질문하여 대상자를 확인하고, 입원팔찌와 환자리스트를 대조하여 대상자를 확인한다.

10 대상자에게 관장의 목적과 절차를 설명한다.

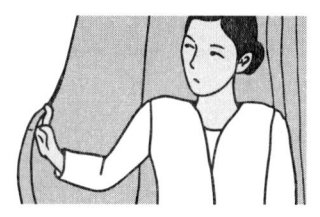

11 대상자의 사생활 보호를 위해 커튼을 친다.

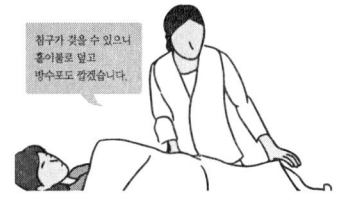

12 침구를 내리고 홑이불을 덮어준다.

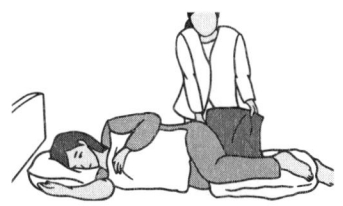

13 대상자의 둔부는 간호사 쪽으로 향하도록 하고 심스위 또는 측위를 취하도록 한다.

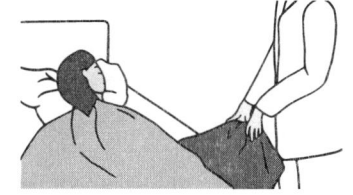

14 방수포를 대상자 둔부 밑에 깔아준다.

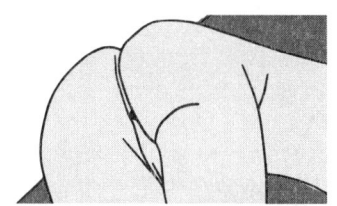

15 대상자의 긴장완화를 유도하고 둔부를 노출시키고 항문을 보이도록 한다.

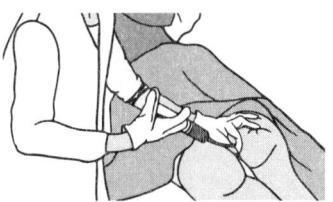

16 일회용 장갑을 착용한 후 카테터나 직장튜브 끝을 대상자의 배꼽방향으로 하여 5~10cm를 항문에 삽입하도록 한다.

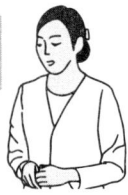 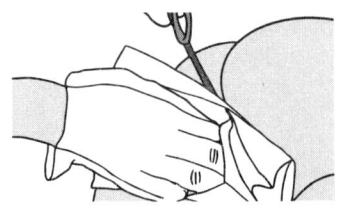

관장액이 주입되면 팽만감과 배변을 보고 싶은 느낌이 드는 게 정상입니다.

17 카테터나 직장튜브의 위치를 고정하고 천천히 관장액을 주입한다. 불편함, 팽만감은 정상임을 설명한다.

18 관장액을 전부 주입한 후 휴지로 항문을 막고 카테터나 직장튜브를 빼낸다. 직장튜브를 말아 쥔 1회용 장갑을 벗어 감싼 후 곡반에 둔다.

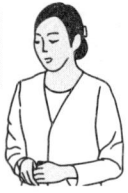 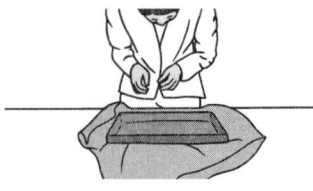

변을 보고 싶으셔도 10~15분은 참았다가 화장실을 이용해 주시고 배변 결과를 알려주세요.

19 휴지로 항문을 막아주고 다른 손 장갑을 벗는다. 그 후, 화장실을 이용과 대변결과 보고에 관하여 설명한다.

20 대변을 본 후 방수포는 1시간 동안 유지하고 물품은 정리한다.

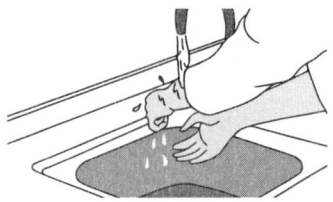 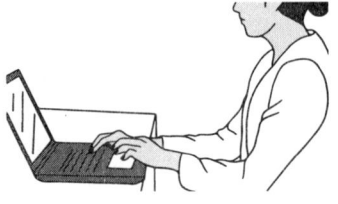

21 물과 비누로 손 위생(내과적 손 씻기)을 실시한다.

22 관장의 종류, 관장 용액, 주입한 양, 관장 절차에 이상반응, 대변양, 대변양상 등의 수행결과를 간호기록지에 기록한다.

Chapter 12 수술 전 간호

출제빈도 ●●●◐○

술기목적 심호흡을 격려하고 수술 부위 피부준비와 주의사항을 설명 후 기록한다.

준비물 손 소독제, Incentive spirometer, 거즈, 휴지(Prn), 제모제, 종이수건, 일회용 장갑, 담요, 베개, 간호기록지

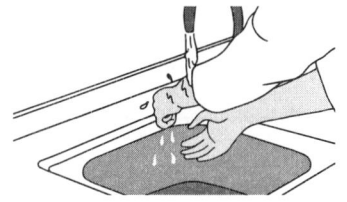

01 물품을 준비하기 전에 물과 비누로 손 위생(내과적 손 씻기)을 실시한다.

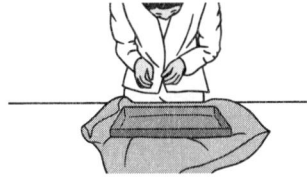

02 필요한 물품을 준비한다.

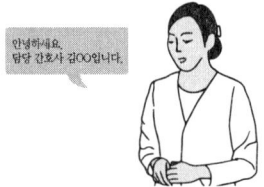

03 준비한 물품을 가지고 대상자에게 자신을 소개한다.

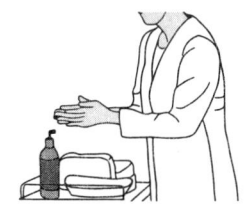

04 손 소독제로 손 위생을 실시한다.

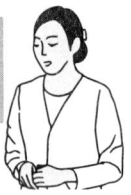

05 개방형으로 질문하여 대상자를 확인하고, 입원팔찌와 환자리스트를 대조하여 대상자를 확인한다.

06 대상자에게 수술동의서 작성 여부와 수술한 정보를 명확히 아는지 확인한다. 불안을 사정하고 불안 완화간호를 실시한다.

① Incentive Spirometer 사용방법 교육

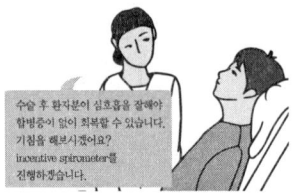

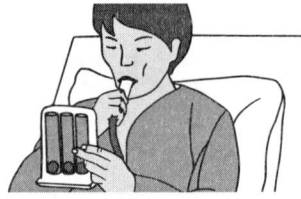

07 대상자에게 수술후 심호흡, 기침, Incentive spirometer 필요 이유 및 절차를 설명하고 좌위나 반좌위를 취하게 한다.

08 Incentive spirometer에 호스를 입에 물고 최대한 깊게 숨을 마신 상태에서 지표가 기준선에서 3~5초정도 유지하는 사용법을 교육한다.

❷ 수술 부위 피부준비

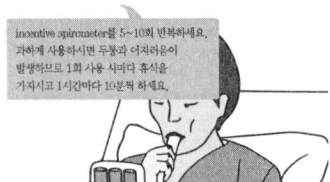

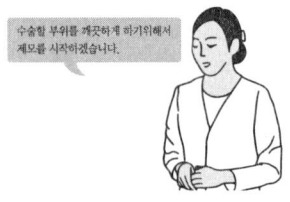

09 대상자의 최대흡식량을 확인해 Indicator로 지정한다. Incentive spirometer 수술 후 사용 빈도와 수술 부위 지지방법 등에 대해 설명한다.

10 대상자에게 목적과 절차를 설명하고 수술 부위 피부를 준비한다. 대상자의 사생활을 보호하기 위해 커튼을 친다.

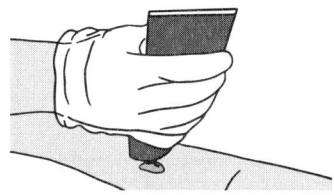
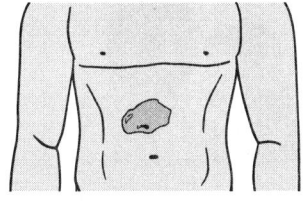

11 일회용 장갑을 착용하고 손목 안쪽에 소량의 제모제를 바른다. 제품 설명서에 제시된 시간동안 두고 피부 민감성 반응을 검사한다.

12 발진이 없으면 제모제를 복부 제모부위 유두선에서 서혜부 위까지 바른 후 문지르지 않도록 한다. 제품설명서에 제시된 시간을 엄수하여 제모제를 제거하고 손위생 후 물품을 정리한다.

③ 주의사항 설명

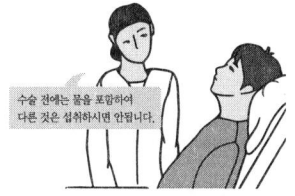
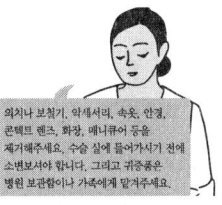

13 금식 및 장 준비와 관련하여 설명한다.

14 수술실에 들어가기 전에 주의사항을 교육하고 확인한다.

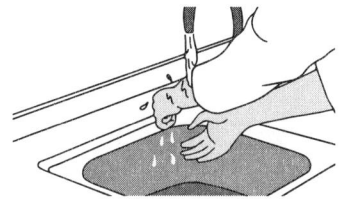
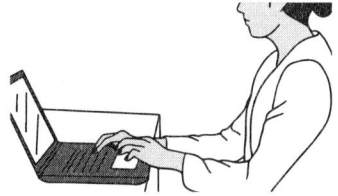

15 사용한 물품을 정리하고, 물과 비누로 손위생(내과적 손 씻기)을 실시한다.

16 수술 전 교육한 내용, 수술 부위 피부준비, 상태 등의 수행결과를 간호기록지에 기록한다.

💓 수술실 들어가기 전 주의사항

① 의치 및 보철기, 보청기, 악세서리, 속옷, 안경, 콘텍트 렌즈, 화장 등 모두 제거
② 흔들리는 치아 확인, 수술 전 소변보기 등 교육 확인하기

Chapter 13 수술 후 간호

출제빈도 ●●●○○
술기목적 배액관-JP, Hemo-vac · IV PCA 관리 수행 후 기록한다.

준비물 손 소독제, 소독솜, 쟁반, 곡반, IV PAC, Hemo-vac, JP drain, 배액 측정컵, 일회용 장갑, 일반의료폐기물 전용용기, 겸자(필요시), 간호기록지

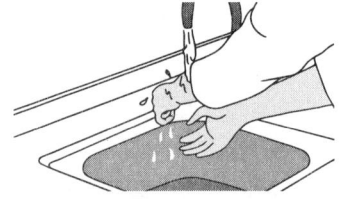

01 물품을 준비하기 전에 물과 비누로 손 위생(내과적 손 씻기)을 실시한다.

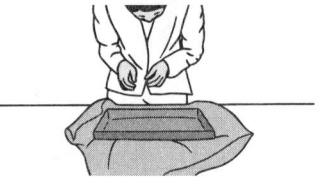

02 필요한 물품을 준비한다.

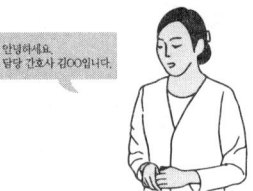

03 준비한 물품을 가지고 대상자에게 자신을 소개한다.

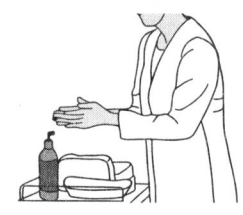

04 손 소독제로 손 위생을 실시한다.

① IV PCA 관리교육

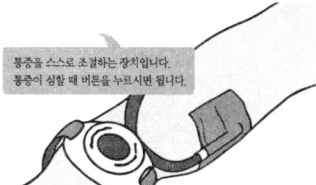

05 개방형으로 질문하여 대상자를 확인하고, 입원팔찌와 환자리스트를 대조하여 대상자를 확인한다.

06 대상자에게 IV PCA 관리교육과 목적과 절차를 설명한다.

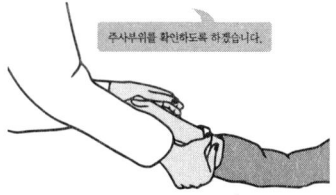

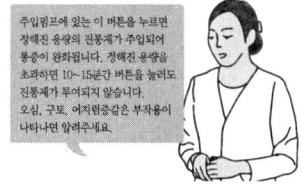

07 수술 부위에 부종, 발적, 통증 등을 사정하고 적용 부위의 피부를 확인한다.

08 IV PCA 사용법을 설명한다.

❷ JP drain 또는 Hemo-vac 관리

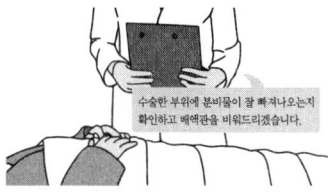

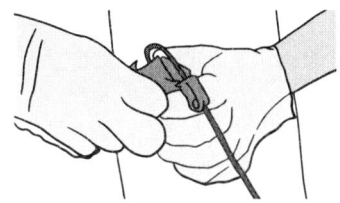

09 대상자에게 JP drain/Hemo-vac의 목적과 절차를 설명한다. 손 위생 후 일회용 장갑을 착용하고 배액관의 개방성을 확인한다.

10 배액관이 삽입된 부위에 부종, 발적, 삼출물, 출혈 등을 확인 후 배액관 상단의 잠금장치를 잠그고 조심스럽게 흡인백 마개를 연다.

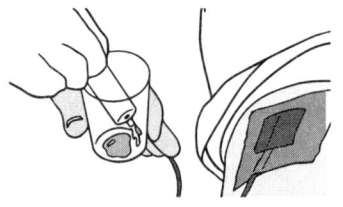 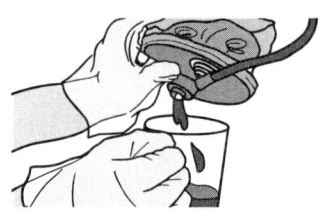

| 11 | 흡인백의 내용물을 눈금이 있는 측정컵에 옮겨 담는다. 배출구와 흡인백 마개를 소독솜으로 소독하고 흡인백의 음압이 유지된 상태에서 배출구를 폐쇄한다. | 12 | 배액관 위쪽 잠금장치를 열어 배액여부를 확인하고 배액의 양과 색깔, 투명도 등의 양상을 확인한다. |

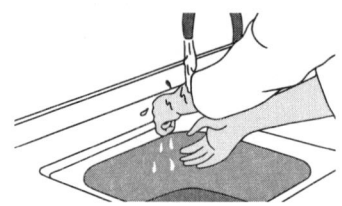 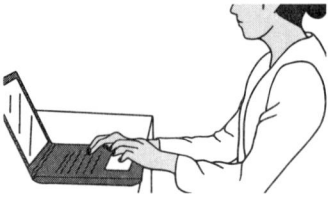

| 13 | 오물 배출구에 배액물을 버리고 측정컵은 물로 헹군다. 착용한 장갑은 의료폐기물에 버리고 물품 정리 후 손 위생을 시행한다. | 14 | 배액관 삽입부위상태, 배액의 양상, 교육내용 등의 수행결과를 간호기록지에 기록한다. |

SECTION 14 입원관리하기

출제빈도 ●○○○○

술기목적 입원 시 필요한 자료와 절차를 설명하고 입원관리 수행 후 기록한다.

준비물 손 소독제, 신장·체중 측정계, 간호정보조사지 양식, 낙상위험도 측정도구, 욕창위험도 측정도구, 통증 측정도구, 청진기, 혈압계, 체온계, 대상자 이름표, 입원안내양식, 전화기

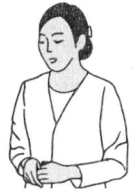

01 대상자에게 자신을 소개하고, 개방형으로 질문하여 대상자를 확인한다.

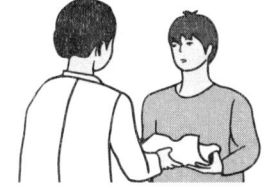

02 환의를 챙겨 입원실로 안내한 후 환의를 하도록 한다.

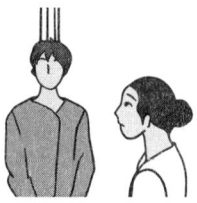

03 키와 몸무게를 측정한다.

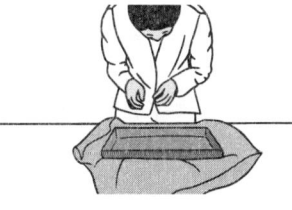

04 병실로 안내한 후 담당 의사에게 입원을 보고한 뒤 필요한 물품을 준비한다.

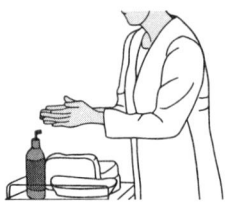

05 침대, 병실 문 옆에 이름표를 부착하고 손 소독제로 손 위생을 실시한다.

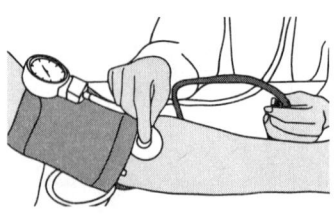

06 입원 팔찌를 손목에 부착하고 활력징후를 측정한다.

07 대상자에게 간호정보조사지를 통하여 자료를 수집한다.

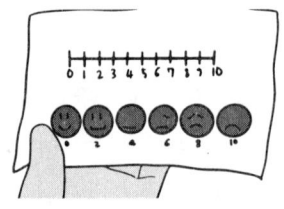

08 통증점수, 욕창 위험도, 낙상 위험도를 사정한다.

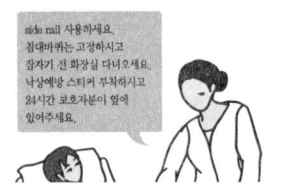

09 낙상위험도가 높다면 낙상예방간호를 시행한다.

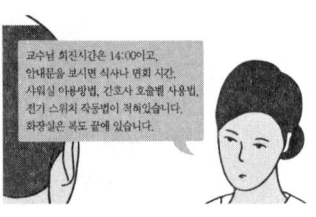

10 입원생활에 대해서 상세히 안내한다. 입원 준비물에 대하여 설명하고 사용한 물품을 정리한다.

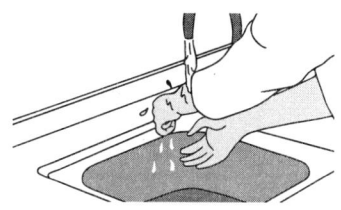
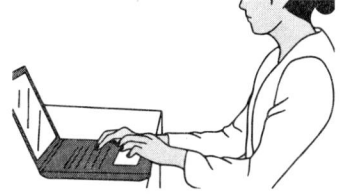

11 물과 비누로 손 위생(내과적 손 씻기)을 실시한다.

12 간호정보조사지 내용, 통증, 욕창, 낙상위험도, 수행내용, 교육내용 등의 수행결과를 간호기록지에 기록한다.

낙상 예방간호

- 침상 난간 올림
- 침상 바퀴 잠금 및 침대 높이 낮게 유지
- 보호자 낙상예방활동 교육자료 제공 및 교육
- 낙상예방 스티커 부착
- 미끄러지지 않는 신발 착용
- 환자 주변 환경 정돈 등

통증사정도구

숫자척도(numeric rating scale, NRS) : 1 ~ 3점(경증), 4 ~ 6점(중등도), 7 ~ 10점(극심한 통증)

입원생활 안내문

- 입원준비물 및 식사시간
- 외박 및 외출안내
- 입원실 이용안내 : 샤워실 이용, 간호사 호출 벨 사용법, 스위치 위치 및 작동법, 금연, 편의시설 이용안내, 귀중품 관리, 도난주의 등
- 면회시간 안내 및 주의사항

Chapter 15 보호장구 착용 및 폐기물관리

출제빈도 ●●●○○
술기목적 보호장구 착용과 폐기물 관리를 정확히 수행한다.

준비물 손 소독제, 멸균가운, 일회용 마스크, 모자, 멸균 장갑, 오염세탁물 수집용기, 격리의료폐기물 수집용기, 외과적 스크럽용 싱크대, 소독제, 멸균타월

✏ 멸균가운 및 보호장구 착용

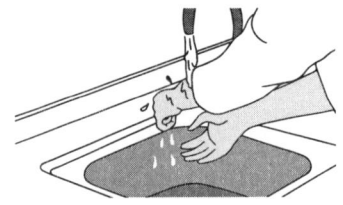

01 물품을 준비하기 전에 물과 비누로 손 위생(내과적 손 씻기)을 실시한다.

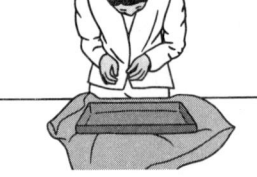

02 필요물품을 준비하고 가운의 멸균포를 몸에서 먼 곳부터 차례대로 펼친다. 수술용 장갑이 오염되지 않도록 주의하면서 멸균포 안에 넣는다.

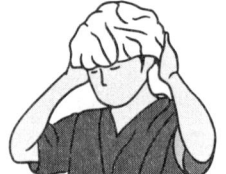

03 머리카락이 나오지 않도록 주의하며 모자를 착용한다.

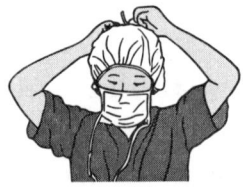

04 코와 입이 완전히 가리도록 마스크를 착용한다. 안경을 쓴 경우 안경 밑으로 마스크가 들어가게 한다.

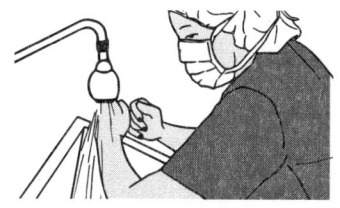

05 물과 비누, 브러시를 이용하여 손 위생(외과적 손 씻기)을 실시한다. 손 위생 후 멸균 타올을 보조자에게 받아서 닦는다.

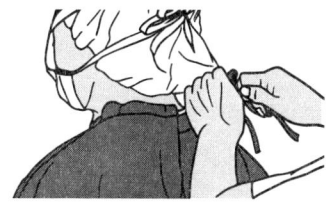

06 멸균가운 착용 시 가운 내부 목둘레 아래 5~7cm 부위를 잡고 들어올리고 양쪽 팔을 동시에 가운의 소매까지 넣는다. 보조자는 착용자 뒤에 서서 가운의 뒷부분을 탄탄하게 당기고 가운 매듭이 손에 닿지 않도록 묶는다. 손을 가운 소매 속에 넣어 몸을 구부리고 있으면 보조자가 허리끈을 묶어준다.

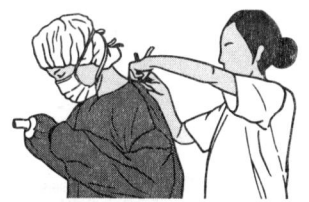

07 일회용 멸균가운 착용 시 목둘레 아래에 5~7cm 부위를 잡고 가운을 들어올린 후 양쪽 팔을 동시에 가운 소매까지 넣는다. 보조자가 착용자 뒤에 서서 뒷 부분을 당겨 목 부위에 위치한 끈을 묶는다. 착용자가 허리에 짧은 끈을, 보조자는 긴 끈을 잡아 한 바퀴 돌린 후 허리 앞에서 묶는다.

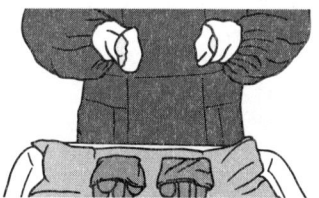

08 폐쇄법으로 멸균 장갑을 착용한다.

오염가운 및 보호장구 벗기

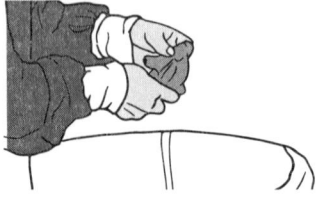

01 장갑을 벗는다. 한 쪽 장갑 소매 끝을 잡아 아래쪽으로 뒤집어 벗지 않는다. 남은 장갑의 안쪽을 잡아당겨 뒤집어 벗은 후 격리의료 폐기물 전용용기에 넣는다.

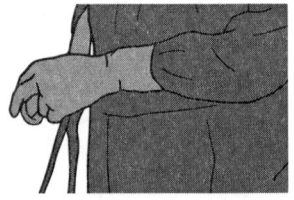

02 가운의 끈을 목, 허리 순으로 푼다. 검지를 오염가운의 한쪽 소매 밑에 넣어서 소매 끝을 손등 위로 조금 끌어 내린다. 소매 속에서 손을 움직이며 어깨의 내면을 잡아 가운을 벗은 후 재사용 가운은 오염세탁물 수집용기에 넣는다.

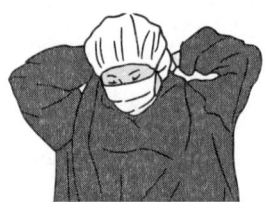

03 일회용 가운일 경우, 허리끈을 앞(복부)에 묶는 경우 끈을 먼저 풀고 장갑을 제거하고 목 뒤 벨크로 부착부위를 떼어낸다.

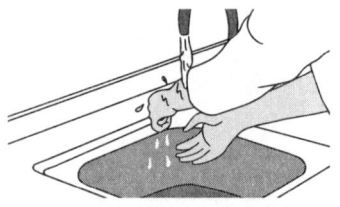

04 일회용 가운과 마스크 격리의료폐기물 전용용기에 버린다. 물과 비누로 손 위생(내과적 손 씻기)을 실시한다.

Chapter 16. 산소포화도 측정과 심전도 모니터

출제빈도 ●○○○○
술기목적 산소포화도와 심전도 측정 후 기록한다.

준비물 손 소독제, 소독솜, 간호기록지, Pulse oximeter, EKG monitor, Electrode

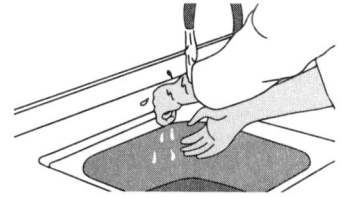

01 물품을 준비하기 전에 물과 비누로 손 위생(내과적 손 씻기)을 실시한다.

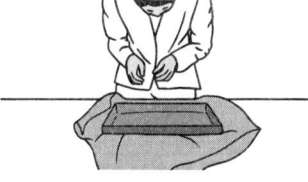

02 필요한 물품을 준비한다.

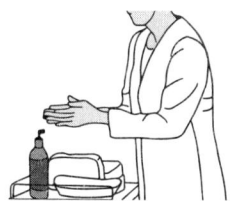

03 준비한 물품을 가지고 대상자에게 자신을 소개한다. 손 소독제로 손 위생을 실시한다.

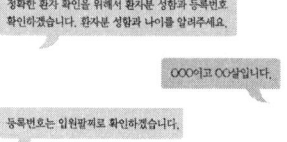

정확한 환자 확인을 위해서 환자분 성함과 등록번호 확인하겠습니다. 환자분 성함과 나이를 알려주세요.

○○○이고 ○○살입니다.

등록번호는 입원팔찌로 확인하겠습니다.

04 개방형으로 질문하여 대상자를 확인하고 입원팔찌와 환자리스트를 대조하여 대상자를 확인한다.

① 산소포화도 측정

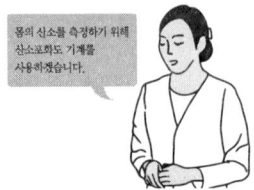
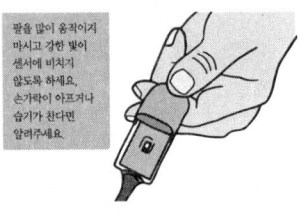

05 대상자에게 목적과 절차를 설명한다. 측정기계가 제대로 작동하는지 확인한 다음 산소 포화도를 측정한다.

06 손톱상태를 확인한다. 매니큐어가 있다면 지운다. 발광부가 손톱에 닿도록 센서를 부착하고 주의사항을 설명한다.

❷ 심전도 측정

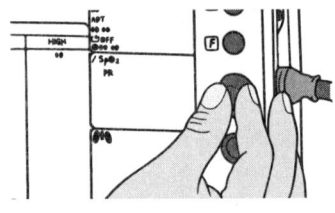
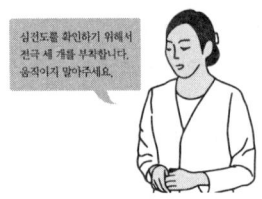

07 산소포화도를 확인한 후 경고 알람을 설정하고 측정기계 줄을 정리한다.

08 대상자에게 목적 및 절차를 설명한다. 심전도 측정을 위해 대상자의 가슴을 노출시키고 전극 부착 위치를 확인하여 땀과 이물질을 제거한다.

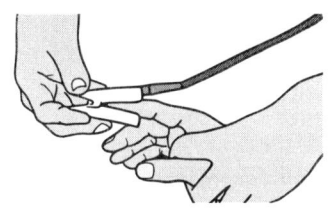
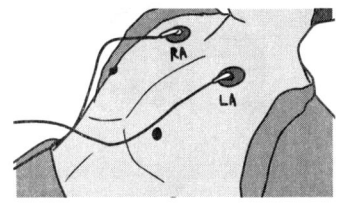

09 전극과 전선을 연결하고 전극 뒷부분의 비닐을 제거하고 준비된 전극을 부착한다. 오른쪽 팔(RA) 전극은 오른쪽 쇄골 아래 왼쪽 팔(LA) 전극은 왼쪽 쇄골 아래에 위치한다. 왼쪽 다리(LL) 전극은 왼쪽 5번째 늑간과 중심 액와선이 만나는 부위이다.

10 LeadⅡ를 설정하고 리듬과 심박동수를 확인한 후 경고알람을 설정한다. 대상자에게 경고음이 울리면 간호사가 확인할 것이라고 설명한다.

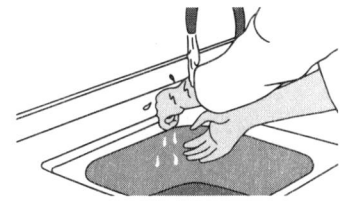
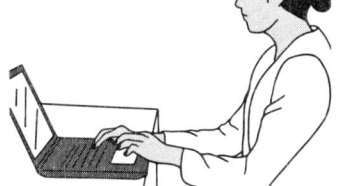

11 사용한 물품을 정리하고 물과 비누로 손 위생을 실시한다.

12 산소포화도, 심박동수(HR), 심전도 측정 등 수행결과를 간호기록지에 기록한다.

산소포화도 정상범위

산소포화도	범위
95 ~ 98%	정상
90 ~ 94%	경증, 저산소증 주의
75 ~ 89% 이하	중증도, 호흡곤란 및 응급상태
74% 이하	중증, 심각한 저산소증

Chapter 17 비강캐뉼라 산소요법

출제빈도 ●●○○○
술기목적 비강캐뉼라 산소요법을 수행하고 기록한다.

준비물 Wall O2 또는 이동용 산소발생기, 산소유량계, 습윤병, 멸균증류수, 비강캐뉼라, 거즈, 피부보호용 드레싱 제품(필요시)

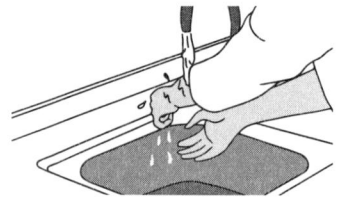

01 물품을 준비하기 전에 물과 비누로 손 위생(내과적 손 씻기)을 실시한다.

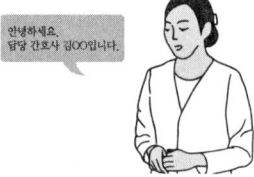

안녕하세요.
담당 간호사 김○○입니다.

02 처방을 확인한 후 준비한 물품을 가지고 대상자에게 자신을 소개한다.

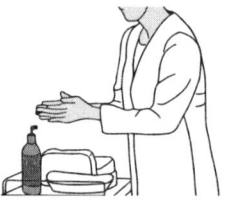

03 손 소독제로 손 위생을 실시한다.

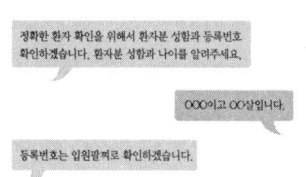

정확한 환자 확인을 위해서 환자분 성함과 등록번호 확인하겠습니다. 환자분 성함과 나이를 알려주세요.

○○○이고 ○○살입니다.

등록번호는 입원팔찌로 확인하겠습니다.

04 개방형으로 질문하여 대상자를 확인하고, 입원팔찌와 환자리스트를 대조하여 대상자를 확인한다.

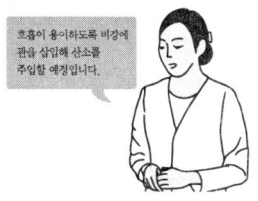

05 대상자에게 산소요법 목적과 절차를 설명한다.

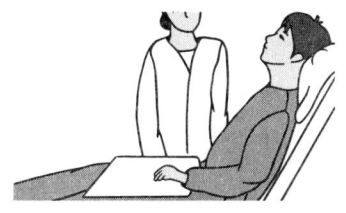

06 대상자가 반좌위를 취하도록 한다.

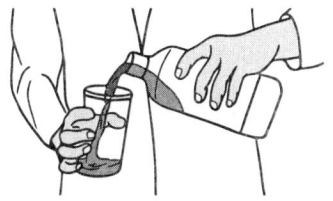

07 습윤병에 정해진 양의 증류수를 채운 후 증류수 마개를 닫는다.

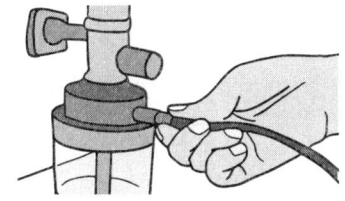

08 유량계와 습윤병을 연결한 다음에 Wall O2 벽과 산소유량계를 꽂은 후 비강캐뉼라를 연결한다. 작동되면 유량계를 잠근다.

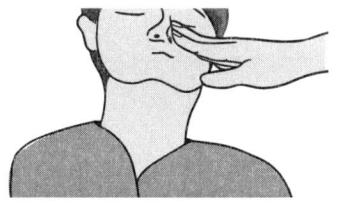

09 비강 폐색 여부를 확인하고 캐뉼라 끝부분을 비강에 삽입한다. 캐뉼라를 귀 뒤에 걸친 후 턱 밑에서 길이를 조절한다.

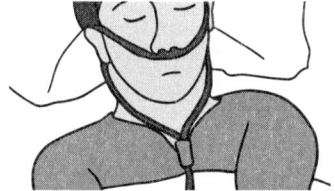

10 장기적으로 사용하는 환자의 경우 자극과 압박 경감을 위해 패딩을 적용하여 피부를 보호해준다. 유량계를 열어 산소흡입량을 조절한다. 코로 호흡하는 것을 유도한다.

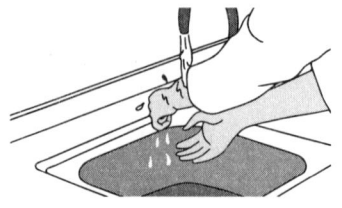 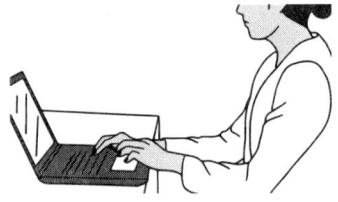

11 산소 사용의 화재 위험성, 접촉 피부 손상 등 유의사항을 설명하고 물과 비누로 손 위생(내과적 손 씻기)을 실시한다.

12 주입시작 시간, 산소주입량, 호흡 양상, 반응 등의 수행결과를 간호기록지에 기록한다.

❤ 산소투입 방법에 따른 산소투여량

방법	흡입산소농도(Fio_2)
비강캐뉼라(nasal cannula)	22 ~ 44%(1~6L/분)
단순안면마스크(simple face mask)	40 ~ 60%(5~8L/분)
부분재호흡마스크(partial rebreathing mask)	40 ~ 70%(6~10L/분)
비재호흡마스크(nonrebreathing mask)	80 ~ 100%(6~15L/분)
벤투리마스크(venturi mask)	24 ~ 50%(3~15L/분)

Chapter 18. 기관 내 흡인

출제빈도: ●●●●●
술기목적: 기관 내 흡인 수행 후 기록한다.

준비물: 손 소독제, 간호기록지, 흡인 카테터, 1회용 멸균 장갑, 무균용기, wall suction, 1회용 멸균 생리식용수, 산소유량계, 습윤병, Ambu bag

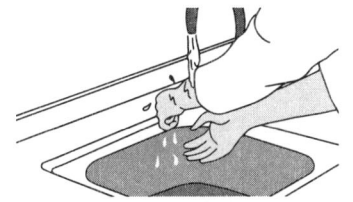

01 물품을 준비하기 전에 물과 비누로 손 위생(내과적 손 씻기)을 실시한다.

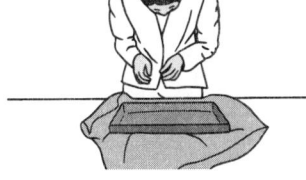

02 필요한 물품을 준비한다.

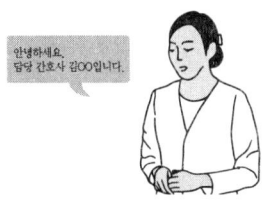

03 준비한 물품을 가지고 대상자에게 자신을 소개한다.

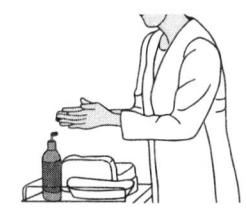

04 손 소독제로 손 위생을 실시한다.

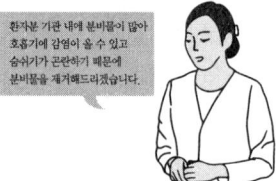

05 개방형으로 질문하여 대상자를 확인하고, 입원팔찌와 환자리스트를 대조하여 대상자를 확인한다.

06 대상자에게 기관 내 흡인의 목적과 절차를 설명한다(가능한 식사 전에 실시).

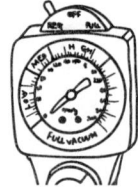
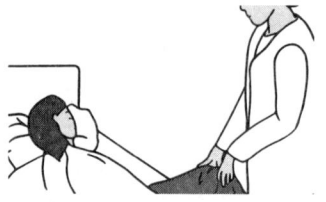

07 흡인기를 사용하여 흡인압을 점검한다 (성인 110~150mmHg, 아동은 95~100mmHg).

08 의식이 있는 경우 반좌위를 하며 의식이 없는 경우 간호사 쪽으로 대상자의 얼굴을 두도록 한다.

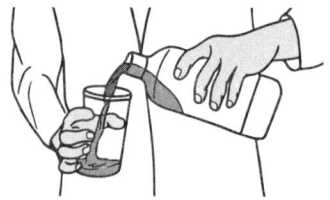
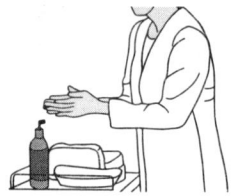

09 무균 용기세트에 일회용 생리식염수를 따르고 카테터와 흡인 라인을 연결한다. 세트를 사용하지 않을 경우 일회용 멸균 생리식염수 30mL를 개봉하여 사용한다.

10 손소독제로 손 위생을 실시한다. 양손에 멸균 장갑을 착용하고 필요에 따라 흡인 전 과환기를 실시한다.

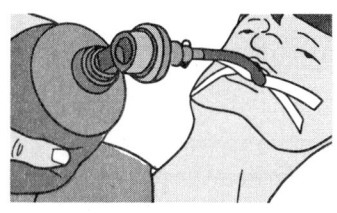

11 무균적으로 카테터 꺼내어 삽입 길이를 정한다. 카테터 끝을 생리식염수로 윤활하고 작동을 확인한다.

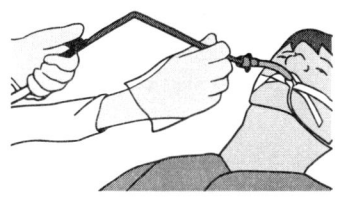

12 카테터를 천천히 삽입하고 연결관을 막고 카테터를 돌리면서 흡인하고 흡인 시간은 10~15초 이내로 신속해야 한다. 분비물 양상이나 저산소증을 관찰한다. 분비물 제거 시까지 20~30초 간격을 유지하여 재흡인을 3~4회 시행한다.

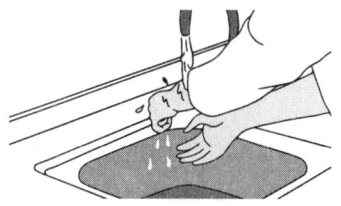

13 흡인기를 끄고 장갑을 벗은 후 물과 비누로 손 위생(내과적 손 씻기)을 실시한다.

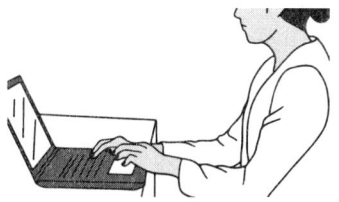

14 날짜, 시간, 분비물의 특성과 양, 흡인 전·후 호흡 양상, 반응 등의 수행결과를 간호기록지에 기록한다.

Chapter 19 기관절개관 관리

출제빈도 ●●●●○

술기목적 기관절개관 관리를 적절히 수행하고 기록한다.

준비물 손 소독제, 간호기록지, 기관절개 드레싱 세트(겸자, 종지3개, 소독솜, 과산화수소+생리식염수, 과산화수소수, 생리식염수), 기관절개관용 흡인튜브 또는 5~6#, 흡인카테터, 내관 1개, 멸균 생리식염수, 멸균 장갑, 곡반, Y-거즈, 멸균 4×4거즈, 흡인기, 흡인카테터, 산소주입기, 면봉, 수건, 방수포, Ambu bag, 가위, 고정끈, 소독솜, 쟁반

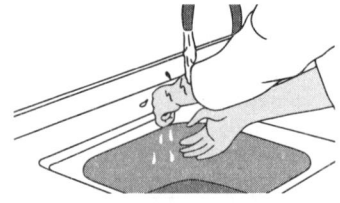

01 물품을 준비하기 전에 물과 비누로 손 위생(내과적 손 씻기)을 실시한다.

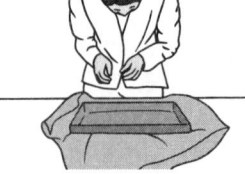

02 멸균된 기관절개 드레싱 세트 속에 소독된 내관, 소독솜, Y-거즈 등을 넣는다.

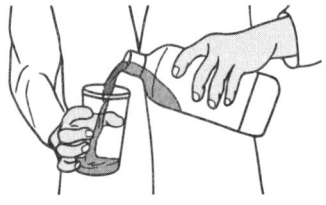

03 멸균 생리식염수와 과산화수소수는 2:1 비율로 섞고 기관절개관 관리에 필요한 물품을 준비한다.

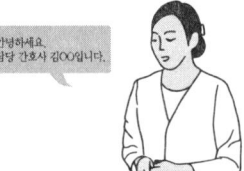

04 준비한 물품을 가지고 대상자에게 자신을 소개한다.

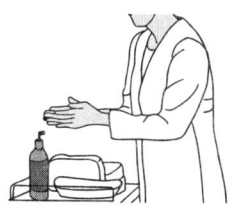

05 손 소독제로 손 위생을 실시한다.

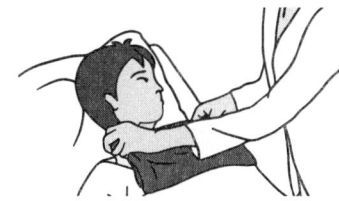

06 개방형으로 질문하여 대상자를 확인하고, 입원팔찌와 환자리스트를 대조하여 대상자를 확인한다.

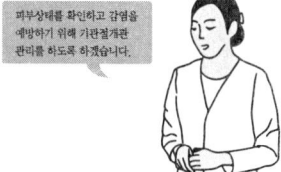

07 대상자에게 목적과 절차를 설명한다.

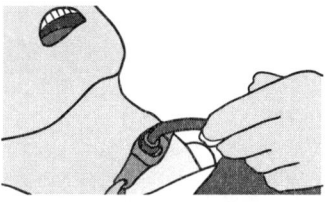

08 반좌위를 취한 후 가슴 위에 방수포를 깐다.

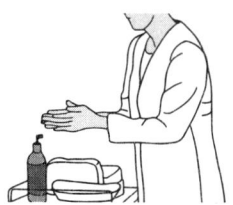

09 손 소독제로 손 위생을 실시하고 드레싱 세트를 무균적으로 펼치고 멸균 장갑을 착용한다.

10 기관내 흡인을 실시하여 분비물을 제거하고 잠금장치를 열어 내관을 제거한다. 분비물 양상(양, 색, 냄새 등)을 확인한다.

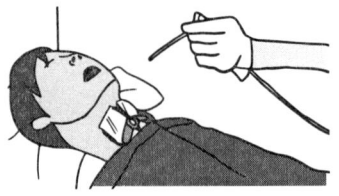 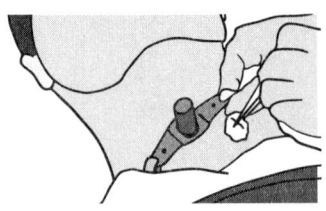

11 외관에 있는 분비물을 흡인하고 외관 밑에 있는 사용한 Y거즈를 제거한다. 손 소독제로 손 위생을 실시한다.

12 멸균 장갑을 새로 착용하고 잠금장치를 확인하며 소독된 내관의 끝을 잡고 교체한 뒤, 절개부위 피부를 소독한다.

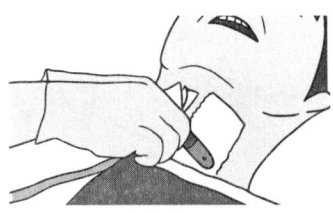 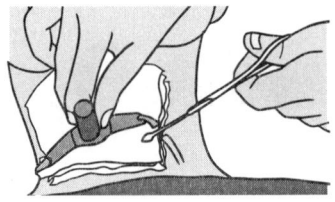

13 습기가 남아있는 부분은 마른 거즈로 습기를 제거한 후 Y거즈를 끼우고 장갑을 벗고 손 위생을 실시한다.

14 가위의 끝이 대상자 쪽으로 향하지 않도록 주의하여 기존 기관절개관 끈을 제거한 후 새 끈으로 교체한다. 내관은 생리식염수와 과산화수소를 2:1로 섞은 종지에 담궈둔다.

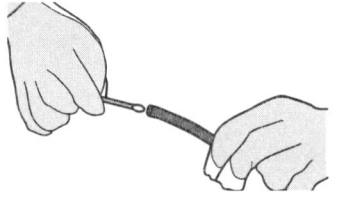 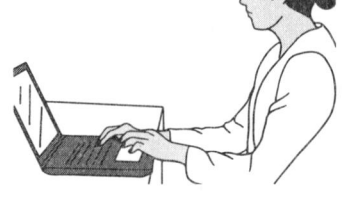

15 장갑을 착용하고 세척솔 또는 긴 면봉을 이용하여 내관을 닦는다. 생리식염수로 내관을 헹구고 말린다. 물과 비누로 손 위생을 실시한다.

16 날짜, 시간, 기관절개부위 상태, 분비물의 양, 색, 냄새, 점도, 호흡 양상, 반응 등의 수행결과를 간호기록지에 기록한다.

Chapter 20. 심폐소생술 및 제세동기

출제빈도 ●●●○○
술기목적 심폐소생술을 정확히 수행하고 제세동기 작동 후 기록한다.

준비물 손 소독제, 자동 제세동기(Automatic External Defibrillator, AED), Mouth shield

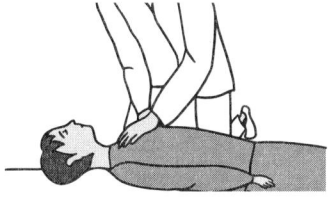

01 양쪽 어깨를 가볍게 흔들며 환자의 의식을 확인한다.

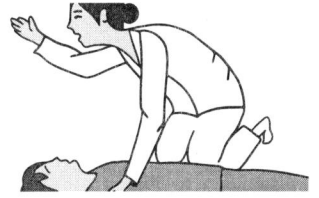

02 의식이 없는 경우 한 사람을 지정하여 도움을 요청하고 다른 한 사람에게는 자동 제세동기를 가져오도록 한다.

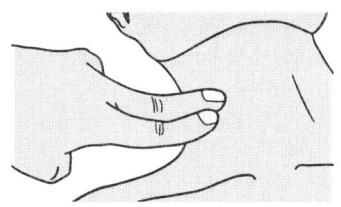

03 호흡의 유무와 경동맥 맥박은 10초 이내로 확인한다.

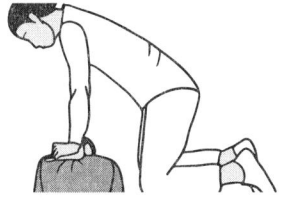

04 경동맥 맥박이 없는 경우 흉골하부 1/2지점에 흉부압박을 한다.

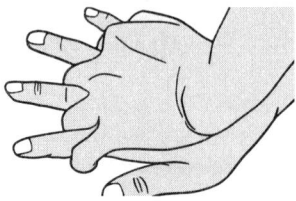
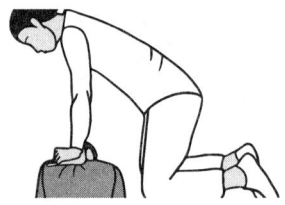

05 두 손을 포개어 깍지를 낀다. 팔꿈치와 가슴이 수직이 되도록 하며 체중을 실어 성인은 5cm, 소아는 4~5cm깊이로 압박한다.

06 흉부압박은 100~120회/min 속도로 30회를 압박한다. 혈류가 심장으로 충분히 채워지도록 하며 속도를 유지한다.

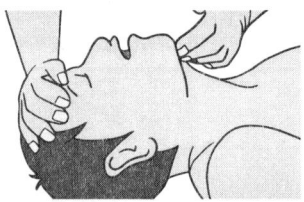
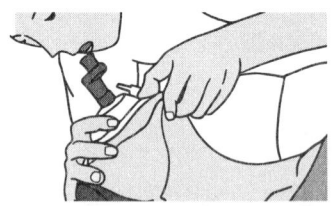

07 머리기울임, 턱 들어올리기 자세를 실시하여 기도를 확보한다. 경추손상 시 턱 밀어올리기 자세를 취한다.

08 가슴상승이 눈으로 확인될 정도로 1초 동안 숨을 불어 넣는다. 인공호흡 2회를 실시한다.

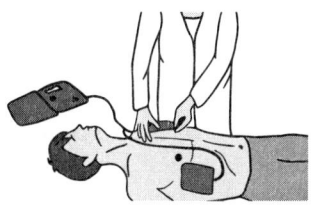 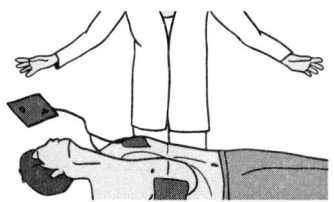

09 자동제세동기가 도착하면 전원을 켠다. 환자의 가슴을 노출시켜 땀이나 이물질을 제거한다. 흉골패드는 흉골의 우측 쇄골 아래에, 심첨패드는 좌측 유두 아래의 액와 중앙선에 부착하여 심전도를 분석한다.

10 심장리듬 분석 후 제세동을 시행한다. 제세동이 완료되면 흉부압박과 호흡을 30 : 2비율로 시행한다. 2분간 5cycle 반복하고 심전도 리듬을 분석하여 12~13번 반복한다(1 cycle은 흉부압박 30 : 호흡 2).

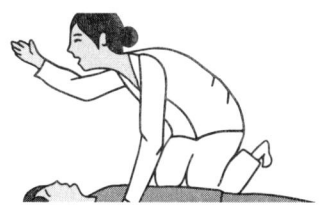 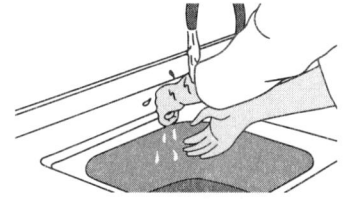

11 심폐소생술팀이 도착하면 정확한 상황을 인계한다.

12 물과 비누로 손 위생(내과적 손 씻기)을 실시한다.

PART VI

부록

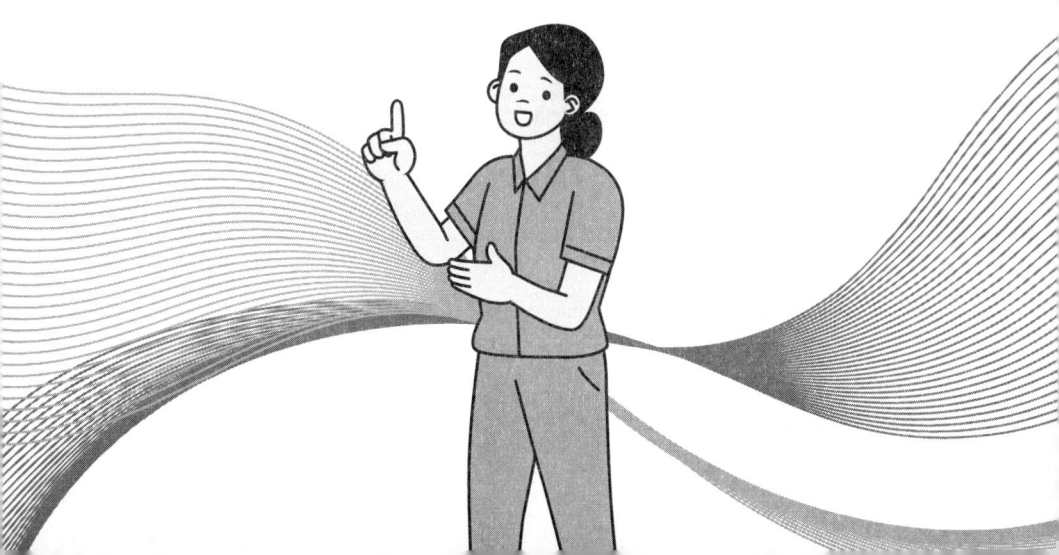

Chapter 01 인성검사

인성검사에 대한 설명입니다. 검사 전에 미리 준비해보세요.

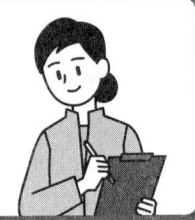

Q 인성검사를 왜 시행하나요?

조집화합, 사회성, 개인적 성향, 성격의 특징 등 모든 것은 조직 협동 및 업무의 효율성과 연결되므로 병원의 인재상에 부합하며, 해당 직무에 적합한 인재 파악을 위해 시행합니다.

Q 인성검사 항목으로는 무엇이 있나요?

대표적으로 정서적 측면, 행동적 측면, 의욕적 측면이 있습니다.

Q 정서적 측면 질문은 어떻게 나오나요?

정서상태는 직무수행이나 대인관계와 관련하여 태도나 행동으로 드러납니다. 따라서 장래 조직 내의 인간관계에 어느 정도 잘 적응할 수 있는지(또는 적응하지 못하는지) 예측할 수 있습니다.

❤ 민감성(신경도)

꼼꼼함, 섬세함, 성실함 등의 요소를 통해 일반적으로 신경질적인지 또는 자신의 존재를 위협받는다는 불안을 갖기 쉬운지 측정합니다.

❤ 자책성(과민도)

자신을 비난하거나 책망하는 정도를 측정합니다.

❤ 독자성(개인도)

주변에 대한 견해나 관심, 자신의 견해나 생각에 어느 정도의 속박감을 가지고 있는지를 측정합니다.

❤ 자신감(자존심도)

자기 자신에 대해 얼마나 긍정적으로 평가하는지를 측정합니다.

❤ 고양성(분위기에 들뜨는 정도)

자유분방함, 명랑함과 같이 감정(기분)의 높고 낮음의 정도를 측정합니다.

- 허위성(진위성)

    필요 이상으로 자기를 좋게 보이려 하거나 기업체가 원하는 '이상형'에 맞춘 대답을 하고 있는지, 없는지를 측정합니다.

Q 행동적 측면 질문은 어떻게 나오나요?

행동 특성에서 보이는 특징은 면접장에서도 드러나기 쉬우므로 면접관의 시선에서 자신이 어떻게 비칠지 생각하며 점검하는 시간을 가져보는 것이 좋습니다. 주로 직종과 깊은 관계가 있는데, 자신의 행동 특성을 살려 선택한다면 플러스가 될 수 있겠죠.

- 사회적 내향성

    대인관계에서 나타나는 행동경향으로 낯가림을 측정합니다.

- 내성성(침착도)

    자신의 행동과 일에 대해 침착하게 생각하는 정도를 측정합니다.

- 신체활동성

    몸을 움직이는 것을 좋아하는가를 측정합니다.

- 주도성

    대인관계에서나 활동에서 열정적으로 이끌어가는 리더십이 있는지 측정합니다.

- 노력성

    무슨 일이든 포기하지 않고 끈기 있게 하려는 정도를 측정합니다.

- 주의성

    자신이 처한 주변상황을 즉시 파악하고 자신의 행동이 어떤 영향을 미치는지를 측정합니다.

Q 의욕적 측면 질문은 어떻게 나오나요?

의욕은 의지와는 조금 다릅니다. 하려는 의지란 그때의 환경이나 기분에 따라 변화하는 것이지만, 여기에서는 정신적 에너지의 양으로 측정하는 것입니다.

- 달성의욕

    목적의식을 가지고 높은 이상을 가지고 있는지를 측정합니다.

- 활동의욕

    자신에게 잠재된 에너지의 크기로, 정신적인 측면의 활동력이라 할 수 있습니다.

Chapter 02 의학용어

의료계의 주요한 시사 및 이슈를 정리하였습니다.

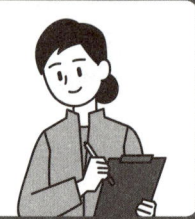

V	약어	용어	의미
	5R (5Right)	right patient, right route, right drug, right dose, right time	정확한 대상자, 정확한 경로, 정확한 약물, 정확한 용량, 정확한 시간
	ABGA	arterial blood gas analysis	동맥혈가스검사
	ABR	absolute bed rest	절대침상안정
	ADH	antidiuretic hormone (=vasopressin)	항이뇨호르몬
	AED	automatied external defibrillator	자동 제세동기
	AFB	acid-fast bacillus	객담검사(결핵균 검사)
	ANC	absolute neutrophil count	절대 호중구수
	AP	angina pectoris	협심증
	APGAR	appearance pulse grimace activity respiration score	신생아 상태 평가 검사
	ARDS	acute respiratory distress syndrome	급성호흡곤란증후군
	ARF	acute respiratory failure	급성신부전
	ASO	arteriosclerosis obliterans	폐쇄성 동맥경화증
	AST	after skin test	약물 알레르기 검사
	AVF	arteriovenous fistula	동정맥루
	AVN	avascular necrosis	무혈관성 괴사

v	약어	용어	의미
	AVN	atrioventricular node	방실결절
	bid	bis in die	1일 2회 처방
	BLS	basic life support	기본소생술
	BP	blood pressure	혈압
	BT	body temperature	체온
	CAG	coronary arteriography	관상동백조영술
		cataract	백내장
	CDI	combined drug intoxication	약물 과다 복용
	CDI	clostridium difficile Infection	클로스트리디움 디피실 감염
	CDI	central diabetes insipidus	중추성 요붕증
		cephalopelvic disproportion	아두골반불균형
	CHF	chronic heart failure	만성신부전
	CK	creatine kinase	크레아틴키나아제
	CNPS	critical care non-verbal pain scale	중환자 통증사정척도
	COPD	chronic obstructive pulmonary disease	만성폐쇄성 폐질환
	CPCR	cardiopulmonary cerebral resuscitation	심폐뇌소생술
	CPR	cardiopulmonary resuscitation	심폐소생술
	CRRT	continuous renal replacement therapy	지속적 신대체요법
	CT	computed tomography	전산화단층촬영
	CTD	chest tube drainage	흉관배액
	CVA	cerebralvascular accident(=stroke)	뇌졸중
	CVP	central venous pressure	중심정맥압
	DI	drug intoxication	약물중독

V	약어	용어	의미
	DM	diabetes mellitus	당뇨병
	DNR	do not resuscitate	연명의료중단
	DT	delirium tremens	진전섬망
	DT	diphtheria and tetanus	디프테리아와 파상풍
	DVT	deep vein thrombosis	심부정맥혈전증
		dysuria	배뇨곤란
	ECMO	extracorporeal membrane oxygenation	체외막산소 공급
	EGD	esophagogastroduodenoscopy	위내시경
	EKG	electrocardiography	심전도 검사
		emphysema	폐기종
	EMR	endoscopic mucosal resection	내시경적 점막절제술
	ESD	Esophagogastroduodenoscopy	위내시경
	ETT	endotracheal tube	기관내관
	EVL	endoscopic variceal ligation	내시경적 정맥류결찰술
	FBS	fasting blood sugar	공복혈당
	FHT	fetal heart tone	태아심음
	FIO2	fraction of inspired oxygen	흡입산소도
	FLACC	face, legs, activity, cry, consolability scale	통증사정도구
	FPRS	Face Pain Rating Scale	안면통증 사정척도
	FUO	fever of unknown origin	원인불명 발열
	GCS	glasgow coma scale	의식수준 사정도구
	GERD	gastroesophageal reflux disease	위식도 역류 질환
	GR	gastric resection	위절제술
	HR	heart rate	심장박동수

v	약어	용어	의미
	HCC	hepatocellular carcinoma (=liver cancer)	간암
	HS	hora somni	취침 전에
	HTN	hypertension	고혈압
	I&D	incision and drainage	절개배액술
	ICH	intracerebral hemorrhage	뇌내출혈
	ICU	intensive care unit	집중치료실
	IICP	increased intracranial pressure	두개내압항진
	INR	international normalized ratio	국제표준화비율
		inspirometer	강화폐활량계
		intraperitoneal	복강내의
	IV	intravenous injection	정맥주사
	LAP	laparoscopy	복강경검사
	LC	liver cirrhosis	간경변증
	MDI	multiple drug intake	약물 과다 복용
	MDI	manic depressive illness	조울증
	MI	myocardial infarction	심근경색
	MRI	magnetic resonance imaging	자기공명영상
	MRSA	methicillin-resistant staphylococcus aureus	메티실린내성황색포도상구균
	MS	mitral stenosis	승모판막눌림증
	N/S	normal saline	생리식염수
	NPO	non per os, nothing per oral	금식
	NRS	numeric rating scale	통증사정도구
	NTG	nitroglycerin	혈관확장제
	p.r.n	pro re nata	필요에 따라
	PD	parkinson's disease	파킨슨병

V	약어	용어	의미
	PD	peritoneal dialysis	복막투석
	PD	postural drainage	체위배액
	PFT	pulmonary function test	폐 기능 검사
	PID	pelvic inflammatory disease	골반염
	PLT	platelet	혈소판
	PR	pulse rate	맥박수
	q.d	quaque die	하루 한 번
	QI	qulity improvement	의료 질의 향상
	QRS	QRS complex	심실의 수축자극
	RR	respiratory rate	호흡 수
	RU	residual urine	잔뇨량
	SAH	subarachnoid hemorrhage	지주막하출혈
	SBAR	situation-background-assessment-recommendation or Request	의사소통 도구
	SL	sublingual	설하
	SLE	systemic lupus erythematosus	전신홍반루푸스
	SOAP	subjective data, objective data, assessment, plan	간호기록
		spinal tapping (= lumbar punture)	요추천자
	SpO_2	saturation of percutaneous oxygen	경피적산소포화도
	t.i.d	ter in die	하루 3회 투약
	TB	tuberculosis	결핵
	Tn	troponin	트로포닌
	TPN	total parenteral nutrition	완전비경구영양
	URI	upper respiratory infection	상기도 감염증

V	약어	용어	의미
	UTI	urinary tract infection	요로감염증
	V/S	vital sign	활력징후(혈압,맥박,호흡,체온)
		vertigo	현훈
	VRE	vancomycin-resistant enterococcus	반코마이신 내성 장구균
	I/D	incision and drainage	절개와 배액법
	Ca	cancer	암
	CSF	cerebrospinal fluid	뇌척수액
	UA	urinalysis	소변검사
	Lab	laboratory	임상검사
	TFT	thyroid function test	갑상샘 기능검사
	Hx	history taking	병력
	BE	barium enema	바륨관장
	TNM	tumor, node, metastasis	종양, 림프절, 전이
	DI	diabetes insipidus	요붕증
	BMR	basal metabolic rate	기초대사율
	S&S	signs and symptoms	징후와 증상
	ROM	range of motion	운동 범위
	ht.	height	신장, 키
	PA	pernicious anemia	악성 빈혈
	A.O.M	acute otitis media	급성 중이염
	D.O.A	dead on arrival	도착 시 사망
	CHD	congenital heart disease	선천성 심장질환
	TOF	tetralogy of fallot	팔로4징후
	CAPD	continous ambulatory peritoneal dialysis	복막투석

Chapter 03 최근 의료계 주요 이슈

의료계의 주요한 시사 및 이슈를 정리하였습니다.

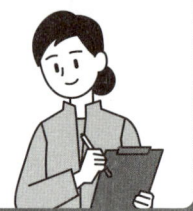

코로나19 대응 백서 발간

'질병관리청 코로나19 대응 백서' 발간

질병관리청은 지난 4년간의 코로나19 대유행에 대한 대응 경험을 체계적으로 정리한 질병관리청 코로나19 대응 백서를 발간한다. 코로나19 백서는 2020년 코로나19가 국내에 유입된 이후부터 2024년 5월 위기단계가 '관심'으로 하향되기까지 코로나19 유행 경과와 중앙방역대책본부 중심의 대응 과정을 대응 전략 변화에 따라 총 5개의 시기로 구분해 기록했다. ▲코로나19 기본 정보 등 개관, ▲시기별 대응 경과, ▲코로나19로부터 얻은 교훈과 향후 과제 등 총 3편으로 구성했고, 이를 통해 국민과 관계기관이 코로나19 관련 정보와 대응 경과를 보다 명확히 이해할 수 있도록 하는 한편, 향후 팬데믹에 대비하는 정부의 대응 방향과 계획도 함께 공유하고자 했다. 특히 이 백서는 감염병 위기 속에서도 국민의 일상 회복을 위한 노력과 정책적 결정 과정을 상세히 담아, 향후 새로운 팬데믹 상황 발생 시 신속하고 협력적인 위기관리와 회복탄력적 방역체계 수립의 기반 자료로 활용될 수 있을 것으로 기대된다. 또한 백서 제3편에서 제시한 감염병 대응체계 강화를 위한 향후 과제들은 질병관리청이 2023년 5월 발표한 '신종감염병 대유행 대비 중장기계획'을 통해 체계적으로 추진·이행할 예정이다.

* 2025. 4. 기준

전담간호사 업무 분야 분류 제안

"전담간호사 업무 분야 18개로 분류"… '간협 중심' 교육·관리 체계 제안

간호법 시행을 앞두고 대한간호협회가 진료지원(PA)을 담당하는 '전담간호사' 업무 분야를 18개로 분류해 교육·자격 관리 체계를 만들자고 제안했다. '입법취지에 부합한 시행령·시행규칙 어떻게 만들어야 하나'를 주제로 열린 간호법 하위법령 제정 정책토론회에서 이 같은 내용이 담긴 간협 제안 사안을 공개했다. 이번 토론회는 간협이 주관하고 국회 보건복지위원회 여야 간사인 국회의원이 주최했다. 먼저, 신설하는 간호법 시행규칙에 간호사 대 환자 수(제29조)와 교대근무(제30조) 관련 규정을 포함하자고 했다. 전담간호사 제도 정착을 위해 일반간호사 배치 기준(간호사 대 환자 수 1 대 5)을 우선 마련한 뒤 전문간호사와 전담간호사 배치 기준을 마련하는 순서로 가자고 했다. 전문간호사와 전담간호사 행위별 수가 체계도 마련돼야 한다고 했다. 행위 난이도와 위험도, 침습도 등을 반영하는 방안이다. 간호사 진료지원 범위는 51개에서 34개까지 축소됐다가 다시 38개로 변동됐다. 조정을 거쳐 추가되거나 빠질 수도 있다는 설명이다. 아울러 의사에게 진료지원행위를 위임받을 경우 "책임에 따른 간호사 법적 보호체계가 법에 명시돼야 한다"고 강조했다. 18개 분야에 걸쳐 전담간호사 담당 분야를 나누고 분야별 교육과 관리·운영 체계와 자격시험 운영 과정, 자격 갱신 절차도 제안했다. 3년 이상 임상 경력을 갖추고 400시간 이상 교육을 이수한 간호사에게 전담간호사 자격을 부여하는 안이다. 이같은 관리·운영 체계 중심은 간협이 돼야 한다는 점도 분명히 했다. 복지부가 교육·연수기관을 지정하면 간협이 교육기관과 연수기관을 총괄 관리하는 형식이다. 간협이 분류한 전담간호사 업무 분야는 ▲중환자 ▲호흡기 ▲근골격 ▲응급 ▲수술 외에도 전문과별로 ▲소아청소년 ▲신경외과 ▲심혈관흉부 등이다. ▲재택 전담간호 분야도 포함됐다.

*2025. 4. 기준

진료비 지불체계 새 모델 향후 실현 가능성

진료비 지불체계 새 모델 '위험보정 모형' 표

국내 진료비 지불체계인 행위별 수가제의 한계가 꾸준히 지적되고 있는 가운데 '위험보정 모형' 도입이 제안돼 향후 실현 가능성이 주목된다. 최근 건강보험심사평가원 심사평가정책연구소 연구책임자는 "우리나라도 다양한 지불제 도입에 대비해 적용할 수 있는 위험보정 모형 개발을 준비해야 한다"고 밝혔다. 위험보정(risk adjustment)이란 환자 건강 상태와 의료이용 특성을 반영해 진료비를 합리적으로 조정하는 방식이다. 해당 모델은 의료기관이 환자 상태를 고려하지 않고 과잉 진료를 하거나 특정 환자군을 기피하는 현상을 방지하는 데 중요한 역할을 한다. 특히 만성질환자나 고위험군 환자 의료서비스 접근성을 보장하는 데 기여함과 동시에 진료비 지불 방식 형평성을 높이고 의료 자원의 효율적 활용 유도 효과도 기대된다. 현재 한국의 건강보험제도에서는 일부 위험보정 요소가 반영되고 있지만, 보다 정교한 모델 개발이 필요한 상황이다. 미국, 독일, 네덜란드 등 8개국 사례를 분석한 결과, 많은 국가들이 의료 질(質) 개선과 비용 절감을 동시에 추구하는 가치기반 지불제도(VBP)를 도입하며, 이를 위해 환자 건강상태(연령, 성별, 질병 이력 등)를 반영한 위험보정 모형으로 적정진료를 유도하고 있다. 특히 미국 CMS-HCC와 HHS-HCC(건강보험거래소용), 독일 HMG(계층적 질환군) 등은 진단 정보를 기반으로 환자 위험도를 보정해 의료기관에 공정한 보상을 제공하는 모델로 주목받고 있다. 반면, 한국은 건강보험 급여 기준이 획일적으로 적용돼 의료기관 간 형평성 문제와 재정적 불균형이 발생할 가능성이 크고 단순한 보정 방식이 적용돼 보다 정교한 데이터 분석과 정책 설계가 필요하다는 진단이다. 국내 실정에 맞는 위험보정 모형을 설계하기 위해 만성질환 중심 개발을 개선 방향을 제시했다. HIRA는 국내 적용 방안으로 ▲당뇨, COPD 등 만성질환을 우선 대상으로 한 위험보정 모형 개발 ▲진단코드와 청구 자료의 신뢰성 향상 방안 마련 ▲임상 전문가 협업을 통한 국내형 계층적 질환군 구축 등을 제안했다. 진료비 데이터를 기반으로 환자 질병 상태와 의료이용 패턴을 분석하는 정밀한 지표 개발을 위해 심평원과 의료기관이 협력해 대규모 데이터 분석을 수행할 것을 제안했으나, 의료기관의 재정적 안정성과 의료 질 유지도 중요한 과제다. 위험보정 모형이 적용될 경우 의료기관의 수익구조에 영향을 미칠 가능성이 커 의료 질을 유지하면서도 의료기관의 재정적 안정성을 보장할 수 있는 지불체계 설계가 필요하다는 진단이다. 위험보정 모형을 도입하려면 정부, 건강보험공단, 의료기관, 학계 등의 협력이 필수적이며 법·제도적 정비를 통해 명확한 가이드라인 마련이 선행돼야 한다는 의견도 나왔다. 향후 국내 진료비 청구자료를 분석해 전체 진료비에 영향을 미치는 진단코드를 선정하고, 진단 간 상관성을 분석하는 등 국내에 적합한 계층적 질환군을 개발해야 한다는 점도 강조했다.

*2025. 4. 기준

의료관광 중심국가 도약

외국인 환자 100만 명 시대, 의료관광 '중심국가' 도약

2024년 우리나라를 방문한 외국인 환자가 117만 명으로 2023년 61만 명 대비 약 2배(93.2%) 증가한 것으로 집계됐다. 외국인 환자 유치는 2019년까지 연평균 23.5%씩 꾸준히 증가했으나, 팬데믹 영향으로 2020년 12만 명으로 급감했으며, 이후 3년간의 회복 단계를 거쳐 외국인 환자 유치 사상 첫 연간 100만 명을 넘어섰다. 보건복지부가 발표한 외국인 환자 유치 실적에 따르면 2024년 한 해 동안 202개국의 외국인 환자가 우리나라를 방문했고, 국가별로는 일본·중국·미국·대만·태국 순으로 집계됐다. 일본·중국이 전체 외국인 환자의 60.0%(70만 2천 명)를 차지했으며, 미국 8.7%(10만 2천 명), 대만 7.1%(8만 3천 명) 순으로 뒤를 이었다. 권역별로는 동아시아의 방문 비중이 69.3%(81만 명)로 가장 높았으며, 미주 10.0%(11만 7천 명), 동남아시아 9.6%(11만 2천 명) 순이었다. 특히 일본은 피부과(69.7%)·성형외과(14.0%) 비중이 여전히 높으나, 진료과목별로는 피부과(155.2%) 다음으로 한방통합(150.9%)과 내과통합(102.6%) 증가율도 커진 것으로 나타났다. 미국은 피부과·내과통합·검진센터 순으로 각각 33.0%, 14.3%, 9.7%의 비중을 보여, 다른 지역 대비 다양한 진료과를 이용한 것으로 나타났다. 2023년과 비교해 피부과(194.9%), 한방통합(84.6%), 내과통합(36.4%) 순으로 가장 높은 증가율을 보였다. 의료기관 종별로는 의원급(82.0%)을 가장 많이 방문했으며, 종합병원(6.0%), 상급종합병원(5.1%) 순으로 이용했다. 의원을 이용한 환자는 전년 대비 138.4%로 가장 많이 증가했으며, 한의원(113.2%), 치과병원(24.7%)도 높은 증가율을 보였다. 반면 종합병원과 상급종합병원은 전년 대비 각각 14.4%, 7.6% 감소한 것으로 나타났다.

*2025. 4. 기준

환자경험평가에 등급제 도입 가시화

심평원 평가관리실 주요 업무계획에 등급화 도입·공개 검토 포함

5차 평가를 맞는 종합병원 이상 환자경험평가에 미국과 영국 등에서 활용중인 등급제 도입이 사실상 가시화된 것으로 나타났다. 그간 병원들의 줄세우기 부담을 덜 것이라는 전망이 나오는 반면, 등급제(별점) 도입은 병원들의 등급 목매기와 민간컨설팅 업체 의존을 유도할 뿐이라는 회의적 시선도 나오고 있다. 건강보험심사평가원 평가관리실은 올해 초 실의 주요업무 추진계획에 '5차 환자경험평가 수행(2025년 8~12월)'을 포함했다. 세부 내용으로는 평가결과에 대한 국민의 이해도를 높이기 위한 등급화 도입·공개 검토가 눈에 띈다. 기존에 6개 영역별 점수를 의료기관별로 공개하던 것에서 벗어나 종합 등급을 도입하는 것이다. 이를 통해 6개 영역 '평균 점수'로 병원들을 줄 세우는 것을 막고, 국민들이 보다 직관적으로 평가 수준을 이해할 수 있도록 하겠다는 것이다. 별점제로 해서, 도입 초기 3~5성만 발표하며, 상위 30%에 해당하는 병원에 5성을 부여하는 방안이 제안됐다. 이후 5성급 병원은 상위 15%로 하는 방안도 제안됐다. 한편, 건강보험심사평가원 평가관리실은 주요업무 추진계획에 환자경험평가 종별과 진료영역 확대(병원 및 의원, 외래영역)를 위한 기반 조성에도 나설 것을 밝혔다. 이를 위해 CI기반 모바일웹 조사 형태로 바꾸는 것을 검토중이다. 건강보험심사평가원 상근평가위원은 외래에서 더 나아가 "입원뿐만 아니라 응급실, 검사실 등으로 확장하는 것을 검토하고 있다"고 말했다. 또한 평가관리실은 평가주기도 현행 격년 평가에서 '연중 상시' 평가 및 결과 공개로 전환하는 것을 검토 중이다. 아울러 인센티브 등 보상연계 항목의 확대와 가중치 상향을 평가관리실은 함께 검토하고 있다. 현재는 신포괄 정책가산평가에서 상급종합병원의 가산율 1%, 의료질평가 지원금 가중치 1%, 상급종합병원 지정평가 상대평가 가중치 1%에 보상을 연계중이다. 등급제 도입 소식에 의료기관 및 의료계 관계자들의 시선은 나뉘는 중이다. 한 종합병원 행정부서 관계자는 "그간 환자경험평가를 시행하면 점수가 공개되는 바람에 줄 세우기로 이어졌던 것이 사실"이라며 "이를 방지하고 불필요한 행정 낭비를 막을 수 있을 것으로 보인다"고 말했다. 반대로 등급제를 통해 또 다른 경쟁구도와 평가 행정력 낭비가 이어질 것이라는 전망도 나왔다. 한 상급종합병원 관계자는 "차라리 점수 공개가 낫지 않나 싶다. 등급제는 너무 직관적이라 자칫 상급종합병원인 우리병원이 5성에 들지 못하면 그 자체로 실패처럼 느껴질 수 있을 것"이라며 "5성 안에 들려고 각종 행정력 낭비가 심해지게 될 것이고, 의료진의 부담도 증가할 것"이라고 전망했다. 정부기관의 심사, 실사, 평가에 대해 의료기관을 '코칭'하는 민간 컨설팅 업체들의 배만 불려줄 것이라는 예측도 나왔다. 한 의료계 관계자는 "지금까지 평가제도가 새로 나오거나 바뀔 때에 항상 민간 컨설팅업체들만 돈을 벌어왔다"며 "쪽집게 과외로 변별력은 사라지고, 의료기관 지출만 늘어가는 그런 상황이 또 나타날 것이라 회의적이다. 의료기관의 환자 치료 질을 올리겠다는 여러 평가가 현실은 민간컨설팅 업체 수임료만 주어 의료기관 지출 낭비만 부르는 것"이라고 꼬집었다.

*2025. 4. 기준

💗 동기간 면접제

간호학과 '불 취업 넘어' '용암 취업' 신조어 나와

올해 수도권 4년제 간호학과를 졸업하고 국가고시에 합격한 A 씨는 이력서를 제출할 병원 자체가 줄어든 데다, 상향된 경쟁 기준 앞에서 속수무책이 됐다고 토로했다. 그는 "의사들이 파업하면서 병원 내부 인력 구조가 바뀌었고, 병원 입장에선 간호사를 새로 뽑을 필요가 없어졌다고 느끼는 것 같다"며 "기존 인력에 적응된 상태라, 의사들이 돌아와도 자리가 예전만큼 나지 않을 것"이라고 한숨을 내쉬었다. 전공의 집단 사직 사태로 상급종합병원의 신규 간호사 채용이 줄줄이 연기·축소되면서 최근 간호학과 졸업생들 사이에서 이런 푸념이 이어지고 있다. 보건복지부와 한국간호대학장협의회가 19개 간호대학을 대상으로 조사한 결과, 올해 졸업 간호학과생의 취업률은 34%에 불과했다. 이는 지난해 79.1%, 2023년 81.9%와 비교해 절반 이상이 줄어든 수치다. 2024년 초 정부가 의대 정원을 2025학년도부터 2000명 늘리겠다고 발표하자 전공의와 의사단체는 집단 사직과 휴진으로 맞섰다. 이에 따라 상급종합병원에서는 수술과 입원 수요가 감소했고, 병원들은 경영 악화와 인력 공백을 이유로 간호사 채용을 줄이거나 연기했다. 복지부가 공개한 자료에 따르면 2023년 상급종합병원 44곳에서 채용된 간호사는 총 8,906명(중복 합격 포함)이었으나, 2024년에는 21곳에서 2,902명만 채용했다. 실제 발령 인원은 2,992명으로 33.6%에 불과했다. 정부는 간호사들이 여러 병원에 중복으로 합격하면서 일부 병원에 인력 공백이 발생하는 문제를 막기 위해, 이른바 '동기간 면접제'를 도입했다. 동기간 면접제란 신규 간호사들의 채용 후 불안감 및 임상 부적응 문제와 간호인력 수급난 등의 문제 해소를 위해 같은 기간에 신규 간호사 면접을 진행하는 제도이다. 즉, 서울 주요 상급병원들의 채용 면접을 같은 시기에 진행하고, 결과도 동시에 발표해 중복 합격을 최소화하겠다는 취지다. 하지만 업계에선 채용 규모가 줄고 발령이 미뤄지는 상황에서, 정부가 추진하는 '동기간 면접제'는 실효성이 떨어진다는 지적이 나온다. 실제로 일부 주요 병원은 여전히 채용 일정을 '검토 중'이거나 '미정' 상태로 남겨두고 있다.

*2025. 4. 기준